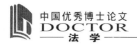

中国优秀博士论文
DOCTOR
——法 学——

药品专利
强制许可研究

朱怀祖　著

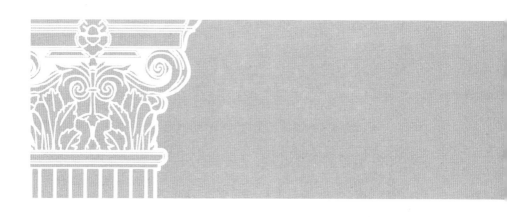

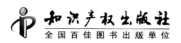
知识产权出版社
全国百佳图书出版单位

责任编辑：刘　睿　　　　　　　责任校对：董志英

执行编辑：贾　澎　　　　　　　责任出版：卢运霞

特约编辑：刘　欣

图书在版编目（CIP）数据

药品专利强制许可研究/朱怀祖著 . —北京：知识产权
出版社，2011.12

　ISBN 978 - 7 - 5130 - 1010 - 8

　Ⅰ . ①药…　Ⅱ . ①朱…　Ⅲ . ①药品 - 专利制度 - 研究

Ⅳ . ①R9 - 18

　中国版本图书馆 CIP 数据核字（2011）第 254755 号

药品专利强制许可研究

朱怀祖　著

出版发行：知识产权出版社

社　　址：北京市海淀区马甸南村 1 号　　　邮　　编：100088

网　　址：http：//www. cnipr. com　　　　邮　　箱：bjb@ cnipr. com

发行电话：010 - 82000860 转 8101/8102　传　　真：010 - 82000893/82005070

责编电话：010 - 82000860 转 8113　　　　责编邮箱：liurui@ cnipr. com

印　　刷：北京富生印刷厂　　　　　　　经　　销：新华书店及相关销售网点

开　　本：880mm × 1230mm　1/32　　　印　　张：12

版　　次：2011 年 12 月第一版　　　　　印　　次：2011 年 12 月第一次印刷

字　　数：283 千字　　　　　　　　　　定　　价：35. 00 元

　ISBN 978 - 7 - 5130 - 1010 - 8/R · 041　（3869）

序　一

　　《药品专利强制许可研究》是结合法学、科技与经济等学科知识对药品知识产权问题进行专题研究的一本新著，选题具有重要的理论价值和实践意义。药品专利问题，涉及用药者的权益和制药者的利益。前者有其健康权和生命权的要求，后者则有营运获利的财产权考量。如果药品因专利保护与市场垄断致价格过高，导致一般消费者不能负担以治疗疾病时，专利强制许可就是必要的措施；因于国际疫情发生公共健康危机，让药品及时有效地供应给有需要的国家、地区与人民，专利强制许可即是国际立法关注的重点。

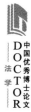

　　朱怀祖先生是我在中南财经政法大学指导的博士生，入学之前在台湾对医药法律已有多年的研究。他在台湾出版的专业著作，如《药物责任与消费者保护》《食品药物与消费者保护》和《药物科技发展与智财权保护》皆可谓医药相关法学研究的重要论述。值得一提的是，有关台湾药物消费者保护的法案——"药害救济法"，也是朱怀祖先生主持研究立法的成果。之后，他因有感于药品知识产权研究对未来的重要性，爰于 2007 年至教育部人文社科重要研究基地知识产权研究中心深造学位。本书即是朱怀祖先生在其博士论文——《药品强制许可研究》基础上完善的著作。

全球知名的医学期刊《脉络针》于近期的一篇题为《中国与全球健康》的报道中，指出未来中国在维护和平与促进健康等领域应承担越来越多的全球责任。朱怀祖先生在本书中指出，中国于21世纪所扮演角色，不仅在于与欧美争强，更在于在亚非扶弱。研究药品专利强利许可，就有这一重大现实意义。中国如得藉专利强制许可制度，于全球性公共卫生危机发生时，争取自身利益并援助其他药品需求国，将有助于提升自己的国际地位。中国专利法制定已愈26年，至2009年第三次修订案更多有涉及药品专利强制许可的规定，但迄今仍无实施案例可供参考。本书对如何解决我国以及其他国家的药品可及性问题，于药品专利强制许可制度的建构，多有详实与有益的探讨。

朱怀祖先生早年毕业于台湾大学医学院的药学系，又曾于美国芝加哥大学企管学院取得MBA，其后因个人兴趣又于台湾东吴大学进修法律硕士。因其具备医药、财经和法律等多方面的专业知识，是以对药品专利强制许可制度的研究，能够结合医药卫生、财务经济和知识产权的视角，切入药品专利制度争议的源头，探求问题解决之道。其著述兼顾理论与实务，多有创新观点和应用价值，该博士论文已经评选为本校优秀博士论文。而今得在知识产权出版社出版，笔者深深期许其研究的内容和所提出的建言，能在中国的学术研究和立法工作中有参考价值，是以特别为本书作序。

2011年11月于中国武汉

序 二

（唯君子为能通天下之志）

朱怀祖博士大作《药品专利强制许可研究》的出版，充分体现其对建构大同世界之理念。在追求社会和谐发展、国际知识积极交流的基础上，朱怀祖博士以健全药品专利强制许可制度为己任，以其兼具医药、财经、法律等种种专长的多方位视角，深入剖析药品知识产权在全球的发展趋势及中国本地特色，以帮助读者了解如何在兼顾"发展经济"和"保护民众"的国家发展目标下，达到健全商业市场、激发科研创新动能、妥善照顾公众健康之富国爱民愿景。

"乐群敬业、认真学习"是朱怀祖博士在专业领域中获得师长同侪敬重的一大主因。因此在攻读博士学位期间，朱博士不但开展了另一个研究领域，也让他身边的人获益甚多。例如，小弟与朱博士合作多项医药法规研究项目，就直接受惠于朱博士的高见。然而最让小弟敬佩的是，朱怀祖身为学者之外的君子风范。

有学问的人，又能脾气谦和，合作起来可真是如沐春风，朱博士就是有这个特长。朱博士凡事皆以诚信为本，处处为他人着想，只要与他合作，各种资源助力源源而来，一点都不觉得辛苦。每一次与他讨论，即令是观点不同、见解各异，他总是和蔼地说明他的立论，用理服人，每次合作都能让参与者满载而归。

1

《周易》象传："文明以健，中正而应，君子正也。唯君子为能通天下之志。"我拜读《药品专利强制许可研究》之后，冒昧以为，用这段话形容朱怀祖的胸襟，真是太适合不过了。朱怀祖正是秉持着大公无私的理念，尝试为烦琐纷扰的医药法律议题找出天下人皆能认同的"公道"。这个工作是艰辛的，难以获得私人的报酬，但是能够为社会公众的健康贡献一份心力，朱怀祖确实是担当这份责任的最佳人选。

台北医学大学教授

美国加州大学药学博士　　郑慧文

郑氏药学文教基金会负责人

2011 年 11 月

序　三

正如作者朱怀祖兄在本书第一章缘起及目标中就叙明的：专利法立法的目的在于发展经济，而药品管理法规的主要目的是促进民众健康。专利法是以国家立法的方法保护发明人的精神智慧产物，赋予发明人享有专属权利，而药品管理法规除了保障药品的疗效及安全外，药品的可及性是一个重要且基本的考虑，这也是药品专利强制许可（特许实施）立法的目的。

本人曾经担任台湾地区"卫生署药政处长"，负责药品、医材的查验登记（审批）与核准上市，也是多项国际药物专利的发明人，在快速浏览本书的七章三十一节的论述后，不得不对我的老友朱怀祖兄由衷的佩服。本书是怀祖兄的博士论文，不但对智慧财产（知识产权）作了清楚的介绍，对国际药品智财的争议、药品智财权的体系，到药品专利强制许可（特许实施），由中国大陆、中国台湾到国际的案例、规范及其运作，作了生动且深入的解说，最后在结论中，怀祖兄对大陆药品专利强制许可制度的建立、完善，进而设立药害救济制度作了具体的建议。

怀祖兄在本书第五章第五节详尽而正确地回顾了台湾地区对克流感用药达菲（Tamiflu）特许实施及补偿。我曾亲自参与这个世界第一次 Tamiflu 特许实施案件的过程，拜读了本书这部分后，更觉得此书不但专业性高、涵盖面完整，且更有深入的论述和很高的可读性。

怀祖兄从药学专业，再加上芝加哥企管及东吴法律硕士的加持，已是药学、法学、管理的翘楚，现又在经验丰富、思虑成熟的壮年，在中南财经政法大学从名师吴汉东教授，完成了《药品专利强制许可研究》的博士论文，又实至名归地获奖，本书实为药品专利强制许可的经典之作，真是可喜可贺。

本人在怀祖兄出版其博士论文的前夕，能有机会先阅本书，在赞叹之余，乐为此序推荐。

临床药动学博士

台湾"国防"医学院特聘教授　　胡幼圃

台湾大学医学院兼职教授

2011 年 11 月

中文摘要

消费者使用药品的目的在于治疗、诊断、减轻或预防疾病，消费者对于药品最关切的两个层面是：第一，使用药品的安全性和有效性；第二，所需要的药品是否可以取得和负担。就此观点分析，20世纪发生了两次重大影响药品消费者权益的事件，一个是20世纪60年代的全球莎儿事故，因药品的不良反应由欧洲大陆而起袭卷全球，造成数以万计的畸形儿悲剧，也让全球的药品管理从此走向严格把关的制度；另一个就是1994年4月15日通过、1995年1月1日生效的《与贸易有关的知识产权协议》（以下简称《TRIPS协定》）的制定，由先进国家主导以贸易利益为依归而要求全球一致性的知识产权保护，这虽然不是造成身体伤害的药品不良反应，但如果在全球亟需药品的消费者无法取得药品时，其所影响的程度恐要远远超出药品的不良反应。

专利法作为一种知识产权法，其立法目的在于发展经济，另属公共健康领域的药品管理法规的原则在于促进民众的健康。两种法规都是行政法规，对公众利益的提升是其共同的方向，然其着眼点分别为民众的财产权和健康权。一般商品的价格和品质的量度常处于两个不同但正向相关的维度，消费者可就其经济能力选择和替代，以达到个人的满足；但对于治疗疾病所必需的药品，消费者就欠缺选择和替代的可能，此时药品的价格就成了无

1

经济能力者的负担。

我国专利法的实施已超过 27 年，专利强制许可制度也经过了三次修订，有了两项实施办法的规定，但与其他发达国家和发展中国家相比，甚至最不发达国家的启动强制许可的频率和经验，在我国迄今尚无案例。我国虽已建立专利强制许可的机制，但目前尚未实施，原因很多也不能以偏概全。但机制不足以自行，还要全面因素的配合。而在现今讨论我国药品专利强制许可机制应如何落实有其重大意义，其理由为：第一，我国专利法第三次修订案于 2009 年 10 月 1 日起正式实施，其中有涉及药品专利强制许可的规定。未来这些规定如何解决我国甚至其他国家的药品可及性问题，有其探讨的必要。第二，近年国际组织如世界贸易组织、世界卫生组织和其他非营利性组织对药品可及性的推动多有新的方案和进展。如何以我国的机制，配合这些国际性组织的计划和行动，不仅符合世界潮流，更能事半功倍。

以近年的甲型 H1N1 新流感的疫情为例，公共健康领域面临全球化的问题，已不是地区流行（epidemic）而是全球大流行（pandemic）传染性疾病的预防和控制。此类新疾病的特色是：（1）新型的病源，疫情严重性判断困难；（2）影响地区跨越国界，甚至遍及全球；（3）有效治疗用药难立即确认，并须有事先预防性足量库存。此类疫情一旦扩大，不但影响全球民众的生命健康，也可能严重打击经济发展。所以对全球性新型传染病的防治，已是医药卫生、财政经济和国际法学的重大议题。

再以抗艾滋病为例，对最不发达国家或发展中国家的病患而言，促进其药品可及性是个复杂的问题。世界银行出版的《与 HIV/AIDS 的战争——药品和相关产品的决策者采购指南》，除了提出应注意药品知识产权外，也对药品的供应、药品的选择数量和品质、采购、运送和储存、产品登记和价格决定等因素的掌握，提供了相当重要的参考。这足以证明药品专利强制许可当然是法规中有关药品可及性最重要的一环，但要能和其他国内、国际法规的结合无碍，也要能综合性地考虑其他必要因素，才能有效率且有效能地运作。

本书拟以跨领域的研究方式，在药品的特殊知识产权领域内结合医药专业、经济分析，期望以药品专利强制许可的研究内容，为知识产权、医药管理提出建言。研究目的在于：（1）探讨药品专利强制许可制度的知识攸关国民健康和产业发展；（2）研究药品专利强制许可制度的成果有助于知识产权制度设计的完善；（3）掌握药品专利强制许可制度的环节有助于提升我国的国际地位。

本书第一章"缘起和目标——解决药品创新、知识产权、药品可及性的问题"首先由同属美洲的南方国家（厄瓜多尔）和北方国家（美国）的近期的事件，分析药品可及性在不同发展程度国家的观点，也说明当今穷困国家人民的缺乏基本药品，药品专利的障碍是主要的原因。而专家所建议解决药品可及性的途径是多元的，故采用药品强制许可制度时也要有全面的考量。

本书第二章"药品知识产权的争议"分析并了解在药品知识产权的规范中，因时间（知识产权法的历史沿革）、地点（被忽视疾病于特定地区）、人口的结构（老年化和出生率）、人口的数目（罕见疾病）、国民的收入（南北方国家）、产业结构（药品研发能力），而存在许多歧义的看法，而我们认为基于人权的生命健康权是药品可及性的最优先考量因素，也是专利强制许可制度的最重要凭证。

本书第三章"药品知识产权的体系"说明一般知识产权保护

如专利、商业秘密、商标和著作权皆有和药品相关者，而药事行政保护如新药行政保护、孤儿药排他权、儿童用药排他权，也有类似知识产权保护的目的。整体来说，药品借由一般知识产权保护和药事行政保护两个层面构成了广义的药品知识产权保护体系。在启动药品专利强制许可时，除专利有关的信息外，药品所有相关的保护也应全面掌握，才能运作无碍。其后分别就药品的一般知识产权保护和药事行政保护说明相关的问题，最后再以国际上解决公共健康问题最常需求的固定剂量复方制剂为例，说明在专利强制许可时应注意的问题。

本书第四章"现今药品专利强制许可的国际实践"进一步对国际药品专利强制许可制度进行了分析：先就现代药品知识产权最有影响力的美国，说明经济和科技强权如何掌握知识产权作为获取贸易利益的工具；再进入国际法领域由《巴黎公约》开始至《TRIPS 协定》制定后的各种发展，了解全球南北国家如何在药品创新和可及性的议题上由冲突而渐趋协调的过程。对发展中国家如何利用药品专利强制许可制度来取得必要性的药品，也期望能有较多不同角度的认识和更完善药品专利强制许可制度的方案。

本书第五章"我国药品专利强制许可的规范和运作"先说明我国专利法于 2008 年完成第三次修改，配合修改的专制法实施细则也于 2010 年 2 月通过，过程经过多方详尽地讨论，积极配合国际和国内环境。然而如何运用我国的这套制度，发挥其功能，解决药品可及性的问题，是现阶段的重点。本章先就我国专利法的强制许可予以类型化，分别为普通强制许可、反垄断救济强制许可、紧急状态强制许可、公共利益目的强制许可、公共健康目的出口药品强制许可和依赖性专利强制许可，了解如何运用和可能发生的问题。其次强制许可必然涉及对专利权人的补偿，因我国尚未有实际案例，国际上有关补偿制度的设立和运作，也有特别讨论的必要，可作为完善我国强制许可制度的借鉴。

本书第六章"国际趋势——走向兼顾药品可及性与创新的新渠道"的主旨是说明药品专利制度的目的在鼓励创新，但更重要的是能结合真正的医疗需求。国际上有几项兼顾药品可及性与创新的新渠道值得我们参考。首先是世界卫生组织已渐能就公共健康的需求，介入全球药品知识产权的议题，并提出了全球的战略和行动方案；其次是非营利性专利复方药品的发展，让我们了解不需要专利保护也可以完成药品创新并解决人类健康的问题；再次，在专利制度外寻求其他鼓励药品创新的模式，以切断市场获利和研发资金的连结性，如政府奖金制度，也有许多倡议者；最后，许多国际性组织近年已在提议设立基本药品的专利池，将药品专利集合管理，从根本上解决专利可能造成创新障碍和药品可及性的问题。在我们落入专利强制许可制度的矛盾和争议时，这些新的思维可以给予我们启发，作为完善我国相关制度的参考。

本书第七章"结论与建议"期望提出务实有意义的研究成果。因为药品专利强制许可是专利制度的一环，现阶段讨论的目的就是要解决药品可及性的问题，而药品可及性又是综合卫生、知识产权、经济甚至政治的问题。本书以为药品强制许可制度要能符合下列原则：（1）药品强制许可制度要能提升药品可及性，并以促进公共健康为宗旨；（2）药品强制许可制度的设计要能接轨国际制度，并以符合我国发展战略为原则；（3）药品强制许可制度的运作要能保障消费者权益，并以兼顾产业创新发展为目标。对于我国未来制度的建议有：（1）建立完善的药品可及性计划，由全面制度的配合来因应药品可能的需求；（2）建立基本药品专利池，借降低专利交易成本来提升药品研究发展；（3）设立药品受害救济制度，让民众安心用药以落实强制许可目的。三项建议都是我国的当务之急，在应对未来随时可能发生的公共健康危机时，必能发挥最大效用。

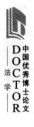

Abstract

Drugs are used for the purposes of treatment, diagnosis, mitigation and prevention of disease, and what consumers concern most are: firstly, the safety and efficacy of drugs; and secondly, the affordability to access the drugs needed. From this perspective, we would say that in the 20th century there were two major global events related to consumer rights in the pharmaceutical field. The first one is the Thalidomide disaster occurring in 1960's, a global tragedy which caused thousands of deformed babies because of pregnant mothers' usage of sedatives, and therefore resulted in a worldwide reform of drugs review policies toward much more stringent standard of approval. On the other hand, the TRIPS enacted in 1994 to make global uniform standard irrespective of individual economic condition, resulting in the drug access problem because of high prices of patented drugs, and while this was not an adverse event, the effect of patent hurdle has had much more influence than that of Thalidomide disaster.

Intellectual property has become one of the major issues of our global society. Globalization is the most important issues of the day, and intellectual property is one of the most important aspects of globalization, especially as the world moves toward a knowledge economy.

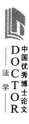

Patent law has its purpose to promote economic development, while pharmaceutical law's purpose is to enhance the public health. There will be conflicts results while the patent law grants the inventors the monopoly power for lucrative purpose while the soaring prices of drugs make most of the consumers out of the reach of health care system.

China's patent law has enacted for more than 25 years, the compulsory license regime has also been amended for three times; however, we have never really used this TRIPS flexibility as other countries do. Although the latest amendment of 2008 focused a lot on the compulsory licensing mechanism, we still have to study further to realize its goals, and how to match with international trends from activities of WTO, WHO and various NGO's in the most efficient and effective way is what we have to put in to practice.

The recent AH1N1 pandemic has shown very different characteristics that previous public health crisis did not have: (1) the pathogens are new and mutate rapidly; (2) the infections spread and cross country boundaries easily; (3) it is hard to find effective drugs of treatment. As the pandemic blasts, to cope with the problem is not mere issue related to public health, it entangles with all other fields such as finance, industry and also diplomat perhaps.

The magnitude of the AIDS crisis has drawn attention to the fact that millions of people in the developing world do not have access to the medicines they need to treat disease or alleviate suffering. The high cost of AIDS medicines has focused attention on the relationship between patent protection and high drug prices. The difficulties developing countries experience in paying for new essential medicines has raised concerns about the effects of the 1994 World Trade Organization Agreement on Trade-Related Aspects of Intellectual Property Rights, which mandates global minimum standards for the protection of intellectual property.

The purpose of this study is giving a comprehensive view of how we can put out pharmaceutical compulsory license schemes into practice in the most efficient and effective way. Besides patent law, we hope to have broader and further views from different fields, with the aim to perfect our compulsory license schemes.

The contents of each chapter in the study are summarized as:

In the first chapter, we focus on the how the world is facing the drug access problem, with the examples happening recently in countries located in South and North America. It is shown that the compulsory licensing is a must for developing countries to access essential drugs, while the developed countries are trying to block the supply for the commercial reasons.

In the second chapter, issues related to global drug access problems are analyzed with three different perspectives. The industrial economics view compares conflicts result from industry structure, market price, innovation incentive and R&D funding. In the health policy view deals with the conflicts result from drug policy and R&D priority. In the global trend perspective, issues related to patent regimes, consumer rights and developing status are probed.

In the third chapter, to grasp the key points of pharmaceutical compulsory licensing, the article studies the whole intellectual property system of drugs, which are basically in two categories of regime-the IP system administered by PTO and pharmaceutical exclusivities by FDA. While patent is the core of IP related to drugs, there are issues in the trade secrets, trademark and copyright. The exclusivities related to drugs for rare diseases and pediatrics have particular purpose as incentives of development. Data exclusivity is a way of extending protection when patents are expired, and is regarded as TRIPS plus clause in the international trade agreement between the developed countries and developing countries. This chapter use fixed-dose-combination (FDC) as an example to show how deal with the complicated problem if FDCs are needed to resolve public health crisis.

In the fouth chapter, the global practice of pharmaceutical compulsory license are analysed using the U. S. as an example to show how the developed countries with their power are influencing the global phamaeutical regulations and intellectual property system, and both the Kefauver-Harris Act and Hatch-Waxman Act are still the model of regulations in the world. The compulsory licensing regimes in Paris Convention, TRIPS are briefed to show that Doha Declaration is what we concern most for the developing countries to access the drugs they needed. In the practice of drugs compulsory licensing, the study analyses in different views when the drugs manufactured are for domestic usage, import or export, and how developed countries and international donator are reacting and playing in compulsory licensing.

In the fifth chapter, since China patent law amended in 2008 has different types of compulsory licensing, how it works and the problem related to pharmaceutical perse is our concern. To create a standard operation procedures (SOP) is the best way to practice when enacting the mechanisms. Furthermore, a clear and systemized compensation schemes for the patent holder is essential to balance the interests both licensee and licensor.

In the sixth chapter, we go further to study the recent international trend of improving drug access problems. WHO is now stepping in the IP regimes if IPs create hurdles of access to essential drugs, and the "Global Strategy" is its plan of action. The ASAQ fixed dose combination with two active ingredients for treating malaria is a good example of drugs development for non-for-profit purpose, and it is generic since listed. Patent pool is not a new solution to resolve crisis since the world war one's American Aircraft Association's patent pool to face the immediate demand from both military and civil sides. UNITAID has launched a patent pool program for HIV's drugs in 2009, since encouragements and supports come from various fields to support the program, we would expect the rosy outcome in the near future.

In the seventh chapter, conclusions of the study are made as the guidelines of the suggestions, and to improve the accessibility of drugs, to match with international trend and also to put both the interests of consumer and industry will be our goal to attain. Suggestions of this study are to design a comprehensive scheme of pharmaceutical compulsory licensing, to create a pharmaceutical patent pool to fit the need china's need perse and to form drug remedy relief program in compulsory licensing are essential of compulsory licensing in China.

目　录

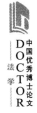

中国优秀博士论文
DOCTOR
法学

DOCTOR

中国优秀博士论文

法学

3

中国优秀博士论文

法学

DOCTOR

DOCTOR
法学
中国优秀博士论文

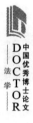

第一章

缘起和目标

——解决药品创新、知识产权、药品
可及性的问题

要进行药品知识产权的研究，需要了解和掌握药品的特性，因为这决定了药品百年来全球医药卫生行政的立法和管理的环节和趋势，也影响到药品相关知识产权的争议和发展。

专利法作为一种知识产权法，其立法目的在于发展经济，另属公共健康领域的药品管理法规的原则在于促进民众的健康。两种法规都是行政法规，对公众利益的提升是其共同的方向，然其着眼点则分别为民众的财产权和健康权。一般商品的价格和品质的量度常处于两个不同但正向相关的维度，消费者可就其经济能力选择和替代，以达到个人的满足；但对于治疗疾病所必需的药品，消费者就欠缺选择和替代的可能，此时药品的价格就成了无经济能力者的负担。

在卫生行政方面，药品因用于诊断（diagnosis）、治疗（cure）、减轻（mitigation）或预防（prevention）人类疾病，故要求其不但要能够安全，也要能够有效。❶ 又因药品"刃之两面"

---

❶　有关药品的定义和范围，各国并非完全一致，在立法沿革上也多有变动。我国台湾地区的"药事法"第4条先定义"药物"，分为药品及医疗器材，再定义药品（第7条）和医疗器材（第13条）。我国卫生立法未见"药物"用字，但相对的产品分由药品管理法和医疗器械监督管理条例的立法所规范。有关药品和医疗器械的区别，在国际上对前者通指 drugs、pharmaceuticals、medicines，对后者通指 medical devices。一般而言，在体内借代谢和化学作用发生预定疗效者为药品，而在体内外借物理作用发生疗效者为医疗器械。与本研究相关的药品类如达菲（Tamiflu，治疗流感）、依非韦伦（efavirenz，EFV，治疗艾滋）和各种疫苗（美国则另称疫苗为生物产品［biological products］），而医疗器械类如各种疾病的诊断试剂（in vitro diagnostics，IVD）。美国法规见 21 U. S. C. §321（g）（1），日本法规参其《日本药事法》第2条。潘维大. 英美法字词解析［M］. 台北：学林出版社，2010.

的特性——于消费者使用的同时，也可能发生不可避免（una-voidable）或不可预期（unforeseenable）的不良反应（adverse reaction）。❶观察全球近百年来药品事故（drug event）的发生，就是卫生行政立法历次革新和修正的主要原因。❷20世纪50~60年代全球的莎儿事故（thalidomide disaster）就是最明显的案例，该镇静药因原本被认定属药性温和而得列为非处方药（non-prescription drugs）❸在全球普遍销售，最后竟被发现有致畸胎（birth defects）的不良反应，此时已造成巨祸。鉴于莎儿事故的结果，各

---

❶ 就商品责任和消费者保护的观点，药品的特色是：治疗人类疾病必要性、危险不可避免性、危险不可预期性、使用专业必需性、行政管制严格性、参与者复杂性、举证困难性和损害弥补紧迫性。而药品危险的类型有的是已知但不可避免的副作用（side effect），如阿司匹林（aspirin）的胃溃疡、类固醇cholosteroids的破坏肾功能和抗生素penicillines的过敏反应等属之。另有因科技能力所未能预期的不良反应，这是造成重大药品事故的主因，thalidomide的致畸胎作用（teratogenic）属之。朱怀祖. 药物责任与消费者保护 [M]. 台北：五南图书出版公司，1987：61 - 104.

❷ 朱怀祖. 药物责任与消费者保护 [M]. 台北：五南图书出版公司，1987：15 - 54.

❸ 处方药是必须凭执业医师或执业助理医师处方才可调配、购买和使用的药品；非处方药是不需要凭医师处方即可自行判断、购买和使用的药品。其中非处方药因被认定可由消费者自我诊断、自我治疗的常见轻微疾病，故不需处方即可自行购买使用。处方药英语称Prescription Drug, Ethical Drug, 非处方药英语称Nonprescription Drug, 在国外又称之为"可在柜台上买到的药物"（Over The Counter），简称OTC。国家食品药品监督管理局. 什么是处方药和非处方药？[R]. 国家食品药品监督管理局发布，2002 [2009 - 06 - 16]. http：//www. sda. gov. cn/WS01/CL0112/23745. html.

国的药品管理立法走向了更为严格管理和审查的制度。❶ 以美国 1962 年药品食品化妆品法的"Kefauver-Harris 修正案"为例，新药申请上市（new drug application，NDA）要求反复的动物和人体试验，以证明上市药品的安全性和有效性。其结果是药品上市所投入的成本和所耗费的时间，已非一般产品所可比拟。

此外，对药品的知识产权管理又是一个"布里丹驴子"（Buridan's Donkey）的两难问题。消费者和产业的利益何者为优先，这是各国百年来立法、行政和司法上的挑战。因药品关系到消费者的健康和生命，药品曾多被列为例外项目，属于不给予专利垄断权的产品。而现今制药产业因研发成本的高涨，不仅要求专利的保障，制药产业更要求专利期因上市审查所费期间的回复和延长。另一值得注意的趋势是药品的知识产权也多样化了，各项试验资料也进入了商业秘密的领域，于是形成了学名药进入障碍的资料专属权（data exclusivity），另外如罕见疾病用药（orphan drugs）和小儿科用药（pediatrics）也都因其使用者的特殊性考量，立法上也都有给予相当期限市场垄断权的趋势。

为了人类的健康和生命，我们需要安全和有效的药品，但产业如何制造出安全和有效的药品，就有商业利益的考量。药品的卫生行政和知识产权立法，就是当政者对制药产业应该给予棒子或胡萝卜的两种选择，前者借上市严格审查达到药品的安全和有效，后者借授予知识产权垄断利益来鼓励产业研究创新。两者都有保障消费者利益的意旨，但时时又不免产生了矛盾。药品的价格是争议的核心，因其决定了消费者进药的权利（right of access

❶ 朱怀祖. 药物责任与消费者保护［M］. 台北：五南图书出版公司，1997：56–58.

of drugs)，也决定了制药产业的利润——前者关联到消费者的健康和生命，后者也关切到产业的发展和存续。药品价格或许是制药业者争取发展的甜美胡萝卜，但对迫切需求药品的消费者而言，却常是存活旦夕间的致命棍棒。在发展中国家，穷人无法获得所需要的药品时，只谈创新是无意义的。价格是决定能否获得药品的重要因素，缺乏提供卫生保健的基础设施也同样的重要。我们应关注的问题不仅是被忽视的疾病，而且是被忽视的人民。

美国的约翰·沙克（John Salk）博士（1914～1995）于1955年发明了小儿麻痹疫苗（polio vaccine），造福人类至巨，但其从未申请相关专利。他的名言是："疫苗如同太阳，应由全体人民所用，是不应该被专利权垄断的。"❶ 影响人类生命和健康的知识理应如此。制药企业可以是救命的天使也可以是伤人的利器。即使业者有能力制造出安全且有效的药品，但如果是如著名经济学家约瑟夫·史蒂格利兹（Joseph Stiglitz）所言的吝啬的富人（scrooge），只知敛财而对他人有能力救命而竟见死不救时，也是大家同声谴责的对象。最重要的是，在状况危急的时期，我们依

---

❶ 20世纪50年代，小儿麻痹（polios）肆虐，仅1952年统计，就有300 000案例，58 000人死亡，且大部分受害者都是小孩。这是美国历史上最严重的地区性传染病（epidemic）。沙克博士发明的疫苗在1955年4月12日宣布上市时，美国人称这天可比为国家节庆。而沙克博士认为他的发明不能营利，只能用于公益，最重要的是能推广使用以造福大众。Jonas Salk. Wikipedia 网页，［2009－08－16］. http：//en. wikipedia. org/wiki/Jonas_ Salk # Establishing _ the _ Salk _ Institute. ; Jonas Salk Smith, Jane S. Patenting the Sun：Polio and The Salk Vaccine, William Morrow and Company (1990)；Victoria Sherrow. Jonas Salk, Makers of Modern Sceienc.［R］. USA (New York)：Facts on File, 1993.

赖安全有效的药品，如果药品的价格是民众进药的“哥帝安之结”（Gordian Knot），人权就是打开症结的最后凭证（last resort）。如何建立一个机制，让全球的人类都有能力享有医药科技的成果，这是知识产权和医药卫生专家共同的任务。

第一节　由南北美洲国家的案例看全球的药品知识产权战争

发达国家和发展中国家的经济状况和人民生活水平不同，制造产业的发展程度的差距也很大。要了解其中的差异影响到药品的可及性和全球对此问题的态度，可将位于北美洲的世界最发达国家——美国和位于南美洲的发展中国家——厄瓜多尔的近年有关药品的取得措施相比较，就可知道两国的领导人对药品政策的完全不同态度，也可以小见大地了解全球所有南北国家对药品可及性的完全不同立场。

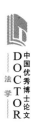

一、厄瓜多尔 2009 年 10 月药品专利强制许可的总统令

厄瓜多尔共和国（República del Ecuador）位于南美洲西北部，国名的意义取其地理位置是个“赤道之国”，因盛产香蕉故别称为“香蕉之国”。厄瓜多尔是个西班牙语系国家，面积约 28 万平方千米，2009 年的人口约 1 300 万人，国民的年平均收入不到 3 000 美元。厄瓜多尔于 1971 年 11 月 17 日成为我国的邦交国，在主要国际组织中，如联合国（the United Nations，UN）、世界卫生组织（World Health Organization，WHO）、世界贸易组织

（World Trade Organization，WTO）和地区性联盟如南美洲国家联盟（South American Union of Nations，UNASUR），❶其都是成员国。厄瓜多尔的经济主要以农牧业等第一产业为主，由进出口的品项就看得出是个典型的发展中国家，❷ 其国家在联合国开发计划署（United Nations Development Programme，UNDP）的 2007 年人类发展指数（Human Development Index，HDI）❸ 排名是第 80 位（我国排名第 92 位）。

作为受过美式教育的经济学者，厄瓜多尔总统拉斐尔·科雷亚（Rafael Correa）在 2009 年 10 月 23 日以其职权突然发布总统

中国优秀博士论文
DOCTOR
法学

---

❶ 根据《库斯科宣言》在 2004 年 12 月 8 日成立的主权国家联盟，目前共有成员国 12 个：玻利维亚、哥伦比亚、厄瓜多尔、秘鲁、阿根廷、巴西、巴拉圭、乌拉圭、委内瑞拉、智利、圭亚那、苏里南；观察员国 2 个：巴拿马、墨西哥。

❷ 厄国的产业的主要进口品项为工业用品、资本财料、运输设备、非耐久性消费品、农产品、建筑材料等；产业的主要出口品项为石油及其炼制品、可可、咖啡、香蕉、虾、渔产等。

❸ 人类发展指数由巴基斯坦籍经济学家赫布卜·乌·哈格（Mahbub ul Haq）和印度籍经济学家阿马蒂亚·库马尔·森（Amartya Sen）在 1990 年创造，是在三个指标的基础上计算而来：（1）健康长寿，用出生时预期寿命来衡量；（2）教育程度，用成人识字率（2/3 权重）及小学、中学、大学综合入学率（1/3 权重）共同衡量；（3）生活水平，用实际人均 GDP（购买力评价美元）来衡量。此指数类似于一个生活指标，尤其适用于有关小孩福利的方面，同时也可帮助划分各联合国成员的国民生活发展水平（发达、发展中及低度发展）及量度经济政策对生活质量的影响。

命令第 118 号,❶ 依据该国宪法、世界贸易组织《TRIPS 协定》第 31 条规定、《关于 TRIPS 协议与公共健康的宣言》（以下简称《多哈宣言》）、世界卫生大会《有关公共健康、创新和知识产权的全球战略和行动计划》（Global strategy and plan of action on public health, innovation and intellectual property, 以下简称《全球战略和行动计划》）❷和国家相关发展计划的规定, 将建立药品专利强制许可的机制, 目的是为了让厄瓜多尔人民能够取得基本药品。❸

该命令的主要内容为:

（1）为厄瓜多尔人民的公共利益所需, 取得药品以治疗疾病是公共健康上的优先事项, 任何人类使用的药品用于治疗的, 可以颁给专利强制许可。化妆品、美容品或个人卫生医药品, 不用于治疗疾病的, 则不列入公共健康的优先事项。（第 1 条）

（2）厄瓜多尔知识产权局经由国家工业财产理事会（National Directorate of Industrial Property）有权对依命令规定申请强制许可且符合要求的颁发许可。强制许可的核准将依特定情况和个案

---

❶ Rafael Correa Delado, Presidente de la República. NO.118, 西班牙语原件见 [2009 - 12 - 05]. http: //www. iepi. gov. ec/Files/ Leyes/Decreto_ 118. pdf. 英文非正式译文 [2009 - 12 - 05]. http: //www. essentialaction. org/access/uploads/Decree_ CorreaEnglishunofficialtranslation. doc.

❷ The global strategy and plan of action on "public health, innovation and intellectual property" of the World Health Assembly [R]. WHA 61.21, 2008.

❸ Catherine saez. Ecuador To Define Its Compulsory Licence Legislation [N]. IP-watch. 2009 - 11 - 23 [2009 - 12 - 05]. http: //www. ip-watch. org/weblog/ 2009/11/23/ec + uador-to-define-its-compulsory-licence-legislation; http://www. essentialaction. org/ access.

的事实基础来决定（factual basis in each case）。知识产权局的许可措施应和公共健康部门合作。（第2条）

（3）国家卫生热带药品机构（National Institute of Hygiene and Tropical Medicine）将负责从强制许可案件申请日起算，至多30天内完成药品的制造或输入登记作业，并要能进行确认药品的品质、安全性和有效性。（第3条）

（4）厄瓜多尔知识产权局经由国家工业财产理事会，应决定颁发许可的范围、目的、期间，依情况应支付的专利使用费和其他法律所规定的事项。（第4条）

（5）厄瓜多尔知识产权局经由国家工业财产理事会，在符合适用的法规下，应通知强制许可有关的专利所有人。（第5条）

（6）强制许可的期间由厄瓜多尔知识产权局决定，在构成许可的情况不存在或不可能再发生时，应在充分保障被许可人的合法利益下，宣布终止。（第6条）

一般条款——厄瓜多尔的公共健康部和知识产权局应依其职权，以执行命令。

科雷亚总统的这个命令被国际的非营利性组织媒体称为是个"勇敢的近药政策"（a bold new national access to medicines policy），❶ 在其后的 2009 年 11 月 25 日南美洲国家联盟的部长会议中，也立即得到了成员的支持，甚至也做认为亦可应用于最近的

---

❶ Robert Weissman. Clarifications concerning Ecuador's Declaration on Compulsory Licensing ［N］. Posted. 2009－11－02 ［2009－12－05］. http：// www. essentialaction. org/access/index. php？/archives/232-Clarifications-concerning-Ecuadors-Declaration-on-Compulsory-Licensing. html.

新流感（AH1N1）疫苗的使用。❶ 依据厄瓜多尔知识产权局的分析，该国的厂牌药品平均价格在有学名药竞争的情形下，将可下降至不到一成，且不包含癌病和艾滋病等高价药品。厄瓜多尔知识产权局有关强制许可的说明，指出如 GSK 药厂的 Convivir 抗逆转录病毒药品，价格原为每人每月 350 美元，但在经政府宣布将采取强制许可程序取得药品时，GSK 药厂立即将价格降至每人每月 60 美元，强制许可的程序也就没有启动。

厄瓜多尔的知识产权官员在日内瓦也向媒体表示，该国的强制许可的立法程序将遵守其为世界贸易组织成员的义务，并符合《TRIPS 协定》的有关规定。事实上过去多年来，其他发展中国家在利用《TRIPS 协定》的各种弹性规范采取药品专利强制许可的措施时，也都面临了发达国家制药产业的强烈反对。而该国强制许可也是依据世界贸易组织 2003 年 8 月 30 日的《总理事会决议》。该决议在 2005 年世界贸易组织的部长级会议通过，成为修正《TRIPS 协定》的永久性决议，其主要目的是让成员国依强制许可制造并输出药品至不具备制造药品能力的国家。在此之前，强制许可所制造的药品限于主要供应本国使用。厄瓜多尔的官员表示，其拟议进行专利强制许可的各项药品，有一部分可由该国生产，有一部分则由其他国家进口。

依据上述厄瓜多尔知识产权局的说明，在其强制许可的措施

---

❶ Robert Weissman. South American Health Ministers Applaud Ecuador's Access to Medicines Policy and Compulsory Licensing ［N］. Posted. 2009 - 11 - 25. http：//www. essentialaction. org/access/index. php？/archives/235 - South- American- Health- Ministers- Applaud-Ecuadors-Access-to-Medicines-Policy-and-Compulsory-Licensing. html.

中拟议支付给专利权人学名药销售值的 0.5% ~10% 的专利使用费，结果仍待协商。厄瓜多尔知识产权局也表示，由其他国家的案例和经验看来，强制许可程序的启动，有可能促使药厂愿意考虑降低药品价格。然迄今为止，尚无有任何药厂前去与厄瓜多尔政府协商。

二、美国参议员亨利·瓦克斯曼（Henry Waxman）对布什总统的公开信

参议员亨利·瓦克斯曼是美国 1984 年《药物价格竞争与专利期间回溯法》的提案人之一，该法是美国学名药业和厂牌药业在 Bolar 案的争议中折中和妥协的结果。美国的学名药业和厂牌药业在该法案中各取所需，也因其跨越卫生和知识产权立法的复杂性，该法案成为全球药品的卫生行政和知识产权的讨论焦点。20 年后的 2004 年 5 月 11 日，瓦克斯曼致函布什总统，痛陈美国卫生行政官方忽视发展中国家的人民权益，不仅未能促成反而还延滞了提供有效的固定剂量抗艾滋病复方药给发展中国家的人民。以瓦克斯曼的地位和经验，其所语实值得深思。兹就该函的要旨叙述如下。[1]

致总统布什：

行政官方显已不必要地延滞了为发展中国家购买最有效且最低成本的抗艾滋病用药。将三种药品复合于一个锭剂，是当今全球抗艾滋病的重大进步。然而行政官方根本还没有审核或购买这

---

[1] Henry Waxman. Administration Urged To Drop Roadblocks to Low-Cost, Effective HIV Combination Therapies ［2009 – 10 – 01］. http://waxman. house. gov/UploadedFiles/03Letter_ to_ the_ President. pdf.

些重要的药品。……当局也似看来不会购买由印度所制造的学名药品，即使就价格和使用方便性的评估而言，其比主要药厂所提供者更具优势。

我们不应将药厂的短期财务利益，置于数以百万计的非洲和发展中国家感染艾滋病患的权益之上。我们除了不要不负责任地树起走向改进治疗的路障，更应当和其他国家合作以追求重大有效能且有效率的对抗艾滋病的目标。

固定剂量复方制剂（fixed-dose combinations）是将对抗艾滋病的多样药品置于一个药锭内。在 2003 年 12 月 1 日，世界卫生组织决定了数项此类药品，这些是由印度所制造的产品，并能符合安全性、有效性和品质的标准。世界卫生组织的决定立即由各方卫生专家支持，表示这些药品不仅病患易于接受且可减低药品的抗药性，是治疗艾滋病的首要选择。而国际的财务赞助机构，如世界银行，也表示愿意给予全球性使用的支持。世界卫生组织也将这些药品列为 2005 年前对抗艾滋病的核心力量。

今天的问题是，其中最值得推荐的固定剂量复方是由印度的学名药厂将三种药品（nivirapine，stavudine 和 lamivudine）置于一个药锭内，然而其中的个别成分的专利都为现今主要药厂所掌控，他们认为复方药剂是对其知识产权的威胁，而和其他保守组织共同采取反对使用复方药剂的立场。

由执政当局的表现，看得出来其也是支持主要药厂反对复方制剂的。在总统宣布 150 亿美元抗艾滋病计划中，并承认学名药的低成本优点后，政府尚未采取任何审核的行动。

（一）参议员瓦克斯曼对美国政府三项质疑的回应

政府对上述复方制剂提出三项质疑，我们也应有所了解和回应。

1. 世界卫生组织不是官方有权单位

世界卫生组织在联合国长期以来扮演提升发展中国家医疗的角色，它已建立了一套严格的审核机制，这套机制包含资料的审核、药厂查核、完成品试验，由成员国的药品主管所提供，以确保药品的安全性和有效性。世界卫生组织在 2003 年宣布了数项复方制剂能符合其高标准的规定。

然而政府不仅没有参与世界卫生组织的审核作业，还反击世界卫生组织，认为其属国际机构无管理核准的程序，故不予理会。这是没有根据的说词，因为卫生专家在世界卫生组织设计的审核制度，等同于任何国家的管理机制，当然也含美国食品和药物管理局（Food and Drug Administration，FDA）。其获得信赖程度，可由所核准的药品被世界多国所采购来证明，美国也是其中之一。

下列事项可以佐证：

（1）美国疾病控制预防中心（Cents for Disease Control and Prevention，CDC）所花费由联合国儿童基金会（United Nations International Children's Emergency Fund，UNICEF）所购买的小儿麻痹疫苗，不是美国的 FDA 核准的，事实上其安全性、有效性和品质是由世界卫生组织所核准的。

（2）美国国际发展机构（USAID）经常购买紧急用途的药品，而有关产品认证单位不是经由官方机构。在欧洲多透过国际开发协会（Institute for Defense Analyses，IDA）的私人机构购买和试验，而另如 UNICEF 在采购时，也依赖世界卫生组织的试验。

认定世界卫生组织不是官方机构的影响非常严重。美国和其他类似国家的专利法对具有专利成分的复合药品，一般是不授予专利的。如果行政官方认为一定要有官方机构核准药品，而实际却没有官方机构来核准药品，就可能阻碍全球百万计病患取得首要选择的药品。

行政官方也有说辞，认为复方制剂可能造成抗药性。其实这只说对了一半，因在剂量不足的情形下，确实可能造成 HIV 病毒突变而生成抗药性。然而若控制正确，复方制剂的抗药性生成可能性，和一般个别药品是没有差别的。

事实上，专家的说法是，采用复合制剂治疗方式的风险比分别服用个别药品小。对抗艾滋病毒如未能采用全面性药品作用机制治疗，会产生抗药性。病患服用个别药品有可能产生误差，一次服用复方制剂就不会有这种问题。行政官方却没有提到这点。

行政官方也提到美国未获得世界卫生组织同意审核复方制剂的安全性和有效性资料。其实对于印度药厂送交世界卫生组织的复方制剂资料，为了维持公正立场和保护商业秘密，世界卫生组织如同美国 FDA 的执行程序，是不能公布的。美国要自己主动参与世界卫生组织的审核，而两年以前世界卫生组织邀请美国共同参加时，美国自己拒绝了这个机会。

2. 行政官方采取不必要的审核程序

行政官方又以高于美国 FDA 标准来要求对复合剂型的审核，问题如下。

（1）世界卫生组织和联合国抗艾滋病组织（UNAID）的专家都认为采取最可能的快速核准复合药剂是 2005 年治疗 300 万艾滋病病患的最紧要事项，但行政官方的对外说明，却只是承认复合剂型是属于重要的治疗方式之一。

（2）行政官方要求每一项有效成分，都要能证明在其加入的剂量内有其效益的贡献。也就是说要求复合剂型制造者证明减少每一种成分和复合剂型的比较，这种对照方式有时根本做不到，也没有必要去做。

即使美国 FDA 和欧盟也没有如此要求，美国 FDA 核准的一个三合一复合剂型厂牌药 Trizivir（含 lamivudine［拉米夫定］＋ zidovudine［齐多夫定］＋ abacavir［阿巴卡韦］），事实上只是作了如同学名药申请上市的生体相等性试验而已，在其说明书上所记载的临床试验，也是说将"lamivudine + zidovudine"的复合剂型和 Trizivir 比较，只有 abacavir 的贡献被测试过。

而欧盟的欧洲药品评估机构（EMEA）对 Trizivir 的试验报告，也只含：（1）abacavir 的贡献程度；（2）三项药品合一时的有效性。报告中未提及 lamivudine 或 zidovudine 对复合剂型的个别贡献。

3. 制造者的上市后监测

行政官方还建言要制造者对复合剂型的使用作上市后的监测，这对制造者而言，须在发展中国家进行监测，是个沉重的负担。事实上这应该由当地的公共健康系统来主要负责，而如由发展中国家的营销系统来从事监测工作，可能较为实际。此外，固定剂量的复合剂型的不良反应，也不会超出个别成分的不良反应范围。

（二）参议员瓦克斯曼的建议

应立即更正行政官方的错误。美国 FDA 的审查人员和查验人员应立即加入世界卫生组织的审核程序，让美国官方也可取得相关资料，并能和国际协同一致。对外的说辞，也要兼顾风险和效益。最后对复合剂型的不必要审核程序，应予以更正，避免造成发展中国家失去使用首要选择药品的机会。

瓦克斯曼其后也继续坚持其立场，在泰国 2006 年 11 月和

2007 年 1 月发动抗艾滋病克立芝 Kaletra（Merck 默沙东药厂的"LPV + RTV"复方剂型）和心血管用药波立维 Plavix（Sanfi-Aventis 赛诺菲—安万特药厂的专利）的强制许可后，泰国被列入美国 301 特别报告的重点观察名单，为此泰国的公共健康部长蒙可·那·宋卡（Mongkol Na Songkhla）在 2007 年 5 月特别至美国沟通，瓦克斯曼在美国即表示支持泰国。瓦克斯曼认为美国对于同盟国家的采取挽救国民健康生命的行动，应予同情协助而非惩罚。而在 2007 年的同时，国际知识生态机构（Knowledge Ecology International，KEI）非营利性组织的负责人詹姆斯·拉夫（James Love）也表示："美国政府对于其他国家使用世界贸易组织的合理重要弹性机制给予制裁，让美国人被世界视为是个欺凌弱小的伪善者。"❶ 这些都是先进国家的良知之声。

第二节　药品专利强制许可机制的全方位观察

以前述参议员瓦克斯曼所述最佳复方制剂（nivirapine + stavudine + lamivudine）为例，至 2009 年仍有 nivirapine 和 lamivudine 两项药品的专利最高保护期限尚未到期（专利状况如表 1.1），在分别取得专利权药厂的同意有障碍时，强制许可的机制就有其必要。而强制许可的发动是需全面考量的，也就是期能

---

❶ 国家知识产权局条法司. 专利法研究［M］. 北京：知识产权出版社，2008：163－175.

毕其全功于一役。

表 1.1　复方制剂的专利保护期限状况

药品名称	专利权人	基础专利优先权日（原始）	最高20年限专利保护期到期日	美国专利到期日	法国或欧盟到期日
nivirapine	Boehringe 公司	17/11/1989	17/11/2010	22/11/2011（多数专利）	16/11/2010
stavudine	耶鲁大学	17/12/1986	17/12/2007	25/6/2008	11/12/2007
lamivudine	IAF Biochem 公司	8/8/1989	8/2/ 2010	8/2/ 2009	8/2/2010

而以上述厄瓜多尔拟建立药品强制许可的机制为例，虽然得到了南美地区其他发展中国家的掌声，但是否真能达预期的效果，仍待追踪和观察。而美欧的药业先进国家，也绝对不会坐视其制药业的知识产权受到侵犯。厄瓜多尔如同其他发达国家，在采取药品专利强制许可的机制来应付如疫情等的公共健康危机时，一定会遭受药业强权国家的大力反击，然而其中能够容许错误或延滞的空间实在很小，完善药品专利强制许可机制的研究和设计，实有其必要。

作为制度研究者和实践者，我们要让制度不仅在理论上完善，更期望制度可运行无碍。对药品强制许可制度的观察与分析，我们可以就专利法规的设计、药品政策的制定和综合能力的配合等三个层面，来观察药品专利强制许可机制的规划和运作。

一、专利法规的设计

（一）国际实务专家的建议——快速检查要项

针对发展中国家如何建立有效的药品专利强制许可制度，国际学术团体和非政府组织有许多研究和建议。最具代表性的是，权威学者同时也是消费者科技计划组织（Comsumer Project on Technology，CPT）和国际知识生态机构的负责人詹姆斯·拉夫对各国药品强制许可制度提出快速检查要项（fast tract），兹整理如下。❶

1. 程序执行部分

（1）依据《TRIPS 协定》第 31 条第 h 款、❷ 第 31 条第 j 款、❸ 第 31 条第 k 款❹和第 44 条第 2 款的规定，在采取司法程序而诉讼成本高昂，对可能导致强制许可机制的利用上有障碍的国家，应尽可能采取其国家法律可行的行政程序。

（2）依据《TRIPS 协定》第 44 条第 2 款的规定，在政府授权非自愿许可时，专利权人应无权进行干涉政府或其他私人的执行。

（3）依据《TRIPS 协定》第 31 条第 b 款规定，如属政府认定应对紧急公共健康危机而有专利处理公共健康问题的必要的，即使用于商业使用，政府仍有权免除事先协议的程序。

2. 补偿金部分

（1）补偿金应经由行政程序来决定，并应订立以仿制药净销售额计算专利使用费的原则，以作为建议性的依据。专利使用费原则应采取可能的范围和级距，消费者科技计划组织建议考量各

---

❶ James Love. Check List for Fast Tract Compulsory Licensing（V 1.0）[R]. Gevena：CPTech，WTO，2001. http：//www. cptech. org/ip/health/cl/fasttrack. html.

❷ （h）考虑到授权的经济价值，应视具体情况向权利人支付充分的补偿金。

❸ （j）任何与为此类使用而提供的补偿金有关的决定，应接受成员方境内更高当局的司法审查或其他独立审查。

❹ k：若是为抵销在司法或行政程序后被确定为反竞争做法而允许此类使用，则成员方没有义务适用上述第 2 和第 6 子款规定的条件；在决定此种情况中补偿金的数额时，可以考虑纠正反竞争做法的需要；若导致此项授权的条件可能重新出现，则主管当局应有权拒绝终止授权。

种因素的使用费率可为 2% ~ 8%。● 而政府决定补偿额仍须依《TRIPS 协定》第 31 条第 a 款的规定，采取个案考量。

（2）补偿金的决定应具有前瞻性，避免第三人利用非自愿许可的风险。

（3）补偿金应将可能涉及的多数专利合并计算，学名药厂也因此只要支付至单一基金账户，由相关专利权人采取合理的方式进行分配。专利权人之间如有争议时，可利用仲裁机制解决。

（4）政府应具有如美国政府利用 28U. S. C 1498 条的公共目的用途的能力和权力。❷ 政府可基于其公权力，为了政府部门的

● 在快速检查要项中也给了专利使用费的指导原则，让各国依其国情制定公开的强制许可的补偿规定，主要如：（1）对产品不具有明显治疗进步者，依其净销售额的 2% ~3% 计算；（2）对产品有创新治疗效益者，依其净销售额的 5% 计算；（3）对产品特别有创新且显著投入高度研究发展经费者，依其治疗证据和经济数据，可再加增最高 3% ；（4）对产品仅有微小贡献者（例如取得配方专利），给予 1% 以下的使用费；（5）在同产品有多数专利时，上述（1）～（4）均指所有专利的合并补偿额，应就不同专利权的个别发明重要性和利益来公平分配。

❷ 原文为：28 U. S. C 1498 Sec. 1498. Patent and copyright cases：(a) Whenever an invention described in and covered by a patent of the United States is used or manufactured by or for the United States without license of the owner thereof-or lawful right to use or manufacture the same, the owner's remedy shall be by action against the United States in the United States Court of Federal Claims for the recovery of his reasonable and entire compensation for such use and manufacture. For the purposes of this section, the use or manufacture of an invention described in and covered by a patent of the United States by a contractor, a subcontractor, or any person, firm, or corporation for the Government and with the authorization or consent of the Government, shall be construed as use or manufacture for the United States.

使用，而有权使用或授权任何其他第三人使用任何专利，其程序不需经过听证、调查或出示证明，仅需考虑对专利权人的补偿问题。

3. 时效

对非自愿许可用于商业性市场者，则须进行事先自愿许可协议，其程序建议应在 6 个月内完成。学名药厂可在协商进行时即申请强制许可。

（二）国际法规专家的建议——《TRIPS 协定》弹性规范的充分运用

另知名学者卡洛斯·克雷亚（Carlos Correa）也建议除公共健康目的的强制许可外，发展中国家也可全面利用《多哈宣言》强调《TRIPS 协定》的弹性规范如[1]：引用国际耗尽原则、原则允许药品平行进口、防止专利权人的权利滥用、学名药试验安全港（Bolar 例外）、药品新颖性创造性的严格专利标准、药品新用途可专利性的排除、许可适用于不正当竞争行为的救济、终止强制许可时对被许可人权益的保护、政府使用的从宽适用、方法专利诉讼举证责任倒置的限制、药品试验资料专属权的限制等。

克雷亚教授所提的是国家在考虑提升人民近药权时，于知识产权可以考虑的全面配套，这和强制许可制度交互运用，是互为补充的。

---

[1]　国家知识产权局条法司.专利法研究［M］.北京：知识产权出版社，2008：93－110；Carlos Correa. Integrating Public Health Concerns Into Patent Legislation In Developing Countries. Gevena：South Center，2002. http：//www. southcentre. org/.

二、药品政策的制定

上述拉夫和克雷亚两位的建议是针对发展中国家药品强制许可机制的一般原则。除此之外，因为药品强制许可的目的在解决药品可及性的问题，我们也可再从国家卫生政策中药品政策的角度来观察，以取得更完整的视野。世界卫生组织于1988年提出了国家药品政策指标，❶ 是为所有国家药品政策提出了指导原则，其中药品可及性是重大项目。现列出其重要内容如下。

（一）药品可及性指标

包含基本药品品项清单的建立、采购运作系统的程度、品质确保的程度、运送系统的程度、管理机制的程度、品项程度。

（二）合理用药的指标

包含给予卫生工作人员和病人客观的独立信息功能系统的建立、与用药有关人员的继续教育训练系统的建立、药物不良反应的监视系统的建立。

（三）政府承诺指标

即国家是否制定并执行其国家药品政策。而政府应继续发展事先采购计划的形式，因为它有可能促进将后期的疫苗、药品和诊断试剂尽快地通过开发阶段进入推广应用。

三、完善的配套

在药品强制许可制度的设计和运作时，除上述专利法规和药

---

❶ Suzanne Hill. David Henry. National Medicinal Drug Policies：their Relationship to Pharmacoepidemiology, collected in Pharmacoepidemiology ［EB/OL］. 4th ed. John Wiley & Sons, Ltd. , 2000.

品政策外，为了毕其全功，下列因素也应列入考虑以求完善。

（一）产业能力

在人民有需求时，各国是否有药品的自制能力，是否有管道进口药品（含本国法规、经济能力、运送能力以及其他出口国的专利许可制度），甚至是否有能力出口药品至其他有需求的国家。

（二）财务能力

人民的经济负担能力在发展中国家和最不发达国家有相当大的差异，在许多最不发达国家，人民只有依赖国际捐赠才可获得所需药品。

（三）国际参与程度

国家参与相关国际组织的程度（如世界卫生组织、世界贸易组织、地区性联盟），以及和其他国家的邦交和贸易关系。

第三节　当今全球公共健康问题的焦点——药品可及性

比尔·盖茨（Bill Gates）在 2005 年世界卫生组织的世界卫生大会上说："富裕国家的政治体制对于激励研究和资助卫生服务部门游刃有余，但只是为了本国的公民。市场能很好地驱动私立部门开展研究和推广干预措施，但仅仅是为了那些有支付能力的人们。不幸的是，促进发达国家高质量卫生保健的政治和市场条件在世界其余地区几乎完全不存在。我们必须使各种力量更好地为世界最贫困的人民服务。"❶ 药品可及性是当今全球公共健康问题的焦点，以下就其各层面的意义进行分析。

一、近药权的发展

《TRIPS 协定》承认知识产权是一种私权，让知识产权和其他有形财产权一样受到法律的保障。但是知识产权私权化的扩张可能导致知识创造者的个人利益与知识利用者的公共利益之间的冲突。❷ 药品发明人的专利权和消费者的健康权也是这种冲突的主要表现形式。健康权是指有生命的主体依法享有健康的权利，1948 年《世界人权宣言》第 25 条承认人人有权享受为维护本人和家属的健康和福利所需的生活水平。另外，1966 年《经济、社会和文化权利国际公约》第 12 条第 1 段也承认人人有权享有能达到最高标准的身体和心理健康，要求缔约国为充分实现这个权利应采取的目标步骤为：（1）降低死胎率和婴儿死亡率，使儿童得到健康的发育；（2）改善环境卫生和工业卫生；（3）预防、治疗和控制传染病、地区性疾病、职业病和其他疾病；（4）创造保证人人在患病时能得到医疗照顾的条件。

依上述《经济、社会和文化权利国际公约》的标准，知识产权已对健康权的实现带来了消极的影响，可分四个方面：第一，因专利权人可以利用垄断来控制药品的生产和销售，专利药品的

---

❶ 世界卫生组织. 公共卫生，创新和知识产权，知识产权、创新和公共卫委员会报告［R］. 世界卫生组织，2006. http：//www. whqlibdoc. who. int/publications/2006/a88438_ chi. pdf.

❷ 吴汉东. 知识产权多维度解读：知识产权及人权：冲突、交叉与协调［M］. 北京：北京大学出版社，2008.

高昂价格让穷困的人民不能负担，即使有药可治，也无法取得来治疗疾病。第二，由于专利实施的限制性条件，专利权人可以阻止他人获得专利技术，也影响了后续产品的发展。第三，专利权人考虑其专利的投资与获利，药品的发展重点置于市场可产生报酬的药品，许多被忽视疾病的药品缺乏人投资。第四，药品企业成为"专利密集"的行业，国际级的制药产业擅长以专利为武器，进行对外贸易谈判和企业购并。

联合国《经济、社会和文化权利国际公约》委员会在其后发表了一系列的评论，强调各成员国家有其基本义务（core obligation）提供给人民最低水平以上的权利。❶

在知识产权领域中，经济、社会和文化权利国际公约委员会也作出了评论，援引该公约第 12 条第 1 段所述的要求成员国应采取措施以预防、治疗和控制疾病，并创造保证人人在患病时能得到医疗照顾的条件，承认该公约所阐述的人人有"取得专利药品的权利"（right of access to patented medicines）. 和国家依世界卫生组织"基本药品行动计划"❷ 所规定"供给基本药品"（the provision of essential drugs）的经常性且不可减损的核心义务（from time to time and non-derogable core obligation）。而政府也要采取措

---

❶ Laurence R. Helfer, Regime Shifting. The TRIPS Agreement and New Dynamis of International Intellectulal Propery Law Making ［J］. Yale Journal of International Law, Winter 2004.

❷ 有关基本药品的定义参见 World Health Organization, WHO Medicines Strategy: Framework for Action in Essential Drugs and Medicines Policy 2000 ~ 2003, at 7, WHO Doc. WHO/EDM/2000. 1（2000），参见世界卫生组织网页，http：//www. who. int/medicines/en/.

施防止"私人企业"（private business sector）对第 12 条规定的
干扰。❶

　　让人人有取得预防、治疗或控制疾病的药品，以保障其健
康，已是健康权的必要部分，我们也可以说这是一种近药权
（right of access to drugs），尤其在基本药品的取得方面，是国家药
品政策的重大事项。而与其相关的"药品可及性"的概念，是指
患者为治疗某种疾病而获得相关药品的难易程度。从经济学的角
度而言，就是药品的供给面和需求面的问题。药品的供给面部
分，是指要能有所需要药品的品项和足量的市场供应。药品可及
性的供给面和制药产业的研究发展能力、制造生产能力和销售物
流能力有关。药品的需求面部分，是指病患是否有能力负担所需
求的药品，这和药品价格的高低、健康保险制度的建立和国民的
所得水平有关。

　　以全球抗艾滋病的用药为例，因为第一线用药已发生抗药
性，所以如何取得第二线用药是目前全球各国家的问题。第一线
用药的发展较早，目前已有许多学名药上市，价格相对已无太大
问题。第二线用药则属新近上市药品，许多有专利保护，价格则
在第一线用药的数倍至数十倍以上，在有健康保险制度的国家，
病患或许有机会取得药品，然而对多数发展中国家或最不发达国
家的病患而言，这是一件可望却又不可即的事。

---

❶ General Comment No. 14-The Right to the Highest Attainable Standard of
Health（Art. 12），U. N. ESCOR Comm. on Econ. , Soc. , & Cultural Rts. , 22d
Sess. Agenda Item 3, para. 43, U. N. Doc. E/C. 12/2000/4 (2000).

二、由药品流行病学、药品经济学看药品可及性

在医药卫生政策领域，如何评估药品的可及性，则有赖药品流行病学（pharmacoepidemiology）和药品经济学（pharmacoeconomics）两项工具。前者以流行病学的角度，针对特定药品在临床应用的效益和风险，评估其是否符合卫生政策的目的。后者则以经济学的角度，评估和建议所有药品相关的投入和产出、供给和需求、价格和数量，将资源作最有效的利用，以达到卫生政策的目的。要了解某项药品是否符合国家卫生政策的需求，两项工具的利用有其必要性。

药品流行病学的任务是将药品在社区应用的结果予以量化，作为医药政策的参考。药品流行病学的工具可为药品经济学、不良反应监视、药品可行性研究，为医药政策提供计划、监视和评估。药品政策中不论是药品的发展、供运、价格和社区应用，都和药品流行病学密切相关。❶

在世界卫生组织的基本药品供应的相关技术和政策资料中（http：//www. who. int/dap/edm. html），都可以看到药品流行病学和药品经济学的应用。

药品流行病学家、药品经济学家和制药业、医疗机构专业人员和卫生主管机关应能密切互动，以制定国家的药品政策。药品流行病学家可以提出其对药品的利益和风险分析，让专业知识引导制药业和政府。

---

❶ Suzanne Hill，David Henry. National Medicinal Drug Policies：their Relationship to Pharmacoepidemiology，collected in Pharmacoepidemiology［M］. 3rd ed. ［S. 1. ］：John Wiley & Sons，Ltd. ，2000：433 - 445.

三、药品可及性和药品专利

药品用于预防和治疗疾病，如何保障并促进民众的近药权和提升药品的可及性，是卫生政策中药品政策的重大目标。厄瓜多尔总统命令所引的 2001 年世界贸易组织的《多哈宣言》，在 2007 年的世界卫生大会《全球战略和行动计划》中仍被重申，以确认《TRIPS 协定》应不得妨碍也不应妨碍成员采取措施以保护公共健康。《全球战略和行动计划》是以全球公共健康与知识产权的协调为重点，提出了"全球原则""全球挑战"和"全球责任"的纲领。在"全球挑战"的内容中，指出"知识产权应为卫生服务，知识产权应是开发性医疗产品的重要激励手段，但只有激励，仍不能竟其功"。《全球战略和行动计划》也表示支持成员以保护公共健康权的方式执行《TRIPS 协定》，尤其是促进所有人获得药品的努力。

以艾滋病为例，当前不是没有药可以治疗，是绝大多数的全球病患没有能力负担。厄瓜多尔是中等的发展中国家，也有 40% 的病患没有能力取得治疗艾滋病药品。这不是科技的问题，是知识产权法规问题，原开发药厂的专利权在全球受到同样程度的保障，缺乏竞争，造成了高价的垄断。

第四节　研究目标

以近期 AH1N1 新流感的疫情为例，公共健康领域面临全球化的问题，已不是地区流行（epidemic）而是全球大流行（pan-

28

demic）传染性疾病的预防和控制。此类新疾病的特色是：
（1）新型的病源，疫情严重性判断困难；（2）影响地区跨越国界，甚可遍及全球；（3）有效治疗用药难立即确认，并须以事先预防性足量库存。此类疫情一旦扩大，不但影响全球民众的生命健康，也可能严重打击经济发展。所以对全球性新型传染病的防治，已是医药卫生、财政经济和国际法学的重大议题。本研究拟以跨领域的研究方式，在药品的特殊知识产权领域内结合医药专业、经济分析，期望以药品专利强制许可的研究内容，为知识产权、医药管理提出建言。

一、探讨药品专利强制许可制度的知识攸关国民健康和产业发展

我国就人口数目、经济实力而言，绝对是在全球的公共卫生、财经和法学领域具实质影响力国家。然而在医药科技的发展上，相对欧美国家的药品产业，我国仍相对处于劣势。全球药品的专利，可谓多由欧美国家的药品产业所掌握。然药品专利的保护可谓两面刃，其虽有促进研究创新为民众带来安全、有效的药品的功能，但却可能影响民众有关药品可及性上的权利——药品可供性和药品可负担性。为了我国的民众健康的权益和医药产业的发展，以综合卫生和知识产权的角度探讨药品专利强制许可，有其必要性、迫切性和将来性。

二、研究药品专利强制许可制度的成果有助于知识产权制度设计的完善

药品是特殊的产品，其目的在于治疗疾病，其所重视的是安全性和有效性。其特色为：（1）治疗人类疾病必要性；（2）危险

不可避免性；（3）危险不可预期性；（4）使用专业必需性；（5）行政管制严格性；（6）参与者复杂性；（7）事故举证困难性；（8）损害弥补紧迫性。而制药产业则是特殊的产业，其研究发展和专利保护的依存度是所有产业最高者。以美国 1984 年 Hatch-Waxman 法案为例，我们可以看到原开发药厂和学名药厂的竞争。所以有关药品专利制度的设计，如专利期因卫生审查期间的回溯保护、申请学名药试验免责、实验资料专属权、专利连结制度，不仅复杂性高，且皆为其他产业所未见。药品专利强制许可又为专利实施的例外，其间有和药品专利权的互动和联结之处。在兼顾民众权益和产业利益的前提下，药品专利强制许可制度的研究，可为药品的知识产权和卫生的立法和管理提出建议。而药品专利的研究对其他产业的知识产权制度设计来说，也可作为参考。

三、掌握药品专利强制许可制度的环节有助于提升我国国际地位

我国在 21 世纪所扮演的角色，不仅在于和欧美争强，更在于扶弱。当前全球公共健康的问题在于发展中国家的人民无力购买必需的基础药品（essential drugs），我国有能力制造学名药品提供协助，惟先进国家药品的专利保护也必须考量。以巴西为例，其《巴西工业产权法》第 68 条"于当地实施的要求"虽经美国抗议起诉，其后经协议后撤回，即是运用谈判取得其有利的地位。而如何借专利强制许可制度，在全球国家发生公共健康危机时，争取自身利益并援助其他药品需求国，更有助于提升我国的国际地位。

以抗艾滋病为例，对最不发达国家或发展中国家的病患而

言，促进其药品可及性是个复杂的问题。世界银行出版的《与HIV/AIDS 的战争——药品和相关产品的决策者采购指南》，除了提出应注意药品知识产权外，也对药品的供应、药品的选择数量和品质、采购、运送和储存、产品登记和价格决定等因素的掌握，提供了相当重要的参考。足以证明药品专利强制许可当然是法规中有关药品可及性最重要的一环，但要能和其他国内、国际法规的结合无碍，也需综合性地考虑其他必要因素，才能有效率且有效能地运作。

第五节　研究文献综述

专利作为一种知识产权有其经济上意义，作为私权财产权的一种表现，也和其他权利产生了冲突。尤其是在知识产权以贸易为名要求全球发展程度不一的国家都要有一致性的标准，而这种一致性的标准，又影响到人民的生命健康时，就有协调这种冲突的必要。❶ 在我国知识产权学界投入后 TRIPS 时代，我国的因应战略的研究者很多，也有许多重要的贡献。❷

药品的可及性攸关人民的健康权，国际上如《经济、社会和文化权利国际公约》已有解释近药权（right of access to drugs）也

---

❶　吴汉东. 知识产权多维度解读［M］. 北京：北京大学出版社，2008.

❷　吴汉东. 知识产权国际保护制度研究［M］. 北京：知识产权出版社，2007.

是健康权的实现必要部分，如何保障人民能够取得"基本药品"尤其是国家卫生政策的核心义务。❶

我国也有许多杰出的学者专门研究知识产权和健康权的冲突，论及药品的专利权障碍，并思考其解决之道。而有关药品专利强制许可的研究，是其中研究的重点。❷

我国专利法虽已实施多年，专利强制许可制度也经过了三次修订，却仍无实施的经验。究其原因，我国学者也有不同的评述。举其要者如：（1）我国过去多年里对专利权利的保护，并不是非常严格，对专利的使用常常未经权利人的同意，冒充或侵犯专利的事件也未能有效地惩处，因此为满足市场需要而要求强制许可，显得多余。❸（2）长期以来，我国对强制许可制度的认识非常有限，虽然在 1984 年专利法颁布之时，即有强制许可的规定，但该规定非常具原则性，缺乏可操作性，很难被具体实施。（3）国际上真正启动过的国家并不多见。因为专利本身的复杂性，不是所有国家按照专利说明书、投入人力和财力就一定能成功生产出产品的。更何况专利说明书的要求只是能够生产出某产

---

❶ Laurence R. Helfer, Regime Shifting: The TRIPS Agreement and New Dynamis of International Intellectulal Propery Law Making [J]. Yale Journal of International Law. Winter 2004.

❷ 林秀芹. TRIPS 体制下的专利强制许可研究制度 [M]. 福建：厦门大学出版社，2006；冯洁菡. 药品专利强制许可：《多哈健康宣言》之后的发展 [J]. 武汉大学学报：哲学社会科学版，1994 ~ 2009，61（5）：703. China Academic Journal Electronic Publishing House, http://www.cnki.net.

❸ 国家知识产权局知识产权发展研究中心. 规制知识产权的行使 [M]. 北京：知识产权出版社，2004：359.

品，而未必是生产此产品的最佳方案，最佳方案往往还和一些技术秘密或专家指导等因素相关。❶（4）在专利强制许可问题上，我国数次专利法的修订主要是为了适应我国加入世界贸易组织的需要，较少考虑本国社会公共利益的真正需求。我国关于专利强制许可的规定存在许多不足，例如对强制许可限制过严、程序过于繁杂等，许多规定超过《TRIPS 协定》的要求。❷（5）事实上各国都有强制许可制度，以 2001 年美国炭疽病危机为例，对德国拜耳药厂的 Cipro 药品的强制许可，也只是降价谈判的筹码，并未真正启动。

我国专利法在 2008 年第三次修改，配合修改的专利法实施细则也在 2010 年 2 月通过，过程经过多方详尽地讨论，也积极配合国际和国内环境。❸ 我国专利法的强制许可分别为普通强制许可、反垄断救济强制许可、紧急状态强制许可、公共利益目的强制许可、公共健康目的出口药品强制许可和依赖性专利强制许可，而其中反垄断救济和公共健康目的强制许可是本次修法新增加的类型。如何运用我国的这套制度，发挥其功能，是现阶段的重点。

相对于我国未曾实施药品强制许可，国际上不论发达国家、发展中国家，甚至是最不发达国家，都有其例。而自 1995 年

---

❶ 郭寿康. TRIPS 修改新变化，访中国人民大学法学院教授郭寿康 [J]. 中国外资，2008，（1）[2009 - 11 - 10]. http：//www. chinalawedu. com/new/21604_ 5300_ /2009_ 10_ 26_ ji151036544862019002220552. shtml.

❷ 林秀芹. 中国专利强制许可制度的完善 [J]. 法学研究，2006，（6）：33 - 36.

❸ 国家知识产权局条法司. 专利法及专利法实施细则第三次修改专题报告 [R]. 北京：知识产权出版社，2006.

《TRIPS 协定》实施以来，因发展中国家的反弹，知识产权的制度已渐能走向兼顾人民健康的方向，2001 年的《多哈宣言》是个突破，其中不论发展中国家的政府、国际人权专家和非政府组织，都有相当大的投入。《多哈宣言》让全球有了共识，承认公共健康问题造成发展中国家和最不发达国家的痛苦，尤其是艾滋病、肺结核、疟疾和其他流行病的问题。《TRIPS 协定》不能也不应阻止会员采取保护公共健康的措施，且协定的解释和执行，要能够且应该保障世界贸易组织成员的公共健康和提升全体成员的药品可及性。2003 年的《总理事会决议》也是对《TRIPS 协定》第 31 条（f）的规定，突破对强制许可的产品仅可主要供本国使用的限制，让无能力制造药品国家可以由其他国家进口药品。这些全球国家强制许可的案例和研究，都因非政府组织的投入，让我们有许多可供参考的条例。❶

为了解药品的知识产权，我们也有必要了解与药品的特殊性相关的所有知识产权。因为一般知识产权保护如专利、商业秘密、商标和著作权皆有和药品相关者，而药事行政保护则有新药行政保护、孤儿药排他权、儿童用药排他权，也有类似知识产权保护的目的。整体来说，药品借由一般知识产权保护和药事行政保护两个层面构成了广义的药品知识产权保护体系。在启动药品专利强制许可时，除专利有关的信息外，药品所有相关的保护也需全面掌握才能运作无碍。此部分我国学者的资料也有可供参考的，至国际上针对药品专利在发展中国家的制度，最具代表性的

---

❶ 主要者有消费者科技计划组织所提供的网页，http：//www.cptech.org/ip/health/；无国界医生组织的网页，http：//www.msf.org；国际药品采购组织的网页，http：//unitaid.eu/.

研究者当属智利学者卡洛斯·克雷亚❶和知识生态机构的詹姆斯·拉夫❷。

在国际组织的运作中，关切发展中国家如何有效利用《TRIPS 协定》的强制许可制度者——世界银行和国际药品采购组织（UNITAID），因介入援助发展中国家药品的宝贵经验，也制作了相当完整的手册和说明，让国家的政策制定者全面了解药品强制许可措施上的重大环节，例如药品的选择、采购、运送、医药专业人员的注意事项，而对应了解有关专利法和卫生法规，也作了说明。这对了解药品专利强制许可的实际操作面有非常大的帮助。❸

研究药品专利强制许可，药品流行病学和药品经济学是实务操作上必要工具。在世界卫生组织的基本药品供应的相关技术和政策资料中（http：//www.who.int/dap/edm.html），我们都可以看到药品流行病学和药品经济学的应用。

而就专利制度是一种产业创新的激励措施的研究而言，不可或缺的是经济学。采用产业经济学的理论，才能比较各种研究发展的奖励制度的特色和限制，如此我们才可以了解专利作为一种药品产业创新的工具，是否有其他互补和替代的措施。而如果专

---

❶ Carlos Correa. Integrating Public Health Concerns Into Patent Legislation In Developing Countries ［R］. Gevena：South Center，2002.

❷ James Love. Measures to Enhance Accesss to Medical Technologis，and New Methods os Stimulating Medical R&D ［J］. Univ. of California，Davis，2007，40：679－715.

❸ Yolanda Tayler. Battling HIV/AIDS，A Decision Maker's Guide to the Procurement of Medicines and Related Supplies ［R］. USA：The World Bank，2004.

利的垄断是不可避免的，有无其他改善的补救，也是可供参考的。❶

在解决机制的设计上，法经济学的交易成本是必要的考量，经济学在此领域的"Coase 理论"，也可适当地引用，在基本药品专利池的设置和补偿制度的建立上，应当列入探讨。❷

财务学是当今经济的主流，对无形资产的评价也有许多新的模式出现，因补偿制度涉及专利的评价，也有必要引证以了解补偿制度设计的要点。❸

最后，为使药品强制许可的机制走向完善，消费者的权益是绝对不能忽视的，因为药品危险的不可避免性，对于在公共健康危机下强制许可所制造的药品，如何让民众用得安心，先进国家的制度也有参考的必要。❹

---

❶ Joseph Stiglitz. Economic Foundations of Intellectual Property Rights [J]. Duke Law Journal, 2008, Vol. 57: 1693 – 1724.

❷ Ronald H, Coase. The Nature of the Firm, Economica [J]. 1937, 4: 386 – 405. Louis Putterman, Randall S. Kroszner. The Economic Nature of The Firm [M]. 2nd ed., Cambridge University Press, 1996.

❸ William Sharpe. A Simplified Model for Portfolis Analysis [J]. Managemnet Science, 1963: 277 – 293. F. Black and M. Scholes. The Pricing Options and Corporate Liabilities [J]. Journal of Political, Ecnonomy, 1973: 637 – 654.

❹ 朱怀祖. 食品药物与消费者保护 [M]. 台北：五南图书出版公司, 1987: 123 – 164.

第二章

药品知识产权的争议

产品的创新需要研究发展,而研究发展的提升是否就一定需要知识产权的保护,这是一个争议的问题,而争议的焦点就在药品上。在世界知识产权制度的发展上,就曾经争论过是否给予药品专利保护,而给予药品专利是否应予限制也有不同的说法,在1995年《TRIPS 协定》以前,各国可因其国情订定不同的药品专利制度,然而如果因为成为世界贸易组织的成员,而必须采取相同程度的药品知识产权保护,则发展落后国家人民的健康就成了这个为发达国家所制定的"贸易和知识产权合一"制度的牺牲品。

药品产业的开发是集高科技、高耗资、长时程的特色,但是要不要给予知识产权保护,其保护的程度和限制应如何设计,又涉及了民众健康和社会公益,实值深思。经济学者约瑟夫·史蒂格利兹就举例指出,如果公益性质的人体基因计划可以于原计划期限内将人体基因图序定位完成,但少数的科学家期望提前完成以领先政府的计划,这种努力的诱因就是要取得乳癌基因图序的专利。对整个社会而言,乳癌的基因图序可以提前一段时间取得的效益可能有限,但是因为专利给予私人垄断的机会,未来乳癌诊测成本的上升是社会难以衡平的负担。❶

世界卫生组织指出:"我们调查研究的重点应该是开发治疗这些疾病的新诊断试剂、疫苗和药品,但我们很快得出结论,如

---

❶ Joseph E Stiglitz. Scrooge and Intellectual Property Rights [J]. BMJ, 2006, 333: 1279 – 1280. [2009 – 08 – 19]. http://www.bmj.com/cgi/content/full/333/7582/1279. Stiglitz 现为哥伦比亚大学教授,曾任世界银行首席经济学家(1997~2000),也曾是克林顿总统经济顾问会议的主席(1993~1997),于2001年获经济学诺贝尔奖。

果在发展中国家的穷人无法获得新老产品的情况下创新是毫无意义的。""我们所关注的主要问题不仅是被忽视的疾病,而是被忽视的人民。"❶ 在此说明了药品只有创新仍无法解决所有的问题,除了创新还需其他考量,才可让药品真正符合健康的需求,这就是提升药品可及性目标。

世界卫生组织也指出:"知识产权很重要,但它只是一种手段,而不是最终目的。"因药品知识产权是一个特殊的领域,以下将分别由产业经济面、卫生政策面和全球发展面来了解各项争议点,以期更能掌握问题的源头,寻求解决的途径和方向。

第一节 产业经济面

一、产业结构——仿制药与厂牌药的竞争

仿制药(Generic Drug,又称学名药)指于原开发厂(innovator)的品牌药(Brand Name Drug,又称厂牌药)专利期过后,含相同有效成分(active ingredient)的药品依一定申请程序获准营销者。仿制药须能和品牌药在剂型、安全性、有效性、服用途径、预定用途等特性上具有生体相等性(Bioequivalent)。举例而

---

❶ 世界卫生组织. 公共卫生,创新和知识产权的前言部分,知识产权、创新和公共卫生委员会报告 [R]. 日内瓦:世界卫生组织,2006. [2009-11-10] http://whqlibdoc. who. int/publications/2006/a88438_chi. pdf.

言，止痛药 Acetaminophen 在 20 世纪 50 年代上市时，仅有 Tylenol 的品牌药，而今 Acetaminophen 已有多种仿制药于市场上销售。不论是须医师开立的处方药（prescription drugs）或是民众自行购买的成药（over the counter drugs），都可能同时有仿制药和品牌药在市场上流通。❶

仿制药虽在化学成分方面和品牌药相同，然因仿制药无专利的保护，其价格经常较品牌药为低。如何以专利保护促使药品研发创新，而又能使消费者有能力取得有效的药品，这是卫生和产业政策的重大议题。

美国于 1984 年通过 Hatch-Waxman 法案，即源于其国内的仿制药厂和原开发药厂的多年争议，可谓是场美国药品知识产权的本土南北战争。❷ 该法又称药品价格竞争专利期间回复法（The Drug Price Competition and Patent Term Restoration Act of 1984），其意旨即是为了解决仿制药和品牌药的争议。在让仿制药厂在相关药品专利过期后，以简化新药申请（Abbreviated New Drug Application，ANDA）的方式，❸ 进入市场竞争。而原开发药厂的品牌药则可因其于 FDA 申请审核的期间，给予相当的专利期延长。

简化新药申请程序的主旨，在于厂商不需对已有品牌药上市多年的药品，再进行反复和成本高昂的各种动物和人体临床试验。FDA 对仿制药的审核，是要能保证医疗专业人员和消费者得

---

❶ 潘维大. 英美法用语字词解析［M］. 台北：学林出版社，2010.

❷ 朱怀组，梁启铭，孔繁璐，等. 药物科技发展与智财权保护［M］. 台北："中华景康药学基金会"出版，2006：58 - 71.

❸ 21CFR Part 314 Applications for FDA Approval to Market a New Drug or and Antibiotic Drug.

以享有和原开发药厂同样标准的药品。在简化新药申请程序中，仿制药厂商须证明所申请药品和原开发药厂的药品：（1）具有相同的有效成分（其他辅助性成分可能有所不同）；（2）强度、剂型和服用途径相同；（3）相同的适应症；（4）生体相等性（Bioequivalence）；❶（5）在产品批次制造上符合相同性、强度、纯度和品质的要求；（6）制造程序须符合相同优良药品制造规范（GMP）的标准。

就经济的角度分析，仿制药最主要的价值在于提供较厂牌药价格低廉的药品。由美国 FDA 的 CDER 仿制药处所提供的资料显示，美国在 1984 年的医师处方签，采用品牌药者占 86%，仿制药者占 14%，因 1984 年后立法鼓励仿制药上市，至 2006 年时，美国医师处方签，采用品牌药者降至占 34%，仿制药者则升至占 66%。应注意的是，就药品的实际支出而言，2006 年品牌药的支出占 87%，仿制药的支出则占 13%。可见仿制药的供应，对消费者有相当大的贡献。

不论在药业先进国家和落后国家都有仿制药和品牌药的市场竞争问题，以我国为例，我国主要的制药厂商都是仿制药厂商，而能研发出真正的原开发药作为品牌药者，我国目前产业尚难达到。因原开发药多经由输入取得，这是欧美大厂所占有的市场。在对外贸易谈判上，药业知识产权的保护，经常是全球南北国家的必争之地。

二、市场价格——消费者权利与产业利益的冲突

药价是产业获利的来源，高昂的药价是消费者维持健康和生

---

❶ 21CFR Part 320 Bioavailability and Bioequivalence Requirements.

命的障碍。产业和消费者对药品价格的期许是完全处于两个极端的立场，对于攸关生命健康的基本药品更是如此。举例言之，2005年5月非政府组织消费者科技计划的代表与泰国政府为了争取三项抗艾滋病药品，估计药品成本约每年每人240美元，这和原开发药厂的估计为每人每年为12 000～15 000美元，在立场上成为鲜明的对比。

2001年3月推动近药运动团体向持有抗艾滋病药品d4T专利的耶鲁大学施压，要求其允许南非进口d4T的学名药。因耶鲁大学和必治妥—施贵宝药厂的权利金合同可为学校带来每年4 000万美元的收入，校方最初态度并不积极。后来学生发动校园内抗议，也获得了药品发明人威廉·普鲁索夫（William Prusoff）教授的支持，药厂在2001年3月14日才宣布每一剂量的d4T价格降至每人每天15美分（相当于美国病人成本的1.5%）。❶

三、发展诱因——创新与垄断的矛盾

药品的创新是否必然要和垄断连结，在近年的ASAQ抗疟疾用药的发展中，我们可以得到有意义的启示。2007年世界卫生组织的"被忽略疾病用药计划"（Drugs for Neglected Diseases Initiative，DNDi），对以非营利性观点来发展药品持有的观点是："被忽略疾病用药的发展是项公共财产，并应引领人类走向健康发展之途。"该计划首次成功推出的药品为抗疟疾药artesunate和amodiaquine（简称ASAQ）的混合配方，制造者为两家药厂Sanofi和Aventis，各持有其原专利。然而该药属混合配方，并无专利保护，从上市日

---

❶　［美］苏珊·塞尔．私权、公法——知识产权的全球化［M］．董刚，译．北京：中国人民大学出版社，2008：154.

起就是学名药。该药品的推出，获得了多方面政治领袖的好评。

欧洲国会副总裁路易莎·摩甘特尼（Luisa Morgantini）表示："我们应特别感谢 DNDi 和 Sanofi 与 Aventis 两家药厂的共同合作，因为这项 ASAQ 抗疟疾药品的成功推出，证实了一件事情：药品专利保护是可以在公共健康的利益前提下被搁置，对无购买能力的穷苦国家和人民更是应该如此。我们知道这是近年来世界上人道组织和公民社会团体所倡议的，必要性的医药卫生的可及性是一项基本的人权。未来我们还要奋斗，我们可以将这项 DNDi 和 Sanofi/Aventis 的合作，用于作为 Novartis 药厂于印度有关'Gleevec'药品专利争议的示范。"因为有了 ASAQ 的案例，国际大药厂用"无专利即无创新"的说词，将愈来愈令人难以接受。

德国发展合作部长海德马利·维乔雷克－索伊尔（Heidemarie Wieczorek-Zeul）、意大利国务大臣派翠吉雅·沙特那利（Patrizia Sentinelli）和英国国际发展部长加雷思 ·汤马斯（Gareth Thomas）都对这项药品的创新和人类的贡献表示称许，并认为是项通过制药者间的合作和非营利事业的共同参与，让基本药品成为一种公共财产的模式，可以成为未来发展中国家从事药品发展的参考。

即使在药业发展领先的美国，一项美国政府主计处（GAO）2006 年的报告指出，近年来美国 FDA 所受理的新药申请（NDA）案件数目已有下降趋势。美国药品的研发支出虽然自 1993 年以来上升 147%，由 160 亿美元增至 390 亿美元，而新药申请案件数仅上升 38%。应注意的是其中属真正创新的新化学分子（new molecular entity，NME）的药品品项只上升了 7%。整体而言，自 1999 年来申请案件的数目是呈下降的趋势。而大部分的新药申请案件所涉者多为已上市药品的类似药品（me-too drugs），其风险性较低，但也较不具治疗价值上的突破。

上述报告的结论是：

（1）将基础研究移转为新药开发有其困难性。

（2）企业环境趋向发展高价且具市场爆发力的药品（costly blockbuster drugs）以及发展上较不具风险性的"类似药品"，消费者所需具创新性但较难获利的药品，则被其所忽略。

（3）产业因合并活动，也有许多放弃药品发展的。

（4）FDA 对安全性和有效性的法规管理上有其不确定性。

（5）专利法规容许制药业进行产品上的小幅改变或新适应症的取得专利保护，因而降低真正新药发展的诱因。

美国主计处甚至提出改进建议，除了增加新药发展的财务诱因外，应修改专利法将药品依其创新程度给予有弹性不同期间的专利（例如对属"类似药品"者，只给 10 年专利期间，而不是现有创新药品的 20 年专利期间）。

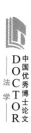

四、投资财源——研发成本与营业获利的纠结

美国知名会计师事务所普华永道（Pricewaterhouse Coopers）在 2007 年也提出报告，建议制药产业要能在功能上作基本的改变。该报告指出，2006 年位于北美洲的制药产业，总计花费了552 亿美元用于研究发展（约占全球的3/4），然而美国 FDA 仅核准了 22 项新化学成分药品。制药产业的障碍有多项，诸如股东的获利要求是企业经营的优先考虑，所以对研究发展的保守态度，成为不可避免的趋势。制药业选择的是已上市产品的延伸产品或"类似药品"的开发。而"类似药品"的优势在于相关投入和风险较少，且获利又不亚于真正的创新药品。所以该报告也建议专利法的应有所修正，走向较弹性的制度，未来药品可依其治

疗上或预防疾病的价值给予不同程度的专利保护。

此外，由金融投资业的信息披露也反映了一种情形。虽然美国的制药产业大幅增加研究发展的支出，但是创新的成效有限，在公开上市药厂的财务报表信息披露上我们看到的一个现象，制药产业的平均研究发展支出是销售收入的13%（20%~6%），但用于营销和行政管理的支出则是销售收入的32%（46%~16%）。然而因为制药产业习惯将所谓的"营销研究"和"样品分送"的费用列为研究发展支出的会计项目，所以实际上用于新药发展的支出，也难详实估计。

第二节　卫生政策面

一、药品政策——发达国家和发展中国家的差异

世界卫生组织要求各政府或国家政策将卫生保健列为优先领域，并且鉴于专利决定价格的杠杆作用，应采取措施促进竞争并确保药品价格与公共健康政策保持一致。药品可及性不能依赖私营公司，而且也是政府的责任。❶

有关国家药品政策的制定，可以书面形式表达其意图，其过程是复杂的，因须评估和决定相关机构的各种利益和资源的优先

---

❶ 世界卫生组织. 公共卫生，创新和知识产权，知识产权、创新和公共卫生委员会报告［R］. Geneva：世界卫生组织，2006.［2009 - 11 - 10］. http：//whqlibdoc. who. int/publications/2006/a88438_ chi. pdf.

顺序。卫生政策须能反映并符合卫生的需求。因药品是卫生需求的主要部分，故形成了卫生政策的主要部分，而药品的使用应能经常地符合卫生政策的目标。其中的内容，应能谨慎的分析现有和期许的药品需求，且能考量政治、经济、卫生和社会压力等因素的变动，而其中各个因素可能又是互相冲突的。自 1970 年以来，已有许多国家制定国家药品政策，以确保药品在品质、安全性、有效性和成本上的可及性。而这项发展是世界卫生组识的"基本药品行动计划"（Action Program on Essential Drugs）所支持的。国家药品政策最理想的是须能证明协调制药产业、公共部门和私人部门、非政府组织、捐献者和其他利害相关人的活动，而成为行动的指导原则。

　　不论发展中国家和发达国家皆有其必要制定国家药品政策，如表 2.1 所示。

表 2.1　发达国家和发展中国家药品政策目标的比较

发达国家	发展中国家
对成本和效益满意的药品的可负担性和可及性	落实需求者对基本药品的可获得性和可负担性
确保提供民众药品的安全性、有效性和品质	确保提供民众药品的安全性、有效性和品质
确保药品使用的品质	改进开立处方和调剂作业的品质，提升民众和医疗人员的正确用药
制药产业的奖励和发展	—

　　二者的目标有其异同。确保提供民众药品的安全性、有效性和品质都是共同的目标，但由于发达国家的生产和医疗体系健全，故较容易达成。

　　发达国家对制药产业的投资是列为高优先顺序的，也鼓励本国仿制药产业的发展。大型跨国制药商也都拥有自己的仿制药厂。

药品的可及性是药品政策的必要议题。多数发达国家皆有提供普及的医疗保险制度来补贴药品费用，故药品可及性的问题较易解决。发展中国家则因费用高昂而多欠缺医疗保险制度，加上缺乏有效的药品运送系统，制造品质的欠缺，不当的储存，也是药品可及性的问题。

二、优先次序——被忽略疾病与文明病的取舍

制药产业的研究发展困境对发展中国家的影响是相当不成比例的。在过去的 30 年中，所谓"被忽略疾病"药品的发展，可以说是没有绩效可言。1975 年至 2004 年，全球上市了 1 556 种新化学成分药品，而其中仅有 20 项药品（1.3%）是用于热带疾病和肺结核，但是这些疾病的负担是所有疾病的 12%。即使制药产业要求在发展中国家也应该给予药品专利的保护，但 30 年来这仅有约 1% 的品项数字，说明了发展中国家权益被忽视的程度。就热带疾病用药而言，"无专利保护即无创新"的说法是难令人心服的。

2001 年无国界医生组织（Doctor Without Borders，Medecins Sans Frontiers，MSF）对于欧洲、美国和日本的主要制药业者进行一项调查，目的在了解制药业者对感染性和寄生虫疾病的研究发展状况。结果只有 11 家药厂对问卷有所回应，所述数字为每年 0.5 亿~10 亿美元不等。在此 11 家回应药厂中，有 8 家对被忽略疾病（sleeping sickness，leishmaniasis，chagas disease）是完全没有投入的，另有 1 家不提供信息。

世界卫生组织的宏观经济和卫生委员会（CMH）以经济和卫

生的观点，将疾病分为三类。

第一类疾病：在富国和穷国皆有发生，其中大量病患为弱势人群。相关传染病有麻疹、乙型肝炎、乙型流感嗜血杆菌。另属非传染病则较多，诸如糖尿病、心血管疾病和与烟草相关的疾病。此类疾病已有许多药品和疫苗可为治疗或预防，但发展中国家的人民因成本问题仍难普遍地取得。

第二类疾病：在富国和穷国皆有发生，但大部分比例发生于穷国。以艾滋病和肺结核为例，虽可见于富国和穷国，但超过90% 发生在穷国。所以市场不足以吸引此类药品的研究开发，故又称为"被忽略疾病"。

第三类疾病：大量或仅发生在发展中国家的疾病，例如非洲睡眠病（sleeping sickness，锥虫病）和非洲河盲病（African river blindness，盘微丝虫病）。富国对此类疾病极少进行研究开发，因其基本上不具商业价值。有时相关开发是偶然的，例如 Merck 药厂曾经利用兽医用药伊维菌素证明也可对人类的盘微丝虫病有效。此类疾病又称"被严重忽略疾病"。

有两家报告已进行疟疾研究，另有 5 家则是进行肺结核的研究。7 家药厂则对上述疾病的投入少于 1% 。

所以 2006 年世界卫生组织的知识产权、创新和公共健康委员会（CIPIH）即公布报告，❶ 认为："没有证据可以支持发展中国家的执行《TRIPS 协定》，可以显著地加速有关第二类和第三类疾病用药的发展。另一方面，一般以为发展中国家的重大疾病

---

❶ 世界卫生组织. 公共卫生，创新和知识产权，知识产权、创新和公共卫生委员会报告［R］. Geneva：世界卫生组织，2006.［2009 – 11 – 10］. http：//whqlibdoc. who. int/publications/2006/a88438＿ chi. pdf.

和发达国家不同，热带疾病如依波拉出血热和河盲症常被举为例证。但这些被忽略疾病只是发展中国家疾病负担的小部分，而文明国家的疾病用药也是全球所有国家需要的药品"。❶ 举例来说，癌症在低收入至中等收入国家也是重大的疾病负担，其致死人数甚至超越了艾滋病。而名列低收入至中等收入国家的致死疾病第一名者，不是上述被忽略热带疾病，而是富国的文明病——心脏病。所以上述报告即指出："在解决发展中国家卫生需要时，重要的是应探索防治第一类以及第二、三类疾病的开拓思路。政府和资助者需要将抵消发展中国家第一类疾病急剧增长的影响列为更优先的重点，并通过创新活动找到诊断、预防和治疗方面费用可承受和技术适宜的手段。"

相对于被忽略疾病所需的药品，发达国家的政府和大药厂对这类文明世界的重点药品是尽其可能地维护其利益的。近年美国贸易代表对泰国发出有关心脏病和癌症药品的强制许可，即强力表示反对。即使泰国认为这是《TRIPS 协定》的弹性规范所允许，也是《多哈宣言》所鼓励的措施，美国政府和保守媒体仍给予打击。华尔街日报撰文评述这是一种掠夺的行为（seizure），不符合世界贸易组织的规定。Abbott 药厂则撤回其 lopinavir/ritonavir 复合剂型的上市申请，该药是属于适合热带地区的高温稳定剂型。美国政府的具体惩罚行动是将泰国列入特别 301 法案

---

❶ Roger S. Magnusson. Non-Communicable Diseases and Global Health Governance ［J］. Enhancing Global Processes to Improve Health Development, Globalization and Health. 2007. http：//www. globalizationandhealth. com/content/3/1/2.

的优先观察名单，并说明泰国的强制授权措施是主要原因。❶

第三节　全球趋势面

一、专利制度——拒绝专利核可和加强专利保护的纷争

世界各国早期的许多专利制度，对药品专利例外地不列入核可项目。其主要原因即是药品的用途是用来治疗疾病，不宜授予市场的垄断权，以免影响人民健康的权益。即使是专利制度走向方法专利和产品专利的分类，某些国家的立法仍选择仅给予药品方法专利而不核给产品专利。现今发达国家虽然都强调药品知识产权保护的重要性，以日本为例，其在 1885 年明治维新后实施专利法，但所实施的是低水平的专利政策，其后在长达 90 年的期间内排除了药品及化学物质专利，直到 1975 年专利法修正案时，因相关产业已具备了和国外同业竞争的能力，才纳入了化学和药品的专利保护。❷ 另如现今药业最先进国家的美国，在 20 世纪初为了保护国内的药品产业，当时的立法也是不颁发药品专利，但是到了 1984 年 Hatch-Waxman 法案的通过时，在其本土仿制药产业和原开发药产业的知识产权内战结果中，所采取的各种

---

❶　Press Release, Médecins Sans Frontières, Abbott Should Reconsider its Un-acceptable Decision to Not Sell New Medicines in Thailand [N/OL]. http://www.worldaidscampaign. info/index. php/en/campaigns/in_ country_ campaigns/asia/ abbott_ should_ reconsider_ its_ unacceptable_ decision_ to_ not_ sell_ new_ medicines_ in_ thailand, 2007 - 03 - 23.

❷　吴汉东. 知识产权多维度解读 [M]. 北京：北京出版社，2008.

药品知识产权保护措施如专利期延长、专利连结、资料专属权等，早已是一套非常繁冗的制度。

现今发达国家基于全球化的贸易利益，更要求全球一致的知识产权标准，于是在世界贸易组织中加入了要求所有成员遵守的《TRIPS 协定》。这时发达国家的说词又是不同了，认为加强药品知识产权保护，才能保障药品的研究发展。在发展中国家要求利用《TRIPS 协定》的弹性规范以提升药品可及性时，发达国家则更变本加利地采取双边协议方式，要求对手国签订超《TRIPS 协定》。

药品的知识产权是否应列入保护，而其保护的范围或予以限制的程度，就在人权健康和产业经济间进退起伏，百年间的发展和争战，就是一部史诗。

二、权益保障——公益与私利的失衡

从国际关系的角度来看，知识产权国际保护制度的发展是私人集团推动的结果，这让知识产权的国际规则不能以中立的标准处理公益和私利的衡平问题。❶ 药品专利垄断是对原开发药厂财产权的保障，但因其采用全球一致性的标准，在人权法制上所表

---

❶ 熊琦，王太平. 知识产权国际保护立法中私人集团的作用 [J]. 法学，2008，(3)：91. 而在 1988 年关税与贸易总协定（GATT）的知识产权委员会是由 12 个美国企业成员组成，属制药业者有 6 位：必治妥—迈尔斯，杜邦，强生，默克，孟山都，辉瑞，余为哥伦比亚广播，通用电器，通用汽车，休利特—帕卡德，IBM。该委员会所提于 1994 年的乌拉圭回合谈判上，成了国际法知识产权最重要法规——TRIPS。由此可看出私人企业，尤其是美国的制药业，借主导国际法立法，而成就自身利益的痕迹。[美] 苏珊·塞尔. 私权、公法——知识产权的全球化 [M]. 董刚，译. 北京：中国人民大学出版社，2008.

现的却是穷国人民因药品利用障碍而不能享有健康权的保障。

健康权是指有生命的主体依法享有健康的权利，它作为一项普遍接受的人权，得到了众多国际人权的承认。1948年《世界人权宣言》第25条规定，人人有权享受为维护本人和家属的健康和福利所需的生活水准，包括食物、衣着、住房、医疗和必要的社会服务。1966年《经济、社会和文化权利国际公约》第12条承认人人有权享有能达到最高标准的身体和心理健康；也同时规定了缔约方为充分实现这一权利而应采取的目标步骤。

我国知识产权学者吴汉东教授即指出，按《国际人权公约》的人权标准，现今知识产权制度对健康权的实现已经带来消极影响。❶ 其主要表现是：第一，由于专利权的垄断性，权利持有人可以控制药品的生产和营销。专利药品的昂贵价格通常超出贫穷患者的承受限度，从而影响最不发达国家的人民的治疗。第二，由于专利实施的限制性条件，权利持有人可以阻止他人获得药品专利技术，甚至在其政府的支持下限制贫穷国家及其人民获得强制许可。第三，由于专利权的利益推动，制药业的研发投资者以市场上最有利润回收的疾病为优先考量，而不会考虑贫穷国家的迫切需求。第四，由于专利授予适用于具有新颖性，但疗效与先专利药品相近的类似药品（me-too drugs），从而导致某类专利药品的生产和分配日益集中于少数企业之中。

新药创造者的专利权与该药品的消费者的健康权存在明显的冲突。联合国大会人权专家认为，这两种权利的任何一种在其自身的背景中都是有价值的，都是国际社会承认的基本人权。但是

---

❶ 吴汉东. 知识产权国际保护制度研究［M］. 北京：知识产权出版社，2007：9－10.

遵循人权优先性的尺度在特定的情况下，某些人权可以优先于其他人权。具体言之，"那些与人生死攸关的产品一经生产，便成为全世界的财产，但创造者因而有权获得补偿"。❶ 在这种例外情形中，健康权应高于包括专利权在内的知识产权。

我们可以得出处理知识产权与人权关系的一般性结论。首先是关于权利的冲突即奉行"法益优先保护"的原则。上述各项人权，或是人作为主体存在所不可欠缺的自由，或是人之生存发展的必需条件。相对于知识产权这一财产权利而言，此类基本人权应当具有优越地位。实行"法益优先保护"的原则，意味着现代知识产权法不仅要符合国际知识产权公约的规定，而且不应与国际人权标准相冲突。再者是关于权利的协调，即遵循"利益衡平"的原则。就人权体系而言，知识产权本身也是一项人权，进而言之，包括知识产权在内的私人财产就是人权的基础性权利。这是我们实现权利协调的一个重要条件。知识产权法所强调的是"利益衡平"，要求当事人之间、个人与社会之间的利益分配应符合公平合理的价值理念，在制度层面上，它实际上同一定形式的权利限制、权利利用制度相关联。这就是说，出于公共利益的目标，基于对基本人权的尊重，在所有情况下应对知识产权进行必要的限制，以保证社会公众对知识产权产品的合理利用。知识产权与人权的冲突，已经引起国际组织的高度关注，同时也引发了多数国家对《TRIPS 协定》不足的深刻反思和完善知识产权国际保护制度的强烈愿望。可以认为，遵循"法益优先保护"原则和"利益衡平"原则，协调知识产权与人权的关系，平衡发达国家

---

❶ [斯里兰卡] C. G. 威拉曼德里. 人权与科学技术发展. 北京：知识出版社，1997：209－210.

与发展中国家的利益，将是当代知识产权国际保护制度改革的重要话题。

三、发展程度——南方国家与北方国家的争锋

全球化是个必然趋势，然而因为全球不同国家的经济、文化、地理位置的不同，不能以同一标准来对待所有的国家。以艾滋病为例，全球南北国家因其发展程度不同，人民的用药权益也大不相同，也影响到发展中国家和最不发达国家人民的生命与健康。现今艾滋病并不是无药可救，事实上自1995年高疗效的抗逆转录病毒药品（highly active antiretroviral treatment，HAART）上市后，美国的艾滋病病患的死亡率已由1995年的16.2%大幅降至2004年的4.5%。❶

在2009年9月30日，世界卫生组织、联合国儿童基金会、联合国艾滋病规划署发布一份名为《接近普遍可及》的联合报告指出，目前超过400万名中低收入国家的艾滋病患者正在接受抗逆转录病毒（ARV）药物治疗，这份报告同时指出，在2008年年底，共有超过400万名中低收入国家的艾滋病患者正在接受ARV药物治疗，这一数字比2007年提高了36%，比起5年前更是提高了10倍。但全球目前仍有超过500万艾滋病患者得不到治疗和护理，还有很多人得不到预防性的医疗。如何实现普遍可及

---

❶ 美国 CDC. National Center for Health Statistics，Health，United States ［R/OL］. 2006 With Chartbook on Trends in the Health of Americans. USA：CDC. 2006. ［2009 – 09 – 27］. http：//www. innovation. org/documents/Decline% 20in% 20HIV. AIDS% 20Death% 20Rates. ppt.

的艾滋病治疗，是各国政府和组织的挑战。❶

艾滋病危机的扩大，也让全球的人注意到了在发展中国家竟有成千万的人，没有能力获得必要的药品来治疗疾病。目前药品可及性的主要障碍不是在科技，是在过高的价格，让这些穷苦的人们不能负担。这也让大家注意到了专利保护和药品价格的相关性，而1994年的世界贸易组织通过《TRIPS协定》，制定了全球性知识产权的最低标准，是最值得讨论的。

依《TRIPS协定》，不限于产品和科技类别将专利保护的最低年限定为20年，药品也就没有例外的适用专利的保护，其对全球的影响可以说是越明朗越具争议。药品可及性的问题，不是在现今的发展中国家才发生，几十年来大家都依赖西方国家供给药品。只是因《TRIPS协定》对专利的高标准规定，让问题更恶化。艾滋病危机是个警讯，但问题不仅限于抗艾滋病药品，其他各种必要的药品、疫苗和诊断试剂都要一并考量。

有时我们会看到这样的讽刺事件，在富有国家的人民因为健康保险不能负担高价药品时，这时会有人发声要求改革，但对贫困穷弱国家的人民来说，这是求之已久而迄今仍不可得的。

第四节　小　结

讨论知识产权政策与卫生政策最相关者，即在于药品的可及

---

❶　中国疾病预防控制中心 . http：//www.chinaaids.cn/n16/n1193/n4073/263325.html.

性，也涉及了民众的近药权。由以上产业经济面、卫生政策面和全球发展面的相关分析，可知解决药品可及性是相当复杂的问题。

2006年世界卫生组织的知识产权、创新和公共健康委员会的报告❶中，分析了药品知识产权对上游研究、发达国家和发展中国家中随后的医药产品开发以及确保用于发展中国家可能性的各种影响，特别是对价格的影响。报告指出："虽然药物发现中最重要的挑战之一是找到侯选化合物，但最花钱的部分却是让后选化合物通过临床前和临床研究以及通过审批所需要的所有阶段的过程。在发达国家，卫生健康支出（包括药品费用）的急剧上升是公众强烈关注的问题。在发展中国家，即使在某些发达国家，药品的费用也能成为生死攸关的问题。"而如果药品的价格因为专利的保护甚至过度保护，造成过高的药价，不论是经济领先国家或是经济落后国家都是不能容忍的。

药品的专利垄断造成后续创新的障碍和药价的上升，就是全球消费者的负担。专利强制许可制度是个可行的解决方案，而利用这项制度作为解决药品可及性问题者，最有经验的是发达国家如英国、美国和加拿大。以加拿大为例，在1970年代初期到1980年代末期，就曾广泛地运用药品强制许可制度。而加拿大的仿制药产业因此而茁壮发展，在1982年期间，其平均药品价格，较相邻的美国低了40%以上，也是消费者的福音。即使美国是当今全球药品科技的前茅，在2000年"9·11"事件后，也因为炭

---

❶ 世界卫生组织. 公共卫生—创新和知识产权，知识产权、创新和公共卫生委员会报告［R］. 日内瓦：世界卫生组织，2006.［2009 - 11 - 10］. http：//whqlibdoc. who. int/publications/2006/a88438_ chi. pdf.

疽病的恐怖攻击，颁布了 Cipro 药品的强制许可，该药品的专利权人是德国的 Bayer 药厂，被授权制造的是加拿大的仿制药厂。这证实全球最发达国家，也有利用强制许可的必要时机，而对占全球成员大多数的发展中国家或最不发达国家，如何利用强制许可，提升近药权和促进健康，更是迫切的课题。

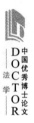

第三章

药品知识产权的体系

药品的知识产权保护，以专利权为核心，也涉及了其他知识产权如商标权和著作权，但更重要的是，因为卫生主管机关的介入，也产生了类似知识产权保护的行政保护。其中问题交错复杂，在启动专利强制许可时，对相关知识产权也有一并考虑的必要。

有关药品知识产权保护相关的议题，整理相关内容摘要如后。

（1）产品专利：新药的有效成分，如仅有制造方法专利保护，而无产品专利，很容易避开方法专利以其他不同方法制造。所以对发明人而言，申请产品专利较方法专利更能达到垄断市场的目的。然而如依《TRIPS协定》给予产品专利保护的期间长达20年，专利又不能从严审核时，药品专利将造成民众取得药品的障碍。

（2）卫生机关审查期间：为确保药品的安全与有效，卫生主管机关对新药的上市审查，在一般商品严格许多，其时程也可长达数年。对取得专利并完成试验后向卫生主管机关申请上市的新药，如可缩短审查时间让药品及早上市，将可增加药品上市后的有效专利保护期间；如可因新药审查时间的消耗，给予相当期间的专利回溯保护，也是专利权人力争的重点。

（3）卫生主管机关审查试验资料：新药的试验期（含动物试验和人体试验）皆非常长，为取得向卫生主管机关申请时安全性和有效性的证明，此类试验资料也是产品和方法专利外的一种知识产权。对申请仿制药上市的厂商而言，若不得利用原开发药厂的试验资料，仍要重复进行试验，即使药品专利保护期已过，也将面临相当大的障碍。

（4）专利与卫生审查标准：同样的药品也可利用于新的用途

（适应症），在许多国家可以获得专利；而卫生行政管理基于保障民众健康，对已知药品成分的新用途多视为新药，要求增加新用途有关的临床试验。但对于原专利权药厂而言，此系原有产品的延伸，相关信息已经掌握，较新化学成分新药的申请上市，可节省相当长的时间和资金成本。所以近年先进国家核准新药上市的趋势是，属新用途新药或近似药品（me－too drugs）者，已远超过新化学成分的新药。

（5）特定族群用药：对属于人口中发病比率较少的罕见疾病，因为市场小，预期获利低，这不是药品产业研发的焦点。但基于卫生政策，也需要促进并保障此类罕见疾病用药（孤儿药）的研究发展。对这类药品的研发成果，也应给予先进国家一段时间的市场排他权，以鼓励药厂的投入研发。再以抗艾滋病的儿童用药为例，对特定人口族群设计并改良已知药品的剂型、剂量或配方，也有其必要性。就卫生主管机关而言，出于健康政策的考量，有时也需要制定政策鼓励此类产品的开发。但如药品专利权人不能同意时，此类改良药品也将面临障碍，这是当今发展中国家的普遍问题。针对儿童用药和罕见疾病用药的发展，先进国家的卫生主管机关已给予一段期间排他权的奖励机制，而此种机制与一般知识产权的专利如何互补，也应有所了解。

（6）行政保护措施：药品除借由专利权保护可达到市场垄断的效果外，也可透过卫生主管机关的行政保护阻止其他相同药品的加入竞争。此如我国专利法1992年修法前，药品不能取得产品专利，然而因国际贸易谈判另于《药品行政保护条例》对1993年1月1日以前未能在我国取得药品产品专利的外国专利，卫生主管机关可对药品采取行政保护措施，如未经药品独占权人许可，国务院卫生行政部门和相关单位不得批准他人制造或者销售。

因为一般知识产权保护如专利、商业秘密、商标和著作权皆和药品相关，而药事行政保护则包括新药行政保护、孤儿药排他权、儿童用药排他权，也有类似知识产权保护的目的。整体来说，药品借由一般知识产权保护和药事行政保护两个层面构成了广义的药品知识产权保护体系。在启动药品专利强制许可时，除与专利有关的信息外，药品所有相关的保护也应全面掌握，才能运作无碍。以下分别就药品的一般知识产权保护和药事行政保护说明相关的问题，最后再以国际上解决公共健康问题最常需求的固定剂量复方制剂为例，说明在专利强制许可时应注意的问题。

第一节　一般知识产权

一般知识产权可分为专利、商业秘密、商标和著作权，又以专利为药品知识产权的核心。因专利的保护期可长达 20 年，且在产品专利相对于方法专利更有保护专利权人垄断利益的效果。与商业秘密有关者则为药品申请上市所须交纳的各项试验资料，原开发药厂认为这项资料为其投资和努力的结果，不容仿制药厂的引用，卫生主管机关也不能披露，但对仿制药厂而言，重复进行相同药品的试验，将延缓上市的期间，也是资源的浪费。在对试验资料采取保护的国家，启动专利强制许可时，卫生机关对仿制药的核准仍须考虑药品的试验资料是否被保护的问题。另如药品标示有关的商标权和仿单说明有关的著作权，也有一并考虑的必要，以求周全。

一、药品专利权

药品的专利是医药产业利润的最大保障，但也是类型最复杂且最具争议的知识产权，主要因为：（1）药品的产品（成分和剂型）和其制造方法、使用途径都可能涉及发明专利保护，另诊断试剂属医疗器械，也可能申请新型发明专利；（2）药品专利申请和药品上市审查分属不同主管机关，有其不同标准，对制药产业而言，二者规定的变更皆可能产生重大的影响；（3）因卫生主管机关审查上市的标准严格，已取得专利权的药品成分或产品，于卫生主管机关的申请至核准多有需数年者。如应延长有效专利期间，是专利权人制药产业的重大利益；反之，如应及早进行申请上市审查，加入市场竞争，也是仿制药厂商发展的契机；（4）在卫生主管机关建立专利连结制度，在仿制药申请上市时即通知原开发药厂，由原开发药厂决定是否提起诉讼，也是近年发展中国家仿制药产业的疑虑；（5）发展中国家的药品的可专利性标准和审查品质，对药品可及性的影响巨大，有特别考量的必要；（6）公共健康危机时所需药品的种类和其所涉的专利类型，可能都不只一种，在强制许可发动前，须先详尽搜集资讯和进行评估，才能确保排除专利相关的障碍。上述问题，都和药品专利强制许可的制度密切相关，可分析如下。

（一）药品专利类型

有关药品的专利的要求，可能涉及化合物、盐、前体、异构体的单独或其结合的活性成分。权利的要求可以涉及制造方法或者既包含方法又包含产品，有些国家还会允许药品用途权利的要求。而另如诊断试剂属医疗器械，也可申请发明或实用新型专利。以下是药品可能涉及的专利类型，内容如下。

1. 有效成分

药品的有效成分是新化学分子体（new molecular entity）的，可以申请产品发明专利。而依据《中华人民共和国专利法》（以下简称《专利法》）第 11 条的规定，专利权人对该产品的制造、使用、销售、许诺销售和进口享有独占权。重要的是，该权利不受制造方法和用途的限制，是一种对物质的绝对保护。

2. 组合物

由有效成分和赋形剂组成的药物制剂成品，可以申请就其适应症的特定剂型的产品发明专利，如"荷尔蒙避孕药皮下植入缓释剂型"的限定用途的产品发明专利者。因各国对医疗方法大多不给予专利，[1] 然药品和治疗用途又不可分，治疗用途又难和医疗方法分辨，为了保障药品制剂的产品发明，又不能直接给予用途专利，因此出现了"限定用途的产品发明专利"的设计。[2] 其理由是药品的制剂实际上是药品化合物的用途发明，而仅仅表现为产品的形式而已，因而其保护范围应受到用途的限制。[3]

3. 药品化合物或制剂的制造方法

药品化合物或制剂的制造方法可以申请方法发明专利，且依我国现行专利法的规定，方法专利保护的效力可以及于依据该方法所

---

[1] 医疗方法含对疾病的诊断和治疗方法，各国大多限制而不给予专利，其原因有基于人道和社会伦理的考量，也有出于产业上利用的实用性的考量，相关论证，国家知识产权局条法司．专利法研究［M］．北京：知识产权出版社，2008：251 - 259.

[2] 尹新天．专利权的保护［M］．北京：知识产权出版社，2005：229 - 238.

[3] 张清奎．医药及生物技术领域知识产权战略实务［M］．北京：知识产权出版社，2008：60.

直接获得的产品，即不得为上述目的使用、销售、许诺销售或进口依该方法所直接获得的药品化合物或制剂。然而如果是以其他方法而能制造，或使用、销售以其他方法制造的药品化合物或制剂，则不构成方法专利侵权。其效力自然有别于上述产品发明的"绝对专利保护"。我国于 1985 年立法时即容许方法专利，当时却排除药品可获得产品专利，至 1993 年修法时才将此排除规定删去，而容许药品有产品专利保护。这也是外国药厂通过贸易谈判，要求另行以"药品行政保护条例"来弥补的原因。印度则迟至 2005 年专利法修改时，才给予药品的产品专利，在此之前因仅有方法专利，故可采逆向工程方法，在印度境内制造其他国家有产品专利的药品，这是其所以成为全球仿制药供应大国的主因。

4. 已知药物化合物或制剂的新用途

已知药物化合物或制剂的新用途（或第二用途以后）可申请用途发明专利，此因依我国专利法的规定，虽该化合物被发现具有过去未知的药品用途，因已知物质已不具新颖性，其第一次医药的用途或其后更新的用途，仅可申请用途发明专利。

5. 医疗器械

依我国《医疗器械监督管理条例》的规定，医疗器械含单独或者组合使用于人体的仪器、设备、器具、材料或者其他物品，包括所需要的软件；其用于人体体表及体内的作用不是用药理学、免疫学或者代谢的手段获得，但是可能有这些手段参与并起一定的辅助作用；其使用旨在达到下列预期目的：（1）对疾病的预防、诊断、治疗、监护、缓解；（2）对损伤或者残疾的诊断、治疗、监护、缓解、补偿；（3）对解剖或者生理过程的研究、替代、调节；（4）妊娠控制。因医疗器械不论是体外诊断医疗器械或体外诊断试剂（IVD）依我国专利法均可申请产品发明专利或因其构造、结合而可申请实用新型专利。所不同的是，前者的保护期限可达 20 年，而后者仅为 10 年，然而后者申请较为便利，发明人可以考量其最适宜的申请策略。

6. 外观设计

产品的形状、图案的新结合，且有美感者，可以申请外观设计专利保护。

（二）药品专利申请与新药上市审查的比较

知识产权主管机关对药品专利的审核和卫生主管机关对新药上市的审查，各有其不同目的和要件。卫生主管机关的认定基于保护消费者，对药品要求安全性和有效性，而专利审查则以是否符合新颖性、创造性和实用性为准。两种法规目的不同，然对制药产业都有重大的影响。现就其法规比较和趋势说明如后。

1. 法规比较

一般而言，除新化学成分外，已知成分的新适应症、新组合、新剂量皆视为新药，而须以新药申请程序申请上市。以美国的食品药品化妆品法为例，下列药品认属新药。❶

（1）药品所含组成全部或部分的物质成分具有新药品用途者，不论其为作用物质、溶剂、赋形剂、载体、包膜或其他组成物质。

（2）两种以上非属新药物质所复合而具有新药品用途者。

（3）某一复合物的成分物质具有新药品用途者，即令该复合物的其他部分并非新药。

（4）药品于诊断、治疗、减轻、处理或预防疾病，或影响身体结构或功能，而具有新用途者。即使该药品在其他疾病或影响

---

❶　21 U. S. C. 310. 3（h）.

身体的结构或功能的用途，已非属新药。

（5）药品有新的剂量，新的服用方法或时间间隔或应用，新的其他依处方、建议或标示的使用情形。即使该药品于其他剂量，服用方法或时间间隔或应用，或其他情形，已非属新药。

参考表3.1，对卫生主管机关认属新药者，未必能达到可给予专利的标准，以新化学成分新药为例，其盐、醚、酯，同质异像体，旋光对映异构体的衍生物，可能药理作用大有不同，应依新药申请程序办理，但在专利审查上可能因为缺乏新颖性而不给予专利。另如不同剂量的复方药品成分组合而成固定剂量复方剂型，虽应以新药申请上市，但也可能被认为缺乏新颖性而驳回，也可认属治疗方法而不给予专利。❶

表3.1　药品专利申请与新药上市审查标准的比较

卫生主管新药类别（安全性、有效性标准）	产品	专利类别（新颖性、创造性、实用性标准）	说明
药品所含组成其全部或部分的物质成分具有新药品用途者，不论其为作用物质、溶剂、赋形剂、载体、包膜或其他组成物质	新化学成分而有新适应症者	新化学成分的产品专利和制造方法专利、用途专利	专利核准依新颖性、创造性和实用性审查，一般而言，已知药品成分的盐、醚、酯，同质异像体，旋光对映异构体无创造性者不给予产品专利
两种以上非属新药物质所复合而具有新药品用途者	复方剂型含两种以上非新药成分，而可用于新的适应症者	方法专利（第一用途专利）	专利核准依新颖性、创造性和实用性审查

----

❶　国家知识产权局条法司. 专利法研究［M］. 北京：知识产权出版社，2008：93–110.

续表

卫生主管新药类别（安全性、有效性标准）	产品	专利类别（新颖性、创造性、实用性标准）	说明
某一复合物的成分物质具有新药品用途者，即使该复合物的其他部分并非新药	复方剂型含两种以上成分，其中一项成分可用于新的适应症者	方法专利（第一用途专利）	专利核准依新颖性、创造性和实用性审查
药品于诊断、治疗、减轻、处理或预防疾病，或影响身体结构或功能，而具有新用途者。即使该药品在其他疾病或影响身体的结构或功能的用途，已非属新药	已知药品成分发现有新的适应症者	方法专利（第二用途专利）	已知药品的新用途权利要求（含第二用途）可以因缺乏新颖性和实用性而驳回
药品有新的剂量，新的服用方法或时间间隔或应用，新的其他依处方、建议或标示的使用情形。即使该药品于其他剂量，服用方法或时间间隔或应用，或其他情形，已非属新药	不同剂量的复方药品成分组合的固定剂量复方剂型（已有其他不同剂量的组合）	—	可以因缺乏新颖性而驳回，也可认属治疗方法，不给予专利

2. 药品专利和新药申请的趋势

自 20 世纪 90 年代中期开始，美国 FDA 所核准属于新化学分子体（new chemical entities，或称 new molecular entites）的新药数目已大幅下降（从 1996 年的 53 个到 2002 年 17 个），目前药品专利的申请主要集中于已知药品的分子结构式、盐、脂、醚、异构体的改变，以及两种已知药品的组合。

参见图 3.1 所示，2007 年内，依美国 FDA 统计资料，新药申请核准（含药品和生物产品）55 件，属新分子体者仅 10 件，而对新用途的新药申请则有 127 件（含优先核准 36 件，一般核准 91 件）。❶ 另就历年的趋势分析，1997 年的一般新药核准案件有 101 件，至 2007 年则降为 55 件，而新分子体新药核准案件则由 1997 年的 30 件大幅降至 2007 年的 10 件。反之，优先新用途类核准新药案件则由 1997 年的 4 件，增长至 2007 年的 36 件；一般新用途新药核准则于 1997～2007 年维持在每年约 100 件，2007 年略降至 91 件。❷

对发展中国家来说，须注意的是，除真正具有药品用途的新化合物可取得专利外，对属已知药品的不显著改变，如采较严格的专利审查标准时，这些药品可能不会获得专利，而因审查员的认定不一而取得专利时，会对市场药品的竞争产生重大影响。❸

（三）药品专利期限的问题

药品的发明专利期限达 20 年，但因卫生主管机关的审查时程，真正上市后可获利的期间可能减短许多，所以有效专利期限是专利权人药厂的关注点。而对仿制药厂而言，如何在药品专利期过后进入市场竞争，也是其生存的关键。在专利法有关者即涉及药品专利期回溯和仿制药试验免责，相关立法的滥觞在于美国 1984 年的《药物价格竞争与专利期间回溯法》（*The Drug Price Competition and Patent Term Restoration Act of 1984*），而因美国主要

---

❶ FDA. Center for Drug Evaluation and Research ［EB/OL］. 2009 ［2009 – 12 – 21］. http：//www. fda. gov/downloads/AboutFDA/CentersOffices/CDER/What-WeDo/ UCM121704. pdf.

❷ 依 FDA 的政策，对具有显著进步性（significant improvement）的优先用途新药申请案件，90% 的案件须在 6 个月内完成，对一般性用途新药申请案件，则 90% 的案件须在 10 个月内完成。

❸ 国家知识产权局条法司. 专利法研究 ［M］. 北京：知识产权出版社，2008：128 – 162.

药厂借着当年的立法经验进入《TRIPS 协定》的制定，或以贸易为由要求各国采纳其相关制度成为超《TRIPS 协定》规范。因对发展中国家而言，药品专利期限是不能忽视的议题，现分析如后。

对新药的专利权人而言，因为专利核准后，仍须经相当长的试验期，再将必要的资料送请卫生主管机关审查，核准后始得正式上市营销，而专利到期后，即有仿制药加入市场竞争，所以非常注重"有效专利期限"的概念。简而言之，"有效专利期限"即是药品核准上市的日期和有效保护学名药加入竞争的相关专利的最后到期日的期间。

这是药品市场知识产权争夺战的焦点，新药的专利权人的希望是："让新药及早上市营销，新药专利（含衍生性专利）的种类和期间加强保护，仿制药仿制品竞争的阻滞。"而仿制药业的观点，则恰恰相反："仿制药上市简化审查，新药专利种类和期间的限制，仿制药上市前试验的免责。"

要了解现今药品知识产权的症结，研究美国 1984 年《药物价格竞争与专利期间回溯法》有其必要性，追本溯源，从其中我们可以了解《TRIPS 协定》被置入那些条文，而发达国家对发展中国家运用《TRIPS 协定》弹性规范如何限制，与如何利用双边贸易要求对手订立超《TRIPS 协定》条款。

国际间通称的"Bolar 例外"（Bolar exception）即是指仿制药在上市申请前所做的为符合卫生主管机关要求的试验，可以免于专利权人药厂的专利侵权之诉。而国际法案例中也有认《TRIPS 协定》第 30 条"专利权之例外规定"含"Bolar 例外"的。究其源头，来自美国仿制药厂和原开发药厂争议的 Roche

Prods. v. Bolar Pharms.（1983）案例，❶ 后来成为 Hatch-Waxman 法案的一部分，在美国称为仿制药试验免责的安全港（safe harbor）。该案中的争议即在于：第一，对原开发药厂而言，在未获 FDA 核准前，即获有专利的前 7～10 年，即令有专利亦不能上市获利，称为专利期的前期扭曲（front-end distortion）；第二，对仿制药厂而言，如原开发药厂借向仿制药厂提起诉讼，以延迟仿制药厂至专利过期后始得进行 FDA 所规定试验，则有延迟仿制药上市的效果，并具有将原已到期专利展延的实质效果，可称为专利期的后期扭曲（back-end distortion）。

为解决该案的争议，国会即在 1984 年通过 Hatch-Waxman 法案，该法案针对前述的前端专利期间扭曲问题，订定 35 U. S. C. 第 156 条 a 款，规定对 FDA 审查所耗期间，可据以延长专利期间至最多 5 年。另一方面，针对前述的后端扭曲问题，该法案又修增 35 U. S. C. 第 271 条 e 款第 1 项，又称安全港（Safe Harbor）规定，内容为："对仅（solely）与发展及依管理、制造或使用销售药物之联邦法规而须送审资讯之合理相关（reasonably related）使用，不为侵害专利发明（除食品药物化妆品法所规定的新动物用药或兽医生物制剂）之制造、使用或销售行为。"❷

Hatch-Waxman 法案在专利期间的问题上，可以说是给予原开

---

❶ 朱怀祖，梁启铭，孔繁璐. 药物科技发展与智财权保护［M］//台北："中华景康药学基金会"出版，2006：58－71.

❷ 其原文为："It shall not be an act of infringement to make，use，or sell a patented invention［other than a new animal drug or veterinary biological product （as those terms are used in the Federal Food，Drug，and Cosmetic Act …）］ solely for uses reasonably related to the development and submission of information under a Federal law which regulates the manufacture，use or sale of drugs."

发药厂和仿制药厂各取所需的方案。但原开发药厂也因此经验，在国际谈判上，增加了对药品专利期延长的要求，成了超《TRIPS 协定》条款。

（四）药品专利连结制度

药品专利连结制度的要旨，即是在药品专利期间内卫生主管机关不能核发上市许可证，也就是把药品核准上市许可与专利制度相连结。其他产业并没有类似于目的事业主管机关须披露专利信息之机制和要求，目前在专利连结上最完整的系统是美国联邦食品药物管理局（FDA）的橘皮书（*Approved Drug Products and Therapeutic Equivalents*，又称 *Orange Book*），内容记录所有 FDA 核准上市的药品，其中规定申请者或专利持有人必须在 FDA 核准该药品之后 30 天内，列出该药品相关专利，所谓相关专利指药品的活性成分、剂型、非活性成分或赋型剂及适应症的专利，而制程专利、活性成分的代谢物、及包装与容器等专利则不可列入。❶加拿大亦为少数有此机制的国家，但规定不完全相同。而日本虽然没有条文规定，但在实务上卫生主管机关则是在专利到期之前，不会核准仿制药上市。

专利连结不是《TRIPS 协定》所规定的义务，各成员可自行决定是否要在《TRIPS 协定》外另定专利连结规定。若要建立此机制，设计时仍要考虑的事项如下。

（1）须通报专利的范围：每个专利所含范围不一，必须界定清楚，是指所有的专利，或是有直接关系者。

（2）通报机制：是要由仿制药厂在向卫生主管申请仿制药核

---

❶　罗丽珠，蔡坤旺．新成分新药的申请规范，生物科技与法律（二）[M]．台北：五南图书出版公司，2006：45－55.

准时，直接通报权利人，或是通过主管机关再转知权利人。

（3）通报效果：通报之后权利人是否可以采适当权利保护措施（含向法院提起诉讼），且在权利发生争议发生时，卫生主管机关的审查措施如何因应。另在专利权到期之前，卫生主管机是否可立即发上市许可证。❶

专利连结的机制需考虑两方面的平衡，一方面，专利权是私权，是专利权人要主动行使的权利；另一方面，主管机关是否有必要协助专利权人管制仿制药的上市。对卫生主管机关而言，最困难者是无足够专利知识辨别厂商通报的专利是否有关。目前可认同者为卫生机关，不是负责判断专利有效与否的机关，而是一个窗口及通报的单位。

因为专利连结的设计原来是为原开发药厂取得是否有相关的仿制药申请上市的机制，且其效果为有利于原开发药厂掌握信息并提起侵权诉讼，又因为专利连结不是《TRIPS 协定》所规定的义务，有人称其为"超《TRIPS 协定》规定"。所以发展中国家如巴西，对被要求立法中建立专利连结制度持反对的态度。❷

（五）药品专利在发展中国家的特殊考量

药品专利是专利体系中的主要部分，并且对药品价格有实质的影响。专利体系的存在是让专利权人享有对授权产品的生产、

---

❶ 以我国台湾地区为例，其外资药厂反对于专利权到期前，"卫生主管机关"发上市许可证。其理由为反对仿制药厂于收到上市核准时，即进行健保计价、医院进药试验甚至上市贩卖。

❷ New Law Bill in Brazil aims to establish patent "linkage"（Francisco Viegas Neves da Silva）［EB/OL］．［S. l. ］：［S. n. ］，2010［2010 – 02 – 18］. http：//www. abiaids. org. br/_ img/media/SOBE% 20E% 20DESCE% 20GTPI% 20IN = .

销售、进口及使用的排他权，因能以较竞争性市场更高的产品价格获取利润，而能鼓励创新。但药品价格如因专利的授予而居高不下，也会影响公共健康政策的实施。法学家卡洛斯·克雷亚即指出："政策制定者和专利审查员应当清楚，专利的授权决定（在没有相反证据的情形下，专利通常被推定有效）将直接影响到授予专利权的国家人民的健康和生存。"❶

　　因为《TRIPS 协定》第 27 条第 1 款规定："任何发明，不论产品还是方法，只要是具新颖性，包含创造性，并且能在产业上应用的，都可以获得专利权"，并没有对如何适用哪些标准给出详细的方法。也就是说，《TRIPS 协定》允许缔约方对可专利性规定不同的标准，对这些标准的定义中包含了制定专利政策的基本原则，而也要能在相关的工业和公共健康原则中体现。然而各国对专利的三项的要件——新颖、创造/非显而易见，和实用的宽严认定，仍须考量各国自身的政策。如新颖性的标准受到限制，也会降低创造性的门槛；对实用性的扩大解释，可能增加专利的数目。低授权标准的专利数目增加，会限制竞争，但可能没有促进创新的效果。从公共健康的角度而言，要能把握可专利性标准的尺度，促进真正的创新，并防止对竞争及药品获取方面构成不合理的限制。

　　参考表 3.2，就卡洛斯·克雷亚教授对开发中国家药品专利审查体制的建议和我国的法制现况分析如下。

---

　　❶ Carlos Correa. Integrating Public Health Concerns Into Patent Legislation In Developing Countries ［R］. Geneva：South Center，2002. 国家知识产权局条法司. 专利法研究 ［M］. 北京：知识产权出版社，2008：128 - 162.

表 3.2　我国药品申请专利的规定

项目	我国专利法的规定 *	卡洛斯·克雷亚的建议
新化学分子	药物化合物可以申请绝对物质保护；** 药物化合物的制备可以申请方法发明专利	此类新药已经逐渐减少，有则可依新颖性、创造性和实用性审查
配方和混合物	药物制剂可以申请限定用途的产品发明专利；药剂的制备可以申请方法发明专利	新的配方、混合物和其制造方法，一般而言，与现有技术相比，不具创造性。特别是单一活性成分与已知或非特定载体或赋形剂结合的权利要求。除非能具有非预期的效果，如显著地降低副作用，或与现有技术方案相比具有优势者
组合物	配方为疾病的诊断和治疗方法者，不给予专利	已知活性成分的组合物应被视为不具创造性。除非是产生新的、非显而易见的协同效果，则应经实验证明，并于专利说明书中充分揭露 一般而言，服用多种药物克服抗药性问题是医药领域的通常做法，应被视为该领域普通人员的认知常识
剂量	剂量改变为疾病的诊断和治疗方法者，不给予专利	剂量的改变很少会涉及创造性，剂量通常与体重有关，儿童剂量要小于成人。如儿科用剂量者，虽然写了产品权利要求，实际是治疗方法类的权利要求。如果该剂量涉及新用途，该用途也不能被授予专利 *** 已知产品用于相同或不同病症的新剂量不具备创造性，尤其是在医疗方法不授予专利的国家
治疗方法	治疗方法不给予专利	应当以工业实用性作为授权条件之一，包含预防、诊断防治在内的治疗方法不给予专利权
用途专利要求，包括第二用途	已知物质不能获取专利，因已丧失新颖性，发现新用途如首次用作药品的活性成分，并未使该物质本身变新。已知物质的第一次医药应用和第二次或以后的医药应用，只可申请用途发明专利	已知药品的用途权利要求（含第二用途）可以缺乏新颖性和工业实用性可驳回

续表

项目	我国专利法的规定	卡洛斯·克雷亚的建议
药品的外包装	产品的形状、图案的新结合，且有美感者，得申请外观设计专利保护	—

*张清奎. 医物及生物技术领域知识产权战略实务 [M]. 北京：知识产权出版社，2008：59－61.

**1993 年 1 月 1 日起，作为药品活性成分的药物化合物可以申请化合物产品发明专利（《专利法》第 11 条）。天然物质能被发现其存在，而能够首次从自然界将其萃取，并能在产业上有利用价值。

***如可乐宁（Clonidine）于不同剂量时，可用于高血压，也可用于青光眼之高血压病人，也可预防偏头痛。

对发展中国家应注意下列情形不给予专利保护，免得影响到人民的用药权利：（1）新化合物的新盐、酯、醚同质异像体，含氢氧化物和溶剂化物；（2）已知化合物的对映异构体；（3）两个或多个已知活性成分的新组合；（4）涉及新的给药方式的新剂量形式（已知口服药品的注射剂形式）；（5）受控释放的药剂形式，已知其非受控释的药剂形式；（6）已知药剂形式的新的给药方法（例如注射剂的静脉注射方式，已知其皮下注射方式）；（7）配方的改变。而专利审查机构的负责人员也应了解，如因其审查的从宽而对人民亟需的药品给予专利保护时，将给人民的健康和生命带来十分重大的影响。❶

---

❶ 国家知识产权局条法司：专利法研究 [M] //Carlos M. Correa. 从公共健康角度看待药品专利审查. 于群，译. 北京：知识产权出版社，2008：162.

（六）公共健康问题的药品专利强制许可种类

由以上分析可知，启动药品专利强制许可时，可能因药品的管理种类（药品、诊断器具）、完成程度（制剂成品或有效成分）、专利种类（发明或实用新型，发明专利又分为产品和方法专利），而有所不同。

2001 年《多哈宣言》第 6 段仅承认有些国家因制药产业（pharmaceutical sector）没有制造能力或制造能力不足，无法有效利用《TRIPS 协定》的制度时，须有解决方案。并未说明制业产业的何种产品可以适用于强制许可制度。至 2003 年《总理事会决议》才于其第 1 条 a 款中说明："医药产品（pharmaceutical products）指在医药领域用来应对《多哈宣言》第 1 段中所认可公共健康问题的任何专利产品，或通过专利方法制造的产品，含制造所需的有效成分（active ingredients）和使用所需的诊断试剂（diagnostics kits）。"2005 年的《修改 TRIPS 协定议定书》的附件第 31 条第 2 款中也依上述《总理事会决议》，未对适用的药品和专利类别有所修改。

在我国有关公共健康危机时药品专利强制许可的规定中，以 2006 年 1 月 1 日实施的《涉及公共健康问题的专利实施强制许可办法》（以下简称《健康办法》）为例，其第 2 条规定："所称药品是指在医药领域用于'治疗'办法所规定传染病的任何专利产品或者通过专利方法制造的产品，包括制造前述产品所需的有效成分和使用前述产品所需的诊断试剂。"即与《总理事会决议》的内容一致。参考其他国家，如欧盟、印度也都是指具有专利的产品和其有效成分，或是具有专利的产品或有效分的制造方法，或使用产品所需的诊断试剂。

另据我国 2008 年《专利法》有关强制许可的规定，不论是基于未实施专利和垄断行为（第 48 条）、国家紧急状态或非常情况和公共利益目的（第 49 条）或依赖性专利（第 51 条）的各种类型强制许可，皆限为发明专利或者实用新型专利的强制许可。《专利法》第 50 条对为公共健康目的取得专利权的药品，制造并出口的强制许可，则虽未指明专利的类型，但在适用上仍应指发明和实用新型专利。

参考表 3.3，以我国的立法为例，分别就专利类别和药品类别，分析因应公共健康问题的药品专利强制许可的类型如下。

表 3.3　专利强制许可与药品和专利类别分析

专利类别 / 药品类别	产品专利	方法专利	实用新型专利	适用药品可能情况
治疗传染病的专利药品	制剂的产品发明专利	—	—	对特定制剂有需求时（如热带地区热稳定剂型）
通过专利方法制造治疗传染病的药品	—	制造药品的方法发明专利	—	在逆向工程方法无法制造药品时
制造治疗传染病的药品所需的有效成分	有效成分的产品发明专利	制造有效成分的方法发明专利	—	1. 单方主要有效成分　2. 复方有效成分（如艾滋病三合一固定剂量复方剂型，抗疟疾复方剂型）
使用治疗传染病的药品所需的诊断试剂	产品发明专利	—	实用新型专利*	于疫情防治须以筛检用途的诊断试剂产品配合药品治疗，而欠缺产品可供使用时

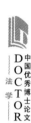

＊如抗"非典"时期的新设计消毒用具，即符合发明定义，也符合实用新型的定义，甚至可以同时或先后申请。一般实用新型专利授权快，但保护期短（我国为 10 年），而发明专利法律状态稳定且保护期长，故可等后者授权后，再放弃前者。

二、仿单著作权

药品仿单即是药厂提供给医疗人员或消费者的用药说明，其内容须先经过卫生主管机关的审核。仿单所记载的事项可以说是研发过程中有关安全性、有效性的试验综合结果。各国为了简化仿制药的上市许可，对仿制药的剂型、剂量、适应症与原厂药相同者，仿制药的仿单内容多依据原开发厂所提供的仿单而制作。

以美国 Hatch – Waxman 法案为例，是在简化新药申请程序（ANDA）的规定里，要求仿制药所标示出的标示说明全部都要和原厂一样，称作"相同标示要件"（The Same Labeling Requirement）。而美国也发生"Smith Kline Beecham Consumer Healthcare，L. P. v. Watson Pharmaceuticals, Inc.（2000, 211 F. 3d 21）案例"，判决认为原厂药的消费者使用手册及录音带均受著作权法的保护，美国联邦食品药品管理局要求仿制药的消费者使用手册及录音带应与原开发药厂所提供者一致，也是于法有据。惟按食品药品化妆品法的立法意旨对于法益的衡量系以标示内容是否错误或不实为重，而非标示内容是否侵害作品的著作权。且药品标示说明的制作，不仅为满足消费者的需求，也为了取得卫生主管机关的上市许可。对于两个法的冲突，法官依 Hatch-Waxman 法案的规定，认为食品药品化妆品法应优先适用。

我国台湾地区也曾发生类似争议，原开发药厂向法院提起诉讼，认为仿制药厂商的仿单内容侵犯其著作权。问题的原因发生在我国台湾地区仿制药上市的审查规定，于其"药品查验登记审查准则"中要求仿制药仿单应依第一家核准仿单核定或依原厂仿单据实翻译。因该"准则"仅为行政命令，而不是法律规定，与著作权法的位阶不同，所以发生了依卫生主管机关规定的仿制药

仿单内容是否侵犯原开发药厂著作权的争议。❶

应注意的是，经专利法强制许可机制所制造的药品，仍应对消费者说明有关药品使用的信息，而其说明的内容是否可以完全引用原开发药厂所提供的，有其争议。此部分在卫生主管机关办理查验登记时，应视强制许可的性质，给予适当的裁量，以免有违药品强制许可颁发的目的。

三、商标权

一般情形下，仿制药厂不会采用厂牌药的商标，以免被诉。但于药品专利强制许可作业时，仍注意厂牌药厂有时会认为药品剂型的形状和色彩属于商标的范围。这是属于商标权保护的争议问题，因为色彩可以是商标的一部分，但是色彩有其特定功能，不能认属商标而应是一种式样和使用的方法。因为在处方、给药、治疗的过程中，不论医师、药师和病患皆常依赖药品的形状和色彩来分辨不同的药品，所以在发展中国家如果遇到药品的形状或色彩有可能侵犯商标权时，应声明药品的形状或色彩系药品功能的必要部分，而非属商标权的保护范围。另依《TRIPS 协定》第 17 条的规定，也容许商标权的有限制地合理使用，而由卫生主管机关所购买和发放给人民的仿制药的色彩，应属为了公共利益的合理使用。❷

---

❶　台北地方法院 93 年度智字第 81 号民事判决。

❷　Yolanda Tayler. Battling HIV/AIDS, A Decision Maker's Guide to the Procurement of Medicines and Related Supplies ［R］. USA：The World Bank，2004：128 - 129.

第二节 药事行政保护与排他权

一、药事行政保护

因药物使用于人体，其由开发乃至上市流程，卫生主管机关管制最为严格。其耗时与成本，是在所有商品中最大的。[●] 卫生主管机关的药品审查作业，以保护消费者为宗旨，所以审查人员需要充足的信息和足够的时间，作出下列决定。

（1）药品是否就其所拟用途具有安全性和有效性，且其效益超过风险。

（2）药品所拟的标示（labeling）和仿单（package insert）是否适宜。

（3）药品的制造方法和品质管理是否适宜，并能保持药品的特性、效力、品质和纯度。

（4）厂商对于新药申请所提供的文件，应能将药品充分说明，含临床试验结果、药品所有成分、动物试验资讯、药品如何在人体内作用，以及其制造和包装过程。

对以发展新药为主的大型药厂而言，是否有成功新药推陈出新，为其生存命脉。一项数据显示，美国制药业平均每年就其营业收入的 20% 投入研发（产业整体平均值少于 5%），如有成功

[●] 有关新药上市审查之各国法规与流程，陈易宏，陈恒德，等. 生技制药审查法规与投资人 ［J］. 台北：生技产业，2004，1（15）：17－25.

新药推出，如何保护其市场利益，是发展新药为主之业者所力争的。一项研究报告指出，制药产业的研发创新对专利保护的依赖程度，是所有产业中最为相关的。❶

对仿制药厂而言，在专利期过后，及早加入竞争是一个生存关键。一项美国FDA 2005年所公布的信息中，将市场原开发药厂1999~2004年专利过期后仿制药加入竞争所产生之价格效果予以统计。❷ 信息内容显示，平均而言，在第一家仿制药进入市场时其定价仅略低于原开发药厂，然而当有第二家仿制药也加入竞争时，仿制药价将降至原开发厂药价的1/2。在仿制药竞争者渐增时，药价会持续下降，只是较为缓和，最后可能仅为原开发厂药价的20%以下。所以第一家仿制药因仍能享受高额药价，如何在药品专利过期后即行抢先上市，是仿制药产业生存的必争之处。所以如美国1984年Hatch-Waxman法，即是卫生法令对仿制药简化新药审查（ANDA），专利法准许专利过期前仿制药先进行试验的免侵权责任的配套措施。而原开发药厂于其中也要求仿制药厂在专利过期送审时有义务通知相关原开发药厂，其又有赖原开发药厂向卫生主管机关申报相关专利的连结制度。药品知识产权政策和卫生政策即在保障原研发者利益和消费者权利之间求其平衡，对原开发药厂和仿制药厂的知识产权和卫生立法规范因此成为复杂而环环相扣的制度。

---

❶ E. Mansfield, Patents and Innovation: An Emprirical Study, Management Science, February 1986.

❷ FDA. Generic Competition and Drug Prices [EB/OL]. USA: FDA, 2005 [2008 - 10 - 08]. http://www.fda.gov/CDER/ogd/generic competition.htm.

由上述分析可知，新药的上市审查时间长，对知识产权保护的要求也是必争的。对专利法不能给予药品专利保护的国家，发达国家便寻求另外的途径，由卫生主管机关的上市审查机制把关，在核准药品的第一家厂商上市后的一定期间内不再受理第二家厂商的申请。这也是构成另一种市场排他权，因药品未经卫生主管机关核准不能上市（含进口、制造和贩卖），否则将有违反药事法规的问题。

由卫生主管机关的行政保护措施替代性地解决专利法的不足，在我国也有案例。❶ 我国专利法在 1993 年以前对药品不给予产品专利保护，我国政府与美国政府在 1992 年 1 月 17 日在华盛顿签署的双边条约，我国同意采取行政措施保护美国要求的药品、农业化学物质产品的发明，有关行政保护期为自获得该产品的行政保护证书之日起 7 年零 6 个月。其后对含美国在内的 19 个和我国签有协议的国家，特别于 1993 年 1 月 1 日起以《药品行政保护条例》，❷ 由药品监督管理局主管，以行政手段对某些药品予以保护，也可视为保护药品知识产权的一种特殊方式。也就是说，根据 1992 年修改后的《专利法》自 1993 年 1 月 1 日起，我国才给药品予以专利保护，而对于在此之前的外国药品专利，是

---

❶ 张清奎. 医药及生物技术领域知识产权战略实务 [M]. 北京：知识产权出版社，2008：180 – 189；医药知识产权保护网. 涉外药品行政保护介绍 [EB/OL]. (2006 – 02 – 18) [2009 – 08 – 09] http：//www. yyknowhow. com/html/2006/0218/929. html.

❷ 《药品行政保护条例》第 5 条规定："申请行政保护的药品应当具备下列条件：（一）1993 年 1 月 1 日前依照中国专利法的规定其独占权不受保护的；（二）1986 年 1 月 1 日到 1993 年 1 月 1 日期间，获得禁止他人在申请人所在国制造、使用或者销售的独占权的；（三）提出行政保护申请日前尚未在中国销售的。"

可以不予核准的，但根据国际间知识产权双边协议规定，我国采取行政手段给予其一定程度的保护，使其享有一定的市场独占权。《药品行政保护条例》第 18 条规定，对获得行政保护的药品，未经药品独占权人许可，国家各级药品行政部门不得批准他人制造或者销售。但因 1992 年《专利法》修改后已准予药品的产品专利，这种过渡形式的行政保护，也已于 1993 年前取得国外药品专利者的相继到期而退出。

药品如在我国不受专利保护但有行政保护的适用时，专利法的强制许可机制即不能适用，此时应交由卫生主管机关依其职权决定是否予以保护。在需要复方制剂时，可能涉及多数药品专利，对于我国的专利权人，应由专利强制许可机制来解决，但如仅仅受行政保护的，应协同卫生主管机关共同解决。

二、孤儿药排他权

有些疾病的病患占人口的极少数，这类病患所需的药品，在美国是经由国家罕见疾病组织（National Organization for Rare Disorders）的推动，美国于 1983 年完成孤儿药法（Orphan Drug Act, ODA）的立法。该法主旨为奖励药厂研发用于美国人数少于 20 万人的罕见疾病患者所需的治疗用药。美国于 1983 年至 2004 年间，已由 FDA 的孤儿产品发展处（Office of Orphan Products Development, OOPD）指定 1 100 余种罕见疾病用药，并已有 200 余种药品获准上市。孤儿药法对治疗罕见疾病用药可给予 7 年市场独占期间，而同期间其他相同治疗用途药 FDA 不予核准。

以《美国孤儿药法》（*Orphan Drug Act* of 1983）❶对治疗罕见疾病用药为例，其可由 FDA 给予经核准孤儿药的 7 年市场独占期间。❷其他相同治疗用途药物在同期间，FDA 不给予营销核可。该法最早版本即明文规定仅适用于未能取得美国专利的药物，故其立法目的即在补充专利法的不足，实可易见。其后经立法修正，对取得专利与否，已不影响孤儿药申请。然其理由仍为徒有专利保护期间，仍有其不足者。此因仍有专利药物在经卫生主管机关核准时，其所受专利保护的上市营销期间已少于 7 年。

经申请可以符合孤儿药市场独占性之要件，须所治疗疾病在美国人口数少于 20 万人，或其在美国难有合理预期可以回收其开发与营销成本者。在申请时并无专利法之显著性要件，然如有其他厂商以相同适应症的相同药物（the same product for the same indication）申请市场独占权时，FDA 即须以类似专利法的显著性要件审理是否不允许其他竞争者进入。

我国台湾地区也在 1990 年通过"罕见疾病防治及药物法"，现今以疾病发病率万分之一以下作为台湾地区罕见疾病认定的标准，并以"罕见性""遗传性"以及"诊疗困难性"三项指标综合认定。截至 2009 年 3 月，已公告罕见疾病的种类共有 151 项类

---

❶ Orphan Drug Act of 1983，Pub. L. No. 97 - 414，96 Stat. 2049（codified as amended in scattered sections of 21 U. S. C. and 42 U. S. C.）.

❷ 我国台湾地区"罕见疾病防治及药物法"（2005 年 1 月修正）第 17 条规定，罕见疾病药物经查验登记发给药物许可证者，其许可证有效期间为 10 年。有效期间内，主管机关对于同类药物查验登记之申请，应不予受理。前项罕见疾病药物于 10 年期满后仍须制造或输入者，应事先申请主管机关核准展延，每次展延不得超过 5 年。展延期间，同类药物可以申请主管机关查验登记。

别，总计 171 种。而所称罕见疾病药物，系指依该法提出申请，经主管机关公告，其主要适应症用于预防、诊断、治疗罕见疾病者。该法对罕见疾病药物的开发者，如经登记发给药物许可证，其许可证有效期间为 10 年。在有效期间内，主管机关对于同类药物查验登记的申请，则不予受理。

就药物经济学的角度来看，政府采取干预措施以奖励罕见疾病用药的发展，是自由经济中市场失灵的例子。然坚持自由经济的人士则认为没有政府的任何干预（含安全性和有效性标准的要求），药品的研发费用就不至于过于高昂，也不会有上市的障碍。另一方面，以美国 Amgen 公司的血红素增生素（Erythropoietin，EPO）为例，该药虽属罕见疾病用药，但在 2003 年的销售额可达 24 亿美金。

如上所述，孤儿药也有类似专利法保护创新的意旨，所以孤儿药法对无法取得专利的药品有奖励功能。如前所述美国的规定，对取得专利与否，已不影响孤儿药申请。有可能药品的专利期间内或过后，仍另有孤儿药排他权的保障。而如有必要采取专利强制许可时，除药品是否有专利外，也应考虑该药品是否受孤儿药排他权的保护和其保护的期间。我国台湾地区对罕见疾病药品的排他权可达 10 年，所以可能于启动相关药品的专利强制许可时面临相同的问题。我国内地则因尚未有孤儿药的立法，在启动相关药品专利强制许可时，暂无需考量此项问题。

三、儿童用药排他权

目前全球只有美国对儿童用药的发展给予排他权，欧盟也正

在起草立法。❶ 美国依据 1997 年 FDA 现代化法案（*FDA Moderni-
sation Act*），对专利药品另作儿童试验，其成分的所有适应症于专
利期间过后可享 6 个月的排他权保障。所以药品虽于成人用途的
专利已到期，然只要进行试验以开发其是否可用于儿童，即可另
享原有专利期间外的排他权，且不必确认是否于儿童有其效益。❷

　　有研究估计儿科用药排他权的影响，儿童临床试验的数目因
其诱因增加了 3 倍。但应注意的是，排他权适用于所有的药品用
途，而原有成人用途得以获得专利期外的排他权，可能才是药厂
愿意进行儿童试验的诱因。

四、试验资料专属权

　　新药为申请上市所需进行的各项试验资料，虽并无专利法的
新颖性，但因其需投入巨大资金和长久时程，该资料本身也是资
产。如仿制药厂在专利过期后，即准予引用相关数据，可免除重
复试验的耗费。所以发达国家多有赋予原开发药厂所谓"资料专
属权"以保护其新药临床前试验与临床试验的资料。在资料专属
权的有效期间内，其他研发同类药物的后续申请者，必须自行设
计、进行所有必要的试验，并就结果进行分析和判断，不得引用

❶　OHE Consulting, Final Report for the WHO Commission on Intellectual
Property Rights, Innovation and Public Health, A Review of IP and Non-IP Incen-
tives for R&D for Diseases of Poverty. What Type of Innovation is Required and
How Can We Incentivise the Private Sector to Deliver It? [R]. UK London:
OHE, 2005.

❷　有关儿童用药的特殊问题：Barbara A. Noah. Just a Spoonful of Sugar:
Drug Safety for Pediatric Populations [J]. Journal of Law and Medical Ethics,
2009, 37: 280 - 291.

原开发药厂未经公开的试验资料。其意旨即在保护原开发药厂的利益和延后仿制药的上市。

1995 年《TRIPS 协定》第 39.3 条规定："当药品或农业化学品是利用新的化学实体且成员要求需经许可才可上市时，于申请时所提交的未公开的试验资料或其他资料若是经由相当大的努力而产生者，成员必须保护这些资料使其免于被不公平地用于商业用途。此外，除有保护公众的必要或有措施可以确保其免于被不公平地用于商业用途者，成员应避免上述资料的公开。"如上所述，资料专属权有在专利权外再延长市场独占权的作用，但由于上述《TRIPS 协定》第 39.3 条仅是原则性规定，各成员仍须经国内立法才能够落实。

美国早于其 1985 年 Hatch-Waxman 法案中规定："对药品属新化学实体并已根据法规提出申请时，他人如再申请含有上述化学实体成分的药品者，若无法取得原开发药厂的许可以利用其资料，或不能自行产生所需的申请资料，食品药品管理局须等前述含新化学实体的药品已核准上市 5 年后才可接受他人的上市申请。""若已核准上市的新药被发现具有新适应症的用途者或改良为新剂型时，除非取得许可或自行产生相关试验资料，在其核准之日起 3 年内，食品药品管理局不接受同类产品的新适应症或新剂型申请案。"❶因此美国对新化学实体新药的仿制药只能在其相对应的专利药核准上市 5 年后，才可依赖原开发药厂的资料而不需检附完整的试验资料提出上市申请，除非原开发药厂愿意授权他人使用其资料或仿制药厂自行产生所需的试验资料，而当专利药被发现可作为其他疾病的治疗用途或改变剂型时，则又可再增

---

❶ 21 U. S. C. § 355（c）（3）（D）（ii）、（iii）及（iv）规定。

加 3 年资料专属权。

其他如欧盟在其 2001/83/EC 指令第 10 条中规定："若药品与先前已被核准上市的药品相似时，资料专属权的期限不得少于 6 年，若药品是属于高科技性质者，则专属权期限可延长至 10 年。"后 2004/27/EC 指令再对资料专属权规定修改为："医药品的资料专属权一律延长至 10 年，但仿制药申请人在相对应的新药核准上市 8 年后，即可申请其仿制药上市并无须检附全部试验资料，但仍须等到 10 年资料专属权到期后才可上市营销。另若于前述 8 年内，新药依据有重大意义的临床前试验资料及临床试验资料，发现有新适应症的应用者，其资料专属权可以再延长 1 年。"

在申请加入世界贸易组织的谈判中，我国承诺履行《TRIPS 协定》第 39.3 条的规定，对于药品的试验数据给予保护。这包括从临床试验中获得的数据，药品管理部门通常依据这些数据来判断药品的安全性和疗效。《TRIPS 协定》要求对这些数据给予保护，以防止"不正当的商业利用"，但是并没有明确该如何具体操作。世界贸易组织的各成员对这条规定的执行也不尽相同。我国的承诺是，对于"含有新化学物质的药品"未披露的试验数据给予 6 年的排他性保护。根据规定，药品管理部门向数据提供者授予销售许可之日起 6 年内，除了数据提供者外，未经数据提供者允许，任何人不得以该数据为基础申请产品销售许可。在此期间，其他同类销售许可申请不予批准，除非申请人提交自行取得的数据。参考表 3.4，事实上世界贸易组织成员在执行和地区协议间仍存在差异。

表 3.4　资料专属权规定比较和整理

相关名称	受保护对象	保护期限	保护范围	新适应症的保护期限
NAFTA Article 1711	NCE（新化学成分）药品	至少 5 年	不得披露和不得引用	—
《TRIPS 协定》第 39.3 条	NCE（新化学成分）药品	期限未定	不得披露，对不得援引部分未明确规定	—
美国 联邦 FDC Act of 1997- USC 355（c）(D)（ii & iii）	新化学成分（NCE）药品或复方新药	5 年	不得披露、不得引用	原开发药厂为申请新适应症而送交之新临床试验资料，给予 3 年保护期限
欧盟 2004/27/EC 指令第 10 条	新化学成分（NCE）药品或复方新药	8 + 2 年 期限计算：8 年 2 年	不得披露、不得引用 不得披露	1 年
《中华人民共和国药品管理法实施条例》（国务院令第 360 号）第 35 条	新化学成分（NCE）药品	6 年	不得引用	—
我国台湾地区"药事法"第 40 条之 1、第 40 条之 2	新化学成分（NCE）药品	5 年，但新成分新药在外国取得上市许可后三年内，必须向中央卫生主管机关申请查验登记，始得准用	前三年不得披露、不得引用，后两年不得披露	—

　　我国 2002 年 9 月实施的《中华人民共和国药品管理法实施条例》（以下简称《药品管理法实施条例》）第 35 条规定："国家对获得生产或者营销含有新型化学成分药品许可的生产者或者销售者提交的自行取得且未披露的试验数据和其他数据实施保

护，任何人不得对该未披露的试验数据和其他数据进行不正当的商业利用。自药品生产者或者营销者获得生产、销售新型化学成分药品的许可证明文件之日起 6 年内，对其他申请人未经已获得许可的申请人同意，使用前款数据申请生产、销售新型化学成分药品许可的，药品监督管理部门不予许可；但是，其他申请人提交自行取得数据的除外。除下列情形外，药品监督管理部门不得披露本条第一款规定的数据：（一）公共利益需要；（二）已采取措施确保该类数据不会被不正当地进行商业利用。"2007 年 7 月发布的《药品注册管理办法》对资料专属权予以明文化，依其第 20 条规定："按照《中华人民共和国药品管理法实施条例》第 35 条的规定，对获得生产或者销售含有新型化学成分药品许可的生产者或者营销者提交的自行取得且未披露的试验资料和其他资料，国家食品药品监督管理局自批准该许可之日起 6 年内，对未经已获得许可的申请人同意，使用其未披露资料的申请不予批准；但是申请人提交自行取得资料的除外。"

资料专属权的保护期间自卫生主管机关核准上市时起算，且时间较长（我国内地为 6 年，我国台湾地区为 5 年，欧盟则长达 10 年），故为原开发药厂在专利期过后阻止仿制药上市的有效屏障。而因事实上《TRIPS 协定》第 39.3 条仅属原则性规定，成员仍需依其国情而立法，世界仿制药大国印度，迄今仍争议是否立法保护，❶ 所以有人称资料专属权保护为超《TRIPS 协定》

---

❶ Pharmabiz- Indian concern about proposed India-EU FTA clause on data exclusivity spreads to Europe（Terri - Louise Beswick）［EB/OL］，（2010 – 02 – 15）［2010 – 02 – 18］. http：//www. pharmabiz. com/article/detnews. asp? articleid = 3D54096 § ionid = 3D.

条款。

我国因已有《药品管理法实施条例》的资料专属权的规定，应注意在专利强制许可时，对被授权人虽依专利法部分已获得实施专利的许可，但在卫生主管机关的核准上市作业，仍有可能因相对应药品的资料专属权保护，不得立即上市，因而可能延迟或阻碍专利强制许可的执行。所以未来在强制许可作业时，卫生主管机关配合是必要事项。根本之计，未来仍应参考如加拿大和欧盟❶对于资料专属保护权的特别规定进行修法，在其 Bill-C9 中，对强制许可出口药品时，依其修改后的食品药物法的规定，可排除资料专属权的适用。❷

---

❶ 2006 年 EC 第 816/2006 号第 18 条第 2 款规定："如果对上述任何程序的要求涉及的产品是根据共同体指令 2001/83/EC 第 6 条规定已被批准投放市场的药品的仿制品，共同体条例第 726/2004 号第 14 条第 11 款和共同体指令 2001/83/EC 第 10 条第 1 款和第 10 条第 5 款规定的保护期限不适用。"其即指仿制药申请的试验资料专属规定的豁免。

❷ 我国台湾地区"药事法"规定，成分新药许可证自核发之日起 5 年内，其他仿制药商非经许可证所有人同意，不得引据其申请资料申请查验登记。虽 2003 年"总理事会决议"并无规定，但为恐申请人如已取得专利的强制许可，却受限于"资料专属保护权"的规定而无法取得卫生主管机关的上市核可时，也无法制造，故 2009 年修改草案参考加拿大与欧盟草案对于资料专属权的规定，依专利法机制强制授权制造出口之药品，不受"药事法"资料专属权保护的限制。

第三节　体系相关性和强制许可的整合作业
——固定剂量复方制剂的示例

现阶段许多公共健康的问题涉及了固定剂量复方制剂（fixed-dose combinations，FDCs），在控制当今世界最具威胁的艾滋病、肺结核和疟疾传染病时，固定剂量复方制剂常是最佳的选择。这是因为：（1）资源有限的情况下，使用一个固定剂量复方制剂可能比同时使用几种药品的费用少，并且简化了药品的运输和包装的流程；（2）固定剂量复方剂型的优点就是提高病人的接受性并可减少致病原抗药性。所以世界卫生组织不仅倡导固定剂量复方制剂使用，对其制造也有许多详尽的规范。❶

本书第一章所提亨利·瓦克斯曼参议员致总统的公开信，即指出固定剂量复方药品的可及性是个复杂而严重的问题。瓦克斯曼参议员特别强调固定剂量复方制剂是将对抗艾滋病的重要性。然而其中最值得推荐的固定剂量复方是由印度的仿制药厂将三种药品（nivirapine，stavudine 和 lamivudine）置于一个药锭内，然而其中的个别成分的专利都为现今主要药厂所掌控。瓦克斯曼参议员指出，发展中国家不能利用这样剂型的主要障碍，除了美国的行政官方以高于美国 FDA 标准来要求对复合剂型的审核外，最主要的是其中所涉主要成分的专利权人为不同

---

❶　世界卫生组织网页，http：//apps. who. int/prequal/Chinese/FDCs/FDCguideline. pdf "固定剂量复方制剂注册指导原则"。

的药厂。其他世界卫生组织所建议的抗艾滋病药的固定剂量复合性配方，例如将 tenofovir、lamivudine 和 nevirapine 或 efavirenz 二者择一的三合一配方时，因个别药品成分属于不同的专利权人，仿制药厂要和不同的对象协商取得同意才能制造时，也是困难重重。

使用固定剂量复方制剂以解决公共健康问题不仅是趋势，而且所涉问题最为复杂，在启动专利强制许可时，应注意的事项有以下几点。

（1）专利权：是否其中个别有效成分在药品需求国（和出口国）受专利保护（产品或方法发明专利），而其制剂成品（如热稳定制剂）是否受相关专利保护（产品或方法发明专利）。对诊断试剂也应注意是否受产品发明专利或实用新型专利保护。

（2）著作权：对产品的仿单说明，应注意兼顾消费者的安全和避免原开发药厂的争议。

（3）商标权：成品制剂的设计和包装，如无必要，应避免原开发药厂对有关商品标示的争议。

（4）资料专属权：对相关有效成分如已有立法保护原开发药厂的试验资料，而有不得引用相关资讯的情形时，专利主管机关与卫生主管机关应配合，促成仿制药品的核准和供应。如能够以立法规定专利强制许可机制中不受资料专属权的限制，则更为完善。

（5）药事行政保护：应注意如有药品的成分或制剂，虽未取得专利保护，但因国际协定而受有药事行政保护时，申请人应取得卫生主管机关的核可。其他如属特定族群用药者，也要注意于如罕见疾病用药或儿童用药于需求国（和出口国）是否受保护。

因此，在专利强制许可的执行中，不仅有专利的问题，其他相关知识产权都应有所了解。由固定剂量复方制剂的例子，我们也可知未来于启动专利强制许可机制时，要解决相关知识产权保护的问题，仍可能需专利主管机关和卫生主管机关的整体配合执行。

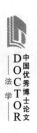

第四章

现今药品专利强制许可的国际实践

消费者使用药品的目的在于治疗、诊断、减轻或预防疾病，消费者对于药品最关切的两个层面是：第一，使用药品的安全性和有效性；第二，所需要的药品是否可以取得和负担。就此观点分析，20 世纪发生了两次重大影响药品消费者权益的事件，一个是 20 世纪 60 年代的全球莎儿事故，因药品的不良反应由欧洲大陆而起袭卷全球，造成数以万计的畸形儿悲剧，也让全球的药品管理从此走向严格把关的制度；另一个就是 1995 年《TRIPS 协定》的制定，由先进国家主导以贸易利益为依归的要求全球一致性的知识产权保护，这虽然不是造成身体伤害的药品不良反应，但如果在全球亟需药品的消费者无法取得药品时，其所影响的程度恐要远远超出药品的不良反应。

2006 年世界卫生组织在"知识产权、创新和公共健康委员会"《公共健康——创新和知识产权》报告"中疾呼："我们的任务很明确，我们调查研究的重点应该是开发治疗这些疾病的新诊断试剂、疫苗和药品。但我们的结论是，在发展中国家或最不发达国家的穷人无法获得产品的情况下创新是毫无意义的。价格是决定能否获得药品的重要因素，我们所关注的主要问题，不只是被忽视的疾病，而是被忽视的人民。"● 该报告也指出："根据《TRIPS 协定》，各国应在立法中规定使用强制许可的权力，这种权力有利于促进与发展中国家特定的卫生问题。"药品专利强制许可是专利制度下灵活性运用，在知识产权进入国际保护的时代，我们也有必要以国际的观点来了解、分析如何利用这个取得

● 世界卫生组织. 公共卫生——创新和知识产权，知识产权、创新和公共卫生委员会报告［R］. Geneva：世界卫生组织，2006［2009 - 11 - 10］. http：//whqlibdoc. who. int/publications/2006/a88438_ chi. pdf.

基本药品的机制。

为了解药品强制许可和药品可及性的相关性，可参考本书附表：全球药业大事记，表中列出近百年来药业全球的大事纪要，表格内容分别就知识产权和药品管理两条渠道来说明发展的过程，我们发现其中几个重要的环节都和美国有关。这也阐明要了解药品知识产权和药品管理，美国的立法和经验是需要了解的要项，包括下几个方面。

第一，药价关系民生，全球南北国家皆同。在美国有识之士中，对其关注和投入最具代表性的就是埃斯蒂斯·凯夫尔（Estes Kefauver）参议员。在1957至1962年间，美国参议院由凯夫尔参议员召开反托拉斯和垄断次级委员会，对处方药市场进行调查，并建议应立法削减制药业的垄断力量，该委员会后来作出了结论，认为药品的专利才是导致美国和欧洲的价格差别的主要原因。当时莎儿事故在全球肆虐，美国于其时幸未核准该药上市，凯夫尔和哈里斯（Harris）二位参议员也顺应了药品审查应该从严的国际趋势，提案立法要求药品上市前进行严格的临床试验，不仅要证明药品的安全性，也要证明有效性。凯夫尔反托拉斯和垄断次级委员会的调查重点在于药品的垄断和药价的不合理，其后的立法却强调药品管理的安全性和有效性，而从此新药开发的临床试验的时间和金钱成本，也成为药业的重大负担。为了解药价和药事管理、知识产权与竞争法的纠结，凯夫尔参议员的调查和提案内容值得参考。❶

---

❶ Daniel Scroop. A Faded Passion? Estes Kefauver and the Senate Subcommittee on Antitrust and Monopoly ［EB/OL］. USA： ［S. l.］, 2007 ［2009 - 07 - 30］. http：//www. thebhc. org/publications/BEHonline/2007/scroop. pdf.

第二，20世纪60年代莎儿事故后的美国，在药事立法一直领先世界各国，而产业的实力也让药品成为美国在世界贸易谈判的主题，药品知识产权的保护就是其产业利润的保障。1984年美国国会通过1974年贸易法的301款修正案，授权美国贸易署（United States Trade Representative）对不能保护知识产权的国家采取行动，借着单边报复以保护知识产权，这成为美国推动为其利益的多边谈判议程的强力武器。20世纪90年代以后，美国药业处心积虑地运作《TRIPS协定》的立法，在整个《TRIPS协定》的制定过程中，美国的主要药业集团就是决定性的主角。❶《TRIPS协定》要求药品知识产权之全球的统一性标准，这种新形式的无形武器对落后国家的影响，不仅是使经济发展受到了限制，更重要的是在人民健康的维护上，药品的可及性出现了严重的障碍。

第三，美国的药业科技在世界领先，又是世界经济强权国家，然而其本国内也有药价过高的问题，因仿制药产业和原开发药厂之间的竞争，在1984年哈奇·瓦克斯曼法（Hatch-Waxman Act）中双方有了各取所需的解决方案。但美国原开发药厂也在其中认识到了由国内市场转战国际市场的必要性，所以原开发药厂在1984年立法中所取得的经验，也成为其日后在《TRIPS协定》制定和国际贸易谈判中的借鉴。今日美国在双边贸易谈判中，时常利用的超《TRIPS协定》规范如：专利期延长、专利连结、试验资料保护等制度，其实就是1984年哈奇·瓦克斯曼法中原开发药厂所要求的配套措施。

---

❶ 熊琦，王太平．知识产权国际保护立法中私人集团的作用［J］．法学，2008（3）．

另一方面，国际知识产权在 1995 年《TRIPS 协定》通过后，发展中国家才渐渐达成共识，认识到药品知识产权的一致性保护对贫困国家和人民的严重影响。在发展中国家成员、非政府组织和专家学者的共同努力下，2001 年的《多哈宣言》、2003 年的《总理事会决议》和 2005 年《修改 TRIPS 协定议定书》皆是突破《TRIPS 协定》所造成困境的里程碑。而世界卫生组织在药品可及性的议题上，也渐能跟上世界贸易组织的脚步，1996 年世界卫生大会通过药品策略修正案，强化世界卫生组织对于知识产权的任务，要求世界卫生组织应就世界贸易组织对国家药品政策和基本药品的影响进行报告。2006 年世界卫生组织"知识产权、创新和公共健康委员会"（Commission on Intellectual Property Rights, Innovation and Public Health）公布报告，指示世界卫生大会设立公共健康、创新和知识产权政府间工作小组（Intergovernmental Working Group on Public Health, Innovation and Intellectual Property, IGWG），开始有了全球性卫生知识产权的专责单位，而在国际机构有关药品知识产权制度的讨论上，不再仅是贸易层面的事，医药卫生的专业意见也有了参与的机会。

所以本章对药品专利强制许可制度的分析，拟先就现代药品知识产权最有影响力的美国，说明经济和科技强权如何掌握知识产权作为获取贸易利益的工具，再进入国际法领域由《巴黎公约》开始至《TRIPS 协定》制定后的各种发展，了解全球南北国家如何在药品创新和可及性的议题上由冲突而渐趋协调的过程。对发展中国家如何利用药品专利强制许可制度来取得必要性的药品，也期望能有较多不同角度的认识和更完善药品专利强制许可制度的方案。

第一节　美国对现今药品管理和
知识产权制度的影响

一、Kefauver-Harris 法案对药品管理的影响

专利和药品可及性的相关性是个长久以来的争议。1957 年至 1962 年由美国凯夫尔参议员所主持的参议院反托拉斯与垄断次级委员会是个很好的借鉴。当年该会对钢铁、汽车、面包烘焙和处方药等产业的调查结果，现在看来仍具有警惕世人的现代意义。●

该次级委员会调查了当时广泛使用的各种药品的价格，发现含镇静剂、糖尿病用药、关节炎用药和抗生素等类别药品，在美国国内和国外价格有相当的差距。举例来说，瑞士 CIBA 药厂生产的高血压用药在欧洲的价格是 1 美元，但是该药厂在美国子公司则以 4.5 美元贩售。Penicilline V 在英国的售价为 6.5 美元，但是在美国的售价则是 18 美元。另如 Hoechst 药厂的糖尿病用药

● Daniel Scroop. A Faded Passion? Estes Kefauver and the Senate Subcommittee on Antitrust and Monopoly [J/OL]. 2007 [2009 – 07 – 30]. http://www.thebhc.org/publications/BEHonline/2007/scroop.pdf.；Kefauver, E. 1965 In a few hands. Monopoly power in America [M]. London：Penguin Books, USA, Harmondsworth, middlesex：Penguin in book, 1966. Ellen F. M. 't Hoen. The Global Politics Of Pharmaceutical Monopoly Power, Drug patents, access, innovation and the application of the WTO Doha Declaration on TRIPS and Public Health [M]. Netherlands：AMB, 2009：15.

Orinase 在德国的售价是 1.85 美元，在美国经授权给 Upjohn 药厂制造贩卖的价格却是高达 4.17 美元。

当时药厂对药价高昂的解释是为了研究发展。而对品牌药的大量推销活动，药厂认为这是提供给医师的信息，也有必要告知大家知道仿制药的品质较差。这些当年的证词和今天我们所听到的说法是相近的，但是在 20 世纪 60 年代却不被凯夫尔参议员所接受。该委员会找出了许多由欧洲发展的药品，但是价格在欧洲却远低于美国的例子，证明研究发展不是价格高昂的好借口。

事实上，该委员会作出了结论，认为药品的专利才是导致美国和欧洲的价格差别的主要原因。欧洲的国家重视药品对卫生医疗的必要性，而不倾向给予专利的垄断权。即使在德国和瑞士等药品高研究水平国家，当时也是没有产品专利的。这是鼓励厂商去研究其他更有效的合成方法，避开已有的方法专利，加入市场竞争，也产生药价下降的结果。❶

美国的个人只能由自己承担高昂的药价。但是美国在从事公共用途的政府采购时，却在国际市场上选择最低廉的药品，这时又不考虑到该等药品在美国本土的专利了。政府采购也是强制许可的一种形式，其目的在于为公共用途，让政府机构或其被许可单位可不经专利权人同意，直接实施专利。所以在 1960 年的 Kefauver-Cellar 修正案中，我们可以看到委员会对药品专利的意

---

❶ Kefauver, E. In a few hands. Monopoly power in America [M]. London: Penguin Books, Harmondsworth, middlesex: Penguin in book, 1965; Ellen F. M. 't Hoen, The Global Politics Of Pharmaceutical Monopoly Power, Drug patents, access, innovation and the application of the WTO Doha Declaration on TRIPS and Public Health [M]. Netherlands: AMB, 2009: 16.

见——应大幅减少 17 年的专利期间，在给予专利的第 3 年后即可进行强制许可，而其权利金的上限是营销额的 8%。凯夫尔参议员也建议对药品的复方或改良的专利，应予限制在确实有较佳疗效的产品。当时制药业对凯夫尔的态度是抗争到底。

1962 年通过的 Kefauver-Harris 法案是凯夫尔参议员的另一项重大贡献，在全球的药品管理制度上这是重大的里程碑。当时的全球性的莎儿事故，由德国药厂而起，受害的消费者遍及欧洲大陆、英国和亚洲国家，出生畸形的受害人数以万计，美国因当时 FDA 的有所疑虑迟未核准而幸运地未在其国内酿成巨祸，但也让大家生了警惕心。Kefauver-Harris 法案是世界药品管理的重大里程碑，不仅要求药品上市前应进行严格的临床试验，并要证明药品的安全性和有效性。❶

凯夫尔委员会的调查重点在于药品的垄断和药价的情形，也建议了药品专利期间应予调整和容许专利强制许可，但在当时仍因压力而未获通过，反而在药事管理的立法上有了建树。凯夫尔参议员认为他一生的重大贡献是 Kefauver-Harris 法案，强化了药品安全性和有效性的管理，但对于垄断所造成的高昂药价却没有解决，诸如强制许可的章节未能进入立法，凯夫尔参议员自己也表示意见，认为就保障公众荷包立场上，法案仍有其不足的地方。

现今各国药事管理制度皆以美国为借鉴，而对美国药事管理影响最大者就是 Kefauver-Harris 法案。有观点认为，现今药品高昂的研发成本不在于发现而在于长期和严格的试验要求，Kefau-

---

❶　有关事故的始末和全球的影响，朱怀祖．药物责任与消费者保护 [M]．台北：五南图书出版公司，1997：15 – 59.

ver-Harris 法案是个关键。❶

二、Hatch-Waxman 法案对药品知识产权的影响

美国 1984 年 Hatch-Waxman 法案又称药物价格竞争与专利期回溯法案（Drug Price Competition and Patent Term Restoration Act），由参议员 Orrin Hatch 和 Henry Waxman 共同提案。在 20 世纪 70 年代至 1984 年，虽已有上百种专利药品到期，却因为仿制药制造者向卫生主管申请上市并无简化的规定，仍需依一般新药申请手续办理，造成了仿制药进入市场的障碍。另一方面，仿制药厂为了及早申请上市，面临专利未到期时即需要进行试验，以提供卫生主管机关上市审查所需的资料，这也造成专利侵权的争议。

为了缓和药价高涨的压力，鼓励仿制药的上市加入竞争有其必要。但原开发药厂对于既得的权益也不能放弃，所以在原有专利期间到期时，要求因药品审查所耗的期间予以延长，这就是所谓的专利期回溯。而对仿制药的申请上市，也要求其向专利权人通知，如专利权人有不同意见者，可以在接获通知后 45 日内向法院提起专利侵权诉讼。FDA 此时须停止仿制药的审查，等待司法判决的结果，停止审查期间可达 30 个月。此涉及了专利连结制度的设计，即将药品上市审查和专利信息连结的机制，其中跨越了两个行政机关，即食品药品管理局（FDA）和专利商标局（PTO）的业务连结，连结点则在于原开发药厂向 FDA 申请新药

---

❶ Sam Peltzman, An Evaluation of Consumer Protection Legislation: The 1962 Drug Amendments. The Journal of Political Economy, Vol. 81, No. 5. ［J］. 美国：FDA, 1973：1051［2009 - 11 - 12］. http://www.fda.gov/oc/history/historyoffda/ section3. html.

上市时，应依 FDA 的橘皮书（orange book）申报相关专利信息，橘皮书成了仿制药申请时专利信息的平台。另原开发药厂为了扩充其药品垄断的利益，也设计了资料专属权，要求卫生主管机关在审查仿制药申请的资料时，在专利过期的一定期间内，不得引用或公开原开发药厂的试验数据。

所以 Hatch-Waxman 法的要旨为促成仿制药厂对专利即将过期药进行试验与申请上市，并同时准许具专利药厂可延长因向主管申请核准所耗期间和给予原开发药厂的试验资料保护为交换条件，可谓兼顾原开发药厂和仿制药厂利益的立法，法案内容含专利期回溯、仿制药试验免责（又称仿制药试验安全港，因立法的案例起源也称 Bolar 例外❶），专利连结和简化新药申请

---

❶　有关仿制药试验免责安全港规定的缘起，在案例法始于 Roche Prods. v. Bolar Pharms.（1983）案，因 Hoffmann-La Roche, Inc. 药厂所制造镇静药 Dalmane 取得美国专利，于到期日 1984 年 1 月 17 日前，因市场利益，有许多仿制药厂拟在相关专利到期时投入竞争。惟于 1980 年早期，取得 FDA 对相同成分仿制药之核准需耗费至少 2 年时程，此构成仿制药厂进入竞争之障碍。因此 Bolar Pharmaceuticals 仿制药厂于药品专利期间，即向外国药厂购入 5 公斤 flurazepam，进行 FDA 所规定之申请仿制药试验。Roche 知此事实，即向法院提起诉讼，要求禁止 Bolar 药厂的试验行为。本案于初审认无侵权，惟上诉审则认不同见解。因上述 Roche 案联邦巡回法院之判决论述，仿制药厂即进要求国会立法修正专利法规。国会随即于 1984 年通过《药品价格竞争与专利期间回溯法》，该法针对原开发药厂因卫生主管机关审查所耗期间的问题，订定 35 U. S. C. § 156（a），可据以延长专利期间至最多 5 年。另一方面，针对仿制药得为申请上市所提供试验资料所进行的试验，该法又增订 35 U. S. C. § 271（e）（1），又称仿制药试验免责安全港规定。参朱怀祖．"美国 Hatch-Waxman 法试验免责安全港规定——案例与趋势"，朱怀祖，梁启铭，孔繁璐．药物科技发展与智财权保护［M］．台北："中华景康药学基金会"出版，2006：58 – 71.

（Abbreviated New Drug Application）条文，内容涉及卫生和知识产权两个主管机关的运作，相当地复杂。

本法案对仿制药产业影响极大，许多世界级的美国仿制药厂，如 IVAX、IMPAX，因此而发展，对缓和美国药价的上升有相当大的贡献。但另一个值得注意的是，原开发药厂也因此起了警觉，了解学名药的加入竞争不只在于美国本土，未来更大的全球市场要及早地因应和布局。由本书附表——全球药业大事记的内容可知，美国主要药厂在通过 1984 年 Hatch-Waxman 法时，于同年也通过 1974 年《贸易法》的 301 款修正，授权美国贸易署（USTR）对不能保护知识产权的国家采取因应行动。借着贸易谈判以保护知识产权，并成为美国双边和多边谈判议程的战略主轴。

然如本书第一章所述，立法的 20 年后，2004 年的 5 月 11 日瓦克斯曼参议员致函布什总统，痛陈美国卫生行政官方忽视发展中国家的人民权益，不仅未能促成反而还延滞了提供有效的固定剂量复方抗艾滋病药给发展中国家的人民。

第二节　国际知识产权的规范

一、《巴黎公约》

强制许可第一次明文出现于 1790 年的美国，但当时只是由参议员草拟的专利法修正案，结果也未获通过。真正的立法成功是在一个世纪以后。在 1873 年的维也纳专利会议对强制许可采取支持的态度，当时强制许可被认为可以解决专利制度拥护者和自由贸易倡论者的争端。1877 年的德国即立法要求专利权人应于公共利益的需求下，授权予他人实施。至 1880 年的巴黎公约认为是否将强制许可立法明文规定，应授权给会员国自行决定。1925 年的巴黎公约海牙会议则将强制许可明文规定。❶ 当时强制许可被认为是一种对撤销专利较为温和的折中措施，只有在颁布强制许可不足以防止专利垄断的滥用行为时，才能采取撤销专利的措施。❷

专利权强制许可制度最早出现在《巴黎公约》第 5 条 A 款第 (2) 项的规定："本联盟各国都有权利采取立法措施规定授予强制许可，以防止由于行使专利所赋予的专有权而可能产生的滥用，例如，不实施。"《巴黎公约》虽然把"不实施"作为专利权人滥用专利权利的行为，但是并没有对"实施"作出合理界定，各成员国可以在国内法中规定实施的定义。《巴黎公约》对强制许可制度的规定，其目的是为了防止专利权人滥用权利而不实施。这一规定明确表明，当时国际社会已有建立强制许可制度防止专利权人滥用其权利的理念，以保证权利人利益和社会公众利益的平衡。然而，发展中国家大多主张实施的定义是制造专利产品和使用专利方法，进口专利产品而不实施。发达国家则担心发展中国家以强制许可作为一种武器来维护其自身的利益，削弱对专利权的保护，从而影响发达国家的利益，因此发达国家积极主张严格限制强制许可的条件，尤其要取消"进口"不

---

❶ 1925 年海牙大会修订后《巴黎公约》第 2 条规定，联盟的每一缔约国应有权采取必要的立法措施规定颁布强制许可的事由，以防止专利权人因行使其专利垄断权可能引起如未实专利等情形的滥用。

❷ 1925 年海牙大会修订后《巴黎公约》第 3 条的规定。

是实施的说法。

二、《TRIPS 协定》

对拥有科技优势的发达国家，如何保护其知识产权，确保其竞争利益，是 20 世纪 80 年代以来国际经贸谈判的主轴。美国自 1973 年起就意图在当时的《关税贸易总协定》中加入知识产权保护的议题，直到 1985 年的乌拉圭回合谈判，在美国主要药业的介入下，终于将知识产权和贸易的问题结合成就了《TRIPS 协定》。经过数年的谈判，在 1994 年签署最终的一揽子协定，也将知识产权问题纳入继《关税贸易总协定》而后的世界贸易组织的争端解决机制。最主要的是，《TRIPS 协定》将其他国际知识产权公约如 1967 年《巴黎公约》、1971 年《伯恩公约》《罗马公约》和《集成电路知识产权条约》纳入，而成为全面的知识产权保护网，再要求世界贸易组织的成员或其新加入的成员，要求个别成员的知识产权立法上达到可以为其所接受的水平。

《TRIPS 协定》代表了一种根本的变革，由世界贸易组织的运作，实施了知识产权的全球化最低标准。各国的药品专利制度在《TRIPS 协定》实施以前差距很大，在发达国家和发展中国家间更显得如此。长久以来，属药品和食品的必要性商品，如给予专利权保护，被认为是有违公共利益的。一份世界知识产权组织（WIPO）1988 年的报告指出，在 1986 年乌拉圭回合谈判进行时，巴黎公约的 98 位会员中有 49 位是排除药品专利保护，10 位会员排除药品的方法专利，另 22 位会员也排除化学品专利。各国对专利期间的长短和限制条件也皆有所不同。在西方国家中，如法国（1960 年前）、瑞士（1977 年前）、意大利（1978 年前）、瑞典（1978 年前）、西班牙（1992 年前）也将药品列为不得授予专

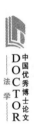

利的产品。

在乌拉圭回合谈判签订《TRIPS协定》时，也有反对在贸易的协定中加入知识产权保护的意见。以印度为首的10个国家（India, Brazil, Argentina, Cuba, Egypt, Nicaragua, Nigeria, Peru, Tanzania和Yugoslavia），提出议题应限于与时尚相关商品的仿冒和商标的侵权问题。这些国家顾虑到知识产权的加强保护，将会影响其国家的获取科技和药品及农产品的成本。另一方面，讨论知识产权的场合应该是在联合国的世界知识产权组织。但是美国的商业利益团体却计算到，在GATT的贸易组织比在WIPO的单纯知识产权组织更可以得到较为有利的知识产权谈判结果，故在GATT中积极地游说纳入知识产权议题。

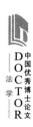

印度在1989年7月10日即拟订10个国家立场的详细报告。其要义是指发展中国家将因专利权垄断造成严重的不良后果，最受影响的有食物的生产、营养不良、卫生照顾和疾病预防。当时印度的看法是只有对专利权人的限制和反竞争行为才是贸易有关的议题，在GATT的架构内建立有关知识产权获得范围和使用的规则是不合适的。发展中国家的期望是对已取得知识产权保护的科技，能转移至其国内，而为了鼓励其国家的经济发展，应对发展中国家限制知识产权的范围。这种想法是和美国的利益大相径庭的。当时美国所最关切的是国内制造业的萧条不振，而美国把其原因归咎于日本和其他新兴工业国家模仿美国所发展的科技。

西方工业国家因知识产权的共同利益，在1986年结合成立了以国际知识产权委员会（Intellectual Property Committee, IPC）为名的国际游说团体。在该委员会有力的运作下，竟将美国模式的知识产权保护置入了GATT，成为和贸易相关的议题，且又大力地推销所谓知识产权的垄断是维护公平竞争的必要部分。● 在讨论解除贸易管制的场合，竟然还要反向地通过《TRIPS 协定》的知识产权保护规定，这是最令人觉得怪异的地方。

美国对其他国家采取与其利益相反的立场，最常用的手段不是多边协定，而是单边的报复措施。1984 年美国国会修正通过 1974 年《贸易法》的 301 款，授权美国贸易署（United States Trade Representative，USTR）对不能保护知识产权的国家采取因应行动。借着单边报复以保护知识产权，就成为美国推动为其利益的多边谈判议程的强力武器。1991 年美国将我国、印度和泰国列入采取贸易报复的 301 观察名单，1992 年又将印度的药品排除适用关税的优惠，造成印度药品出口业损失约 6 千万美元。自此以后，印度的立场也不得不软化了。

避免被美国单边报复是发展中国家愿意签订《TRIPS 协定》的理由。然而美国并没有因此满足，1994 年的特别 301 法修正案，申明即使遵行《TRIPS 协定》规定的国家，美国仍可认定其知识产权保护不足。现在新加入世界贸易组织的会员，在其入会协定中更受到要接受超《TRIPS 协定》规定的压力。举例来说，1999 年时约旦入会时，除了要接受超《TRIPS 协定》的保护规定外，还必须同意放弃实施的过渡期间。约旦和美国在 2000 年 10 月 24 日签订自由贸易协定时，被要求加入许多的超《TRIPS 协定》条款，更有甚者，这项协定成了后续美国和其他国家签约的范本。

● 熊琦，王太平. 知识产权国际保护立法中私人集团的作用 [J]. 法学，2008 (3).

（一）《TRIPS 协定》的范围、目标和原则

代表知识产权所有人的利益团体让人对《TRIPS 协定》的印象是保护商业利益为核心的。但如详细研究《TRIPS 协定》的条文，内容也不尽如此。《TRIPS 协定》也有条文是提及追求整体公共利益和发展的目的，而发展中国家在世界贸易组织的反击点，就可着力于下列《TRIPS 协定》的原则、目标和范围。现就和卫生相关的内容分析如下。

1. 前言

《TRIPS 协定》的前言部分，指明了其目的不在于保护少数专利权人的私人利益，而在于追求贸易和经济发展的更广泛目标。第一段即已指出，知识产权本身不能成为贸易的障碍。知识产权是一个达到目的的方法，而不能视为目的。其前言的第五句："认识和了解国家体系保护知识产权的公共政策目标，应含发展和科技的目标。"

2. 义务之性质及范围（第 1 条）

《TRIPS 协定》第 1.1 条指出其所设立是必要的最低标准，可解读为国家不负执行更广泛保护标准的义务。因此《TRIPS 协定》的标准，是最大多数国家同意采行的标准。该条文为："会员应将本协定立法实施。但会员不应负有较本协定所定更广泛的保护义务，如其保护不抵触本协定。会员有依其自身法律和实务，来决定实施本协定所可采行的合适方法的自由。"

《TRIPS 协定》第 1.1 条是为成员免于被要求采用高标准的保障条款，也排除了类似美国采用 301 条款单边制裁的合法性。美国如要其贸易对方采用超《TRIPS 协定》的规定时，是属于对《TRIPS 协定》不诚信的行为。也可以用另一面的说法，在个别国家出于自愿时，也可以采取较高的标准。发展中国家也可依据

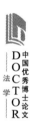

多边争端解决机制来应付单边制裁。

3. 宗旨（第7条）

《TRIPS 协定》所陈述的宗旨含社会和经济福利，因此该协定不仅限于承认并保护创新者的私权，而更在于服务广泛的公共利益。该协定第7条的内容如下："知识产权的保护和执行应对科技创新的提升和科技的移转和分散有所贡献，有助于制造者和科技使用者相互的利益，不仅在社会和经济的福利，并能在权利和义务上有所平衡。"

《TRIPS 协定》放入本条的意旨在于发展中国家担心因知识产权保护超越其本身工业发展的水平，反而不能取得西方国家的科技。第7条指明知识产权保护应是社会政策的工具，其设计在于社会和经济的福利。因此第7条和第1.1条给予了该协定得以解释和执行的空间。其后2001年的《多哈宣言》更进一步的强化了《TRIPS 协定》应是成为公共财产的概念。《多哈宣言》指出了在考量卫生和药品可及性的特定需求上，国家有其执行《TRIPS 协定》的自由。

4. 原则（第8条）

《TRIPS 协定》第8条规定："（1）会员在订定或修改其国内法律及规则时，为保护公共健康及营养，并促进对社会经济及技术发展特别重要产业的公共利益，可以采取符合本协定规定之必要措施；（2）会员承认，为防止知识产权权利人滥用其权利，或不合理限制贸易或对技术的国际移转有不利影响，而采取符合本协定规定的适当措施，可能有其必要。"

发展中国家的顾虑也是第8条的根源，该条文容许在符合该协定的规定下，国家可以采取保障有关公共健康和营养，并促进社会经济和科技发展的公共利益的重要措施。

（二）有关药品专利的规范

1. 不授予专利

《TRIPS 协定》第 27 条对"可取得专利的事项"的规定。

（1）于受本条第（2）项及第（3）项规定拘束之前提下，凡属各类技术领域内的物品（产品）或方法发明，具备新颖性、进步性（包含创造的）及实用性（能在产业上应用的）者，应给予专利保护。● 依据第 65 条第（4）项、第 70 条第（8）项及本条第（3）项，应予专利保护，且权利范围不得因发明地、技术领域、或产品是否为进口或在本地制造，而有差异。

（2）若阻止某项发明在境内的商业利用对保护公共秩序或公共道德，包括保护人类、动物或植物的生命或健康或避免对环境造成严重污染是必要的，则成员可拒绝该项发明的专利权。但仅因该发明的使用为境内法所禁止者，则不适用。

（3）会员应不予专利保护的客体包括：

①对人类或动物疾病的诊断、治疗及手术方法；

②微生物以外的植物与动物，及除"非生物"及微生物方法外的动物、植物产品的主要生物育成方法。会员应规定以专利法、单独立法或前二者组合的方式给予植物品种保护。本款在世界贸易组织协定生效 4 年后予以检讨。

2. 保护的期限

《TRIPS 协定》第 33 条要求专利的保护期限自登记之日起不得少于 20 年。

● 本条所称"进步性"及"可为产业上实施"等名词，可分别视为各会员所采用的"非显而易见"及"实用性"的同义词。

3. 方法专利举证责任

《TRIPS 协定》第 34 条规定。

（1）第 28 条第 1 款第（b）项专利权受侵害的民事诉讼中，若该专利为制法专利时，司法机关应有权要求被告举证其系以不同制法取得与专利方法所制相同的物品。各会员应规定，有下列情形之一者，非由专利人同意而制造相同的物品，在无反证时，视为系以该方法专利所制造。

①专利方法所制成的产品为新的。

②被告物品有相当的可能系以专利方法制成，且原告已尽力仍无法证明被告确实使用的方法。

（2）会员可以规定第（1）项所示之举证责任仅在符合 a 款时始由被告负担，或仅在符合 b 款时始由被告负担。

（3）在提出相反证据时，应考量被告制造及营业秘密的合法权益。

4. 授予专利权的例外

《TRIPS 协定》第 30 条"授予专利权的例外"（Exceptions to Rights Conferred）会员可以规定授予专利权的例外规定，只要在顾及第三方合法利益的前提下，该例外并未与专利的正常利用不合理的冲突，也并未不合理的损害专利所有人的合法利益。

5. 未经权利人授权的其他使用

《TRIPS 协定》第 31 条"未经权利人授权的其他使用"（Other Use Without Authorization of the Right Holder）的规定，是专利强制许可的最主要依据，其内容如下。

成员的法律允许不经专利权人的授权而为其他实施❶时，或

---

❶ 所谓其他实施，指其他非第 30 条所允许的实施。

经政府特许的第三人实施其专利的情形，应符合下列规定。

（1）此类强制许可必须基于个案的考量；

（2）强制许可申请人曾就专利授权事项以合理的商业条件与权利人极力协商，如仍无法在合理期间内取得授权者，方可准予强制许可。会员可规定国家出现紧急状态或者非常情况时，或者为了非营利性公共利益的目的，可不受前揭限制而准予强制许可。其因国家出现紧急状态或非常情况而准予强制许可时，须尽可能迅速通知专利权人。如基于非营利性公共利益目的，政府或其承揽人在未经专利检索的情况下，即可知或有理由可知有效的专利内容为或将为政府使用，或基于政府的需要而利用的，应即刻通知专利权人；

（3）强制许可的范围及期间应限于所许可的目的；有关半导体技术则以非营利公共使用，或作为经司法或行政程序确定为违反竞争措施的救济为限；

（4）强制许可的实施应无专属性；

（5）强制许可的实施权除与强制许可有关的营业一并转移外，不得让与；

（6）强制许可的实施应以供应会员国内市场需要为主；

（7）在被授权人的合法利益受到充分保护的条件下，当导致此类使用授权的情况下不复存在并可能不再发生时，有义务将其终止；于请求发动时，主管当局应有权对上述情况的继续存在进行检查；❶

---

❶　审批强制许可权力交给行政机关，特别是专利局，如日本、英国、我国内地及我国台湾地区等。另一类交给法院行使，如法国等。吴汉东．知识产权基本问题研究［M］．第2版．北京：中国人民大学出版社，2009.

（8）专利权人应享有就许可的个案经济价值考量的充分补偿；

（9）就许可的使用有关的任何决定，其法律效力应接受成员司法机关的审查或上级机关的独立审查；

（10）就使用的补偿有关的任何决定，应接受成员司法机关的审查或上级机关的独立审查；

（11）在使用系因行政或司法程序认定属违反竞争的救济时，成员得不受上述第（2）项和第（6）项的拘束。对属违反竞争措施的更正时，应考虑就个案考量的补偿金额。主管机关应有权在造成许可的情况可能再发生时，拒绝许可的终止；

（12）对于使用的许可在允许实施一项专利（第二专利）而不能在其实施时不侵犯另一专利（第一专利）的，应增加下列情况的适用：

①第二专利的发明权利要求涉及第一专利的发明权利要求有关具有相当经济重要性的重要技术进步；

②第一专利权人应有权以合理条件取得使用第二专利的发明的交叉许可；

③除与第二专利共同转让外，使用第一专利的许可不得转让。

和巴黎公约相比，《TRIPS 协定》第 31 条规定增加了公共利益强制许可、依赖性专利强制许可、集成电路布图设计强制许可。但是《TRIPS 协定》第 31 条并没有以专利技术的未实施作为批准强制许可的条件，而在第 31 条第（b）项中规定："只有在使用前，意图使用之人已经尽其努力（best efforts）向权利持有人要求依合理的商业条款及条件获得许可，但在合理期限内未获得成功，方可允许这类使用。"要注意的是，《TRIPS 协定》第

17 条规定："关于对这些发明的专利的授予和专利权的不应因发明地点、技术领域、产品是进口的还是当地生产的而有差别。"也就是说，专利权人进口专利产品和专利权人在本地制造专利产品应一视同仁，这明确排除了以未在本地制造、使用为理由而批准强制许可的可能性，也将《巴黎公约》有关"本地实施"要求的争议，以专利权人的立场作了规定。

6. 药品试验资料的保护

《TRIPS 协定》第 39.3 条规定："当医药品或农业化学品是利用新的化学实体且会员国要求需经许可才可上市时，对于申请所提交未公开试验资料或其他资料若是经由相当大的努力而得来，会员国必须保护这些资料使其免于不公平的商业使用。除此之外，会员国应避免上述资料被公开，除非为了保护公众或是已有措施可以确保其免受不公平的商业使用。"在药品知识产权的领域，此即所谓原开发药厂的试验"资料专属权"（data exclusivity），也是除了专利期延长外，原开发药厂在《TRIPS 协定》所争取的另一类知识产权。

三、《多哈宣言》

因药品可及性的争议，由世界卫生组织扩大到世界贸易组织，而促成了 2001 年的《多哈宣言》（Doha Declaration on TRIPS and Public Health）的公布。《多哈宣言》在法律上和政治上皆是个指标。《多哈宣言》明确地指出国家有权力采取如强制许可的措施以保障公共健康，另一方面也容许最不发达国家可以延后至 2016 年以后才实施药品的产品专利和未揭露的试验资料保护。其意义在于关切发展中国家因《TRIPS 协定》的实施对药品可及性的影响。但世界贸易组织并未解决采取强制许可的渠道来生产并出口药品的迫切性问题。

以下就《多哈宣言》由来和通过的主要事件，分析其内容，再讨论世界贸易组织如何处理上述药品的出口问题。

（一）1997 年南非的立法

南非在 1997 年修正《药品和相关物质管制法》（Medicines and Related Substances Control Amendment Act, No. 90 of 1997, 1997 年药品法），立法目的是能增进南非药品的可及性，相关措施有鼓励仿制药替代专利过期药品、药价的透明化和专利药品的平行输入。

其后 1998 年 2 月南非制药协会和为数 40 家（后因合并成为 39 家）的国际级药厂联合控诉南非政府，认为其药品法是违反《TRIPS 协定》和南非宪法的法案。这是世界贸易组织多哈部长级会议开议前的最大贸易争端事件。

诉讼开始时，药厂仍能取得其母公司的政府支持，但是其后的发展就不能顺其意了。举例来说，美国政府原先出面支持药厂，并表示若南非不能撤回法案，即将发动贸易制裁。❶ 1998 年欧盟委员会也加入向南非政府施压的行列。整个事情的转机是艾滋病团体的成功运用人道宣传的策略，让当时即将参选美国总统的副总统高尔（Al Gore，也是美国政府的代表）感到难堪，而担忧可能不利于自身竞选总统的选情。❷ 顺应舆情，改变立场，是美国政府最后的选择。

❶ Barber, S. 1998 "US Withholds Benefits over Zuma's Bill." Business Day (South Africa), July 15.

❷ Barber, S. 1999 "Activists Accuse the US of Blocking Access to Drugs," Business Day (South Africa), April 19.

反对药厂和欧盟与美国官方的游行活动在世界主要城市扩展开来，最后官方也都不得不转向要求药厂撤回诉讼。对药厂而言，这场诉讼是一场企业公共关系的危机，连自己国家的政府都很难取得支持。❶

法院的审判过程将药品法的争议性章节作了澄清，发现这些章节文字其实是基于世界知识产权组织的专家所提出的法律草案，这事实让药厂认为南非政府违反国际法，是有困难的。在2001年4月，药厂在难敌众怒，又无政府支持的情形下，只有走向法院无条件地撤回诉讼。

（二）1999～2001年世界贸易组织的公共健康议题

1999年世界贸易组织在美国西雅图的部长级会议是《TRIPS协定》和公共健康议题争论的开端。虽然当时药品可及性和公共健康并未列入议程讨论 但却引起相当大的关切。原因如下。

首先，欧盟委员会早已准备了一份共同工作报告，在其有关《TRIPS协定》的章节中，建议了发展中国家应被允许就世界卫生组织所列的基本药品项目名单，进行强制许可。但因在世界卫生组织的基本药品范例所列的306种药品中，仅有11种是具有广泛性的专利保护，所以该建议案对强制许可的意图只是限制性的，而不是要其能充分地发挥。

其次，因为美国对南非的药品法案的介入，引致艾滋病团体的群起反击，当时的美国副总统高尔更被认为是美国药厂的代表。所以美国克林顿总统选择在西雅图会议，宣示了美国准备更

---

❶　Cooper, H., R. Zimmerman & L. McGinley. Patents Pending：AIDS Epidemic Traps Drug Firm in a Vise：Treatments vs. Profits ［N］. Wall Street Journal, 2001 – 03 – 02.

改对知识产权和药品可及性的政策。在新的政策中，美国贸易代表和美国卫生和人类服务部将共同合作，以能了解美国知识产权政策对卫生医疗的影响。克林顿总统在演说中，特别指出南非的艾滋病危机，认为美国的贸易和卫生政策应能确保贫穷国家能够取得其所亟需的药品。

克林顿总统在 2000 年 5 月发布艾滋病药品和医疗科技的执行命令，支持采取强制许可措施来提升次撒哈拉非洲国家所需抗艾滋病用药的可及性。❶ 虽然这项政策打破了过去美国卫生界不愿进行强制许可的禁忌，但因西雅图部长级会议未能成功达成结论，世界贸易组织对《TRIPS 协定》和药品的立场也是分歧不一。世界贸易组织自 1999 年西雅图会议的失败到 2001 年《多哈宣言》，期间的发展对药品可及性和知识产权有相当重大的影响。首先，西方国家和发展中国家间有关药品降价的贸易争端；其次，艾滋病危机已更引起了世人的关切；第三，采用本国生产艾滋病用药的仿制药的国家，已经体验到药品专利的严重影响。无论如何，在世界贸易组织的外面，对药品可及性、《TRIPS 协定》和强制许可的争议已是不可阻挡的潮流。

1. 巴西艾滋病计划的争端

2001 年 2 月美国针对《巴西专利法》第 68 条规定容许强制许可制度，并向世界贸易组织的争端解决机构提出进行磋商（consultation）的要求。该法条要求专利权人须能"当地实施"，即于巴西境内生产以实施专利，否则得在专利授给 3 年后进行强

---

❶ Clinton, W. J. Executive Order No 13155, 65 Fed Reg 30：521 2000.

制许可。另如专利权人被容许采取进口方式而非生产方式以实施专利时，其他人也可进行平行输入。

美国认为《巴西专利法》第 68 条违反《TRIPS 协定》的第 27. 1 条和第 28. 1 条规定，对在巴西持有专利的美国人是种歧视待遇，且损害了专利权人的权利。❶ 巴西则主张该法律条文符合《TRIPS 协定》的精神和文字规定，且符合《巴黎公约》第 5. 4 条在未能实施专利时得准许强制许可的规定。同时《TRIPS 协定》的第 2. 1 条也说明了巴黎公约是其法源。

美国的制裁行动引起许多全球人道和良知的代言人——非政府组织的反击，无国界医师组织在其中扮演了主要角色。大家所担心的是一个自 1990 年中期即已相当有效的抗艾滋计划是不是就因此受到打击。在该计划中，巴西的国民自 1996 年起可普遍取得有效抗艾滋病药品。在几个重要国际场合，包括八国集团（Group of Eight，G8），the Roundtable of the European Commission，和世界卫生组织会议中，巴西承诺将其制药技术移转给其他发展中国家，以提升其药品制造能力。许多非政府组织都表示如巴西受到制裁，会影响到许多发展中国家由巴西获得协助的机会。在 2001 年 6 月 25 日，美国和巴西发表共同声明，美国表示将自世界贸易组织中撤回对巴西的控诉。❷

当时美国的谈判代表佐立克（Robert Zoellick）向媒体

---

❶ World Trade Organization（WTO）. 2001a Request for the Establishment of a Panel by the United States，Brazil Measures Affecting Patent Protection ［R］. Gevena：WTO，2001，doc No WT/DS199/3.

❷ Cooper，H. 2001 U. S. Drops WTO Complaint Against Brazilian Patent Law ［N］. Wall Street Journal，Europe，2001 – 06 – 26（A2）.

解释，这是布什总统对卫生和知识产权问题的政策上"弹性处理"。❶

这项改变当然是美国政府支持制药产业招致严厉批评的结果，佐立克也了解如在全球卫生危机面前，知识产权议题不能采用较弹性的态度，所有的知识产权体系也将面临风险。

2. 泰国的争端

现今泰国的国家艾滋病计划（national AIDS programme）已能提供普及于所有国民的治疗和预防，是全球的成功典范。该计划在 1992 年先行供应单方药品，在 1995 年则改进为两种药品的复方，至 2000 年更提升至三合一复方药品。三合一复方药品虽最为先进，但因不能于当地量产，初期时不仅成本高，在数量上也只能供 1 500 名病患使用。❷

泰国利用其国营性质的政府制药机构（Government Pharmaceutical Organisation，GPO）来从事仿制药生产，是提供廉价药品的成功模式。其所生产的抗艾滋病药品 zidovudine（AZT）的仿制药，自 1992 年上市至 1996 年，让药品的价格下降了 82%。❸ 因

---

❶ Cooper, H., R. Zimmerman & L. McGinley. Patents Pending：AIDS Epidemic Traps Drug Firm in a Vise：Treatments vs. Profits ［N］. Wall Street Journal，2001 – 03 – 02.

❷ Ford, N. , D. Wilson, G. Costa Chaves, M. Lotrowska & K. Kijtiwatchakul, Sustaining access to antiretroviral therapy in the less- developed world：lessons from Brazil and Thailand, AIDS ［R］. Geneva, WHO：2007, 21（suppl 4）：22.

❸ Von Schoen Angerer, T. , D. Wilson, N. Ford, T. Kasper, Access and activism：the ethics of providing antiretroviral therapy in developing countries, AIDS ［R］. Geneva, WHO：2001, 15（suppl 4）.

泰国的非政府组织的推动，1998 年泰国的仿制药厂可以生产原由 Pfizer 所制造的 Fluconazole 药品。该药是治疗因艾滋病引发的隐球菌脑膜炎疾病（cryptococcal meningitis）的基本药品，病患若不能取得药品，存活期间仅一个月。而治疗疾病是个终身疗程，且每日需服用一粒药品。该药虽然在泰国没有取得专利，但因卫生主管机关的安全监视期间规定，等于得到了一定期间的市场垄断权。❶ 自 1998 年起有三家泰国药厂开始制造 Fluconazole 的仿制药，该药的价格在 9 个月内就由每粒约 6 美元降至每粒 0.19 美元，降幅达 97%。

因为 fluconazole 药品的经验，1999 年泰国的热心人士就鼓吹政府对抗艾滋病药品 didanosine（ddI）也能进行强制许可，并在泰国国内生产药品的仿制药锭剂。❷ 美国药厂 BMS 拥有该药的锭剂剂型专利，虽在 1998 年时曾于泰国有可能将其仿制药上市，但为 BMS 所阻止。2000 年 1 月美国贸易代表向泰国政府施压，结果反被全球的非政府组织要求其改变立场。❸ 美国贸易代表在

---

❶　药品安全监视系统（The Safety Monitoring Progam，SMP）是于 1989 年应美国贸易代表处的要求，对于未具有专利的新上市药品给予一段时间保护期的措施。泰国药品安全监视期间的设计就是为了专利制度的替代品，5 年的市场垄断期和所谓的药品安全并无相关性。

❷　泰国的艾滋病团体认为 BMS 的 ddI 锭剂剂型专利不是有效的，并在 2001 年 5 月向法院提起诉讼，而在 2004 年 2 月 BMS 撤回专利。Wisartsakul, W. Civil Society Movement to revoke the Thai Patent on ddI；Cawthorne P., N. Ford, J. Limpananont, N. Tienudom & W. Purahong. 2007 "WHO must defend patients" interests, not industry [J]. The Lancet, 2004, 369 (9566): 974–975.

❸　United States Trade Representative. 2000b United States Government talking points to the Royal Thai Government on the compulsory licensing of ddI [R]. USA：2000.

2000 年 2 月 7 日只有向泰国政府致函，表示如泰国的强制许可核准措施符合世界贸易组织的《TRIPS 协定》，美国不会表示反对。❶ 然而泰国仍然是有恐于美国未来可能采取贸易制裁，只核发 GPO 制造 didanosine 粉剂剂型，因该剂型不会侵犯 BMS 的专利。要注意的是，锭剂的剂型仍是较佳的剂型。

泰国的艾滋病团体认为 BMS 的 ddI 锭剂剂型专利不是有效的，并在 2001 年 5 月向法院提起诉讼，而在 2004 年 2 月 BMS 撤回专利。❷

泰国因 fluconazole 和 ddI 两项药品的案件而为全球所瞩目。这些案件让大家知道药品的有无专利保护对价格的巨大影响，而且如无仿制药的加入竞争，消费者是没有议价能力的。大家也渐能明白，由国家发动强制许可争取药品的可及性将面对强大的压力。

3. 印度西普拉药厂生产低价抗艾滋病仿制药

2001 年 2 月 6 日，印度仿制药厂西普拉承诺给无国界医师组织抗艾滋病三合一药品的价格每人每年 350 美元，给发展中国家政府的价格是每人每年 600 美元。当时国际大药厂提供鸡尾酒配

❶ Barshefsky, C. 2000 Letter from USTR Charlene Barshefsky to Supachai Panitchpakdi, Thailand's Deputy Prime Minister and Minister of Commerce. Ellen F. M. 't Hoen. The Global Politics Of Pharmaceutical Monopoly Power, Drug patents, access, innovation and the application of the WTO Doha Declaration on TRIPS and Public Health [M]. Netherlands: AMB, 2009.

❷ Wisartsakul, W. Civil Society Movement to revoke the Thai Patent on ddI; Cawthorne P., N. Ford, J. Limpananont, N. Tienudom & W. Purahong 2007 "WHO must defend patients" interests, not industry [J]. The Lancet: 2004, 369 (9566): 974 – 975.

方的行情是每人每年 10 000~ 15 000美元，而非洲国家经争取之后的最低价格是每人每年 1 000美元。●

西普拉药厂能够将药品价格大幅拉下的一个主要原因是巴西当地制药业需要抗艾滋病的原料药，由于市场的扩大而产生规模效应。西普拉的降价打击了国际大厂的形象，让世人注意到这些药厂是垄断药品市场的结果，而让仿制药加入竞争，才有可能降低药品价格。

2003 年 12 月 1 日世界卫生组织的先行核可计划（prequalification project）通过了西普拉药厂的产品。● 3 年以后的 2006 年 11 月 17 日，美国因"总统艾滋病紧急救助计划"（President's Emergency Plan for AIDS Relief）的加速程序所需，也临时性地核准了西普拉药厂的产品。现在该三合一复方的成本，在全球各地已降至每人每年 90 美元以下。

4. 美国校园的示威活动

大学教授在抗艾滋病药品研究是有相当大的贡献的，然而因为学校的技术转移政策阻断了发展中国家人民利用他们成就的机会。

2001 年 3 月在美国耶鲁校园的师生联合起来反对这项政策，是个历史性画面。一个抗艾滋病药品 stavudine（d4T）是该校的

● Zimmerman, R. & J. Pesta, Drug Industry. AIDS Community Is Jolted by Cipla AIDS-Drug Offer［N］. Wall Street Journal, 2001 – 02 – 08.

● 世界卫生组织的先行核可计划是由世界卫生组织的一项服务，用以确保所提供有关治疗艾滋病、疟疾和肺结核药品的品质和安全性、有效性。程序上是应厂商提出申请，再进行评估，评估报告为采购单位或国家主管机关所参考，用以加速向符合国际品质标准的药厂取得基本药品。世界卫生组织网页 http：//www. who. int/mediacentre/factsheets/fs278/en/.

研究成果，而将其专利授权给 BMS。该药的商业利益让学校每年的权利金收入可达 4 千万美金。但是因药厂在南非的厂牌药价格是仿制药价格的 34 倍，药厂又对仿制药加入竞争不满，最终威廉·普罗索夫（William Prusoff）教授（也是药品专利的共同持有人）出面要求学校停止授权给药厂。学者们的声明是："不能让人们因为无经济能力购买药品，而走向死亡之途。"校方感受到了内外的压力，也只有和药厂再行协商，以确保发展中国家能够取得该药的仿制药。❶

5. 世界卫生组织的立场

1999 年世界卫生大会的决议加强了世界卫生组织在知识产权的角色，认为确保药品和卫生政策的首先要确保公共健康利益。这是其后在世界贸易组织的 TRIPS 委员会和多哈部长级会议的贸易谈判上，可以看到卫生专家表示意见的原因。该决议也促成各个国家了解其在保障基本药品的取得上可能作出的选择，而为含强制许可在内的《TRIPS 协定》实施弹性作了进一步的说明。世界卫生大会也要求世界卫生组织评估《TRIPS 协定》中贸易的规定对公共健康的影响。

因该项决议而有国家回应要求世界卫生组织应就如何利用《TRIPS 协定》给予技术上的协助。在 2000 年和 2001 年的世界卫生大会上，有关药品可及性和知识产权的争议愈形激烈。2000 年所通过的决议，要求世界卫生组织能够提供意见协助发展中国

---

❶ Ellen F. M. 't Hoen. The Global Politics Of Pharmaceutical Monopoly Power, Drug patents, access, innovation and the application of the WTO Doha Declaration on TRIPS and Public Health [M]. Netherlands：AMB. 2009：39 - 67.

家，克服法规障碍，在全球的市场上取得低价药品，而知识产权保护的问题也包括在内。在世界卫生组织有关"修正药品策略"的争议上，发展中国家强调世界卫生组织对知识产权和卫生的争议上独立而有效的顾问是有必要的。2000 年的世界卫生大会史无前例地有代表工业化国家立场的贸易和知识产权专家与会，也有世界贸易组织和世界知识产权组织的代表参加了讨论。在这样的场合，有些发展中国家就表示："这是世界卫生大会，不是世界知识产权大会。"

在 2001 年的世界卫生大会上，因为巴西的提案要求建立药品价格信息资料库和世界卫生组织应在贸易和卫生议题扩大角色，引致世界卫生组织是否应该从事有关药品价格监视的争议蔓延开来。美国和欧盟则激烈地反对巴西的提案。即使 1999 年的"修正药品策略"决议已经授权世界卫生组织可以就《TRIPS 协定》对公共健康的影响进行持续性的监视和分析。该决议的重点在于：（1）有强化增加仿制药可及性的必要；（2）有评估《TRIPS 协定》对药品可及性、各国本土生产能力和发展新药能力的必要。❶

自此以后，世界卫生组织有关药品的工作计划即含括药品知识产权政策的指导说明和《TRIPS 协定》对药品可及性的监视和

❶　World Health Assembly（WHA）2001a Scaling up the Response to HIV/AIDS. World Health Assembly Resolution，WHA 54. 10. 2001b WHO Medecines Strategy. World Health Assembly Resolution WHA 54. 11. ［R］. WHA，2001.

分析。❶ 这是项进步，但如何有效执行仍是个问题。该工作计划目前人力不足，且世界卫生组织也无太大的意愿公布指导如何利用《TRIPS 协定》弹性规范的实用性文件。全球最重要的卫生立法机关如何弥补这项不足，是令人期许的。

6. G8 国家对全球艾滋病危机的关注

2000 年 12 月的 G8 会议在日本琉球举行，对卫生议题给予极大的关注，而有关艾滋病的传染、治疗和药品的研究发展更是优先的工作项目。全球防治艾滋病、肺结核和疟疾基金（Global Fund to Fight AIDS, Tuberculosis and Malaria），也因此次会议的共识而成立。

但自琉球会议后，G8 就未有重大进展。虽然该次会议决定应改善发展中国家的药品可及性和知识产权问题，其后举行的 G8 会议却没有积极地持续处理。在 2007 年德国海利根达姆（Heiligendamm）举行的 G8，所有主要与会国家皆不愿对《多哈宣言》表示支持，并声称知识产权才是创新的基石。❷

另一个当年的重大事件是在南非德班（Durban）的第 12 届国际艾滋病会议，这是该会议首次在最严重疫情的非洲大陆举行。德班会议也有了重大进展，让世人注意到全球发展中国家有 3 千万的艾滋病患者不能获得如发达国家患者的治疗。

其他组织如参加联合国艾滋病计划（Joint United Nations Pro-

---

❶ World Health Organization（WHO）2001 Technical Cooperation Activities: Information from Other Intergovernmental Organizations ［R］. WHO, 2001: Doc No IP/C/W/305/Add. 3.

❷ Group of Eight 2007 G8 Summit Declaration, par 56 on Growth and Responsibility in Africa.

gramme on HIV/AIDS，UNAIDS）、世界银行、77 团体（Group of 77）也声明要求改革知识产权制度和改善药品可及性的问题。联合国的保护和改进人权次级委员会（Sub-Commission for the Protection and Promotion of Human Right）也指出，《TRIPS 协定》可能对有关健康、食物和自决的人权产生负面的作用。该次级委员会以药品的专利为例，认为知识产权应能促进社会福利。1999 年联合国发展计划（UNDP）发表人类发展报告指出，全球化的原则应在为了人类，而不是为了利益（for people-not just profits）。

7. 局势的扭转

总而言之，自 1999 年世界贸易组织西雅图部长级会议至 2001 年多哈部长级会议，局势已有了扭转。在一年的期间内，发生了太多的事件，让大家认识到了讨论药品知识产权不能离开公共健康和药品可及性的议题。讨论药品的知识产权保护不是知识产权律师、产业游说人士和贸易谈判专家的专利，这是个影响到大家生存和健康权利的公共议题。也因为科技互联网的发达，所有药品可及性的相关信息，都可以借之迅速地达到每一个人和团体，促成了这股潮流。

世界贸易组织这时也不能对这些有关《TRIPS 协定》的负面批评置若罔闻。在 2001 年 4 月由津巴布韦（Zimbabwe）担任主席的 TRIPS 委员会，即提议加列有关药品可及性的特别议题，认为这已是 TRIPS 场外的热点，一定要在场内来讨论，❶ 也是一种当时的声音。

---

❶ World Trade Organization（WTO）2001b Statement by Zimbabwe to the WTO TRIPS Council.

（三）《多哈宣言》通过的背景

2001 年 11 月 14 日《多哈宣言》的诞生，代表了卫生和贸易的立场的角力已经不像两年以前争议不决，新的局势是完全不同的。当年的世界贸易组织的理事长迈克尔·摩尔（Michael Moore）在开幕演说时即表示，如果会议不能解决《TRIPS 协定》和公共健康的争议，新的谈判就会面临失败的命运。而所有会员对药品可及性和《TRIPS 协定》的协商结果，能达成《多哈宣言》的共识，有下列三项主要原因。❶

（1）发展中国家已能对相关议题充分准备，而且在立场上是团结一致的。

（2）美国和加拿大因 2001 年 10 月的炭疽病毒恐怖活动而亟需因应的 ciprofloxacin 药品，然该药的专利权人为德国 Bayer 药厂。当时美国和加拿大已经考虑以强制许可的方式取得这个惟一有效的药品，以解决库存量不足和价格过高的问题。先进国家原先的坚定反对立场，也因此动摇。炭疽病毒危机让先进国家认识到自身所设计的专利保护系统，也可能是自己在危机时的牢笼。

（3）因国际上非政府组织的注视和监视，各个国家的立场全都为各界所关切。

非政府组织在提倡利用《TRIPS 协定》的如强制许可的弹性条款以提升药品可及性时，扮演了主要的角色。国际上第一个针对抗艾滋病药的强制许可的有关讨论，是在 1999 年 3 月由消费者科技计划组织（CPI）、国际健康行动组织（HAI）和无国界医师组织所联合召开。在同年的世界贸易组织西雅图部长级会议时，

---

❶ Banta. D. Public Health Triumphs at WTO Conference ［J］. Journal of the American Medical Association，2001，286（22）：2655 – 2656.

上述三个非政府组织也在阿姆斯特丹召开了"全球经济下提升药品可及性会议",并有来自 50 个国家的 350 位代表参加。该次会议的结论为:(1)应在世界贸易组织内建立一个有关《TRIPS 协定》和药品可及性的工作团队;(2)应将发展中国家和最不发达国家的人民受贸易政策的影响程度,列入计划的考量因素;(3)应有一个公共健康的架构来解读世界贸易组织的相关协议。

　上述工作团队的任务是药品强制许可的重要性和问题,包括出口药品至无能力生产药品国家的机制、专利对研究发展所产生的障碍和《TRIPS 协定》第 39.3 条有关药品试验资料保护所产生的反竞争效应。此外,工作团队也要对政府如何分担研究发展工作的各种政策提出建议,考量穷困国家实施药品专利保护的负担,同时确保被忽略疾病用药的创新机制。

　阿姆斯特丹声明成为非政府组织和其他倡议知识产权应和公共健康合并考量者的最高工作指导原则。虽然拟设置的工作团队终未能成立,但该声明所述明的含强制许可等各项促进药品可及性的机制,却能成为 TRIPS 委员会的议题,促成了《多哈宣言》的问世。阿姆斯特丹声明的见解是走在时代前端的。该声明在1999 年即倡议要有不同的机制来促成符合卫生需求的药品研究发展,但迄至 2008 年才由世界卫生组织将其列入核心议题,并通过了由公共健康、创新和知识产权政府间工作小组(Intergovernmental Working Group on Public Health, Innovation and Intellectual Property, IGWG)所拟订的"公共健康创新和知识产权计划方案"(Plan of Action on Public Health, Innovation and Intellectual Property)。

　有识之士也担忧是否对非政府组织的功能太过给予期望,因为非政府组织在国家和企业之后,已成为第三个知识产权国际政治力量。非政府组织虽然可以为发展中国家的立场提出建议，也可以成为全球知识产权弱势国家的伙伴。但这种结盟组织在面对另一个更强大的美国和欧盟的结合势力时，力量总是显得单薄。在《多哈宣言》的促成上，无疑地是非政府组织和发展中国家的网络和结盟的绩效。

（四）《多哈宣言》的主要内容

1. 《多哈宣言》第 1~5 段和第 7 段

《多哈宣言》全文分为 7 段，前 4 段论及该宣言的范围、背景和基本原则。第 1 段的内容为："我们认知公共健康问题造成发展中国家和最不发达国家的痛苦，尤其是艾滋病、肺结核和疟疾和其他流行病的问题。"

由第 1 段文字可知《多哈宣言》泛指公共健康问题，而以艾滋病、肺结核和疟疾和其他流行病为例说明，并非限定只有这三类疾病或其他传染病才是公共健康问题。

第 2 段说明知识产权并非影响药品可及性的惟一因素，其内容为："我们强调有这样的需求，即要将世界贸易组织的《TRIPS 协定》成为针对这些问题的更广大的国家和国际行动的一部分。"

美国等会员即利用第 2 段文字来支持自己的利益，认为知识产权外的其他因素才是药品可及性问题的原因。甚至在其 2002 年的贸易报告中也说，即使在最竞争的市场中，还是会有人无能力购买药品。

在制定《多哈宣言》的讨论中，发达国家的意图是将宣言适用的范围限缩于固定的疾病类别中，但并未成功。也有人对第 2 段文字给予另类的诠释，认为《多哈宣言》仅在危机或疫情发生时才可适用。

第 3 段的文字为："我们认识到对知识产权的保护是新药发

展的重点，我们也认识到其对药品价格的影响。"

本段内容的重要意义是承认了专利对发展中国家药品价格过高的相关性，可以说是《多哈宣言》在政治意义上的重大成就。

第4段文字是《多哈宣言》的核心："我们同意《TRIPS协定》不能也不应阻止会员采取保护公共健康的措施。所以当我们重申对《TRIPS协定》的承诺时，我们应确认这项协议的解释和执行，能够且应该保障世界贸易组织会员的公共健康和提升全体会员的药品可及性。"

第4段内容将公共健康的考量列为优先，且说明这项原则的适用不限于某些《TRIPS协定》的条款，而应适用于协定的全部。

第5段至第7段是《多哈宣言》的实质条文。第5段明文列出《TRIPS协定》中可采取的弹性措施，其条文为：

"由上述第4段的规定，在维持我们在《TRIPS协定》的承诺时，我们认知可采下列弹性措施，包含：

（1）在适用习惯法原则解释国际公法时，每一《TRIPS协定》的条文应就其内容和主旨来解读，特别是指其目标和原则部分。

（2）每一会员有其权利授予强制许可和其自由来决定授予许可的理由。

（3）每一会员有其权利决定构成国家紧急情况或非常情况的其他情形，可代表国家紧急情况或非常情况者如艾滋病、肺结核、疟疾和其他流行病。

（4）在《TRIPS协定》第3条和第4条所述最惠国待遇和国民待遇的规定下，《TRIPS协定》有关知识产权耗尽条款，各会员得自由决定耗尽的范围而无虞可能招致反对。"

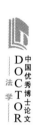

135

我们可以解释第一句中采用"包含"（include），是一种例释性质的，也就是说执行《TRIPS 协定》的弹性措施应不限于《多哈宣言》所列的事项。而第 4 段和第 5（b）段明文指出强制许可是发展中国家限制专利权人的排他权并可决定药品经由当地生产或进口的替代来源。第 5（c）段则重申国家在核给强制许可时，有权利决定是否构成国家紧急情况或非常情况，并可以免除必须和专利权人先行协商的程序。然而并非表示只有在国家紧急情况或非常情况时，才可核给强制许可。

第 5（d）段则解决了有关《TRIPS 协定》是否准许平行输入的问题，因其已明文指出各会员可以自由决定耗尽的范围而无需担忧可能招致反对。

因第 6 段涉及用于出口的生产所需的强制许可，有特别说明的必要，故在下文另行分析。

第 6 段的文字为："重申依照《TRIPS 协定》66.2 条的规定，发达国家成员有义务鼓励其企业和公共机构，促进其向最不发达成员国家转让技术。关于药品，同意在 2016 年 1 月 1 日前不强迫最不发达成员方实施或适用《TRIPS 协定》第二部分第 5 节和第 7 节的规定，同时不排除最不发达成员方寻求延长《TRIPS 协定》第 66.1 条规定的过渡期。责成 TRIPS 理事会采取必要措施使之与《TRIPS 协定》的第 66.1 条相容。"

第 7 段系有关药品产品专利和未揭露试验资料保护的实施，最不发达国家可由 2006 年延期至 2016 年。由于最不发达国家多已准许药品专利，故将延至 2016 年后实施。

总之，第 5 段诠释了《TRIPS 协定》的现有权利，第 7 段则创造了最不发达国家的权利。

2. 《多哈宣言》第 6 段——出口的强制许可

依《TRIPS 协定》第 31（f）条的规定，除依第 31（k）条规定的反竞争的救济措施外，强制许可的实施应主要供应各会员的本土市场。但因此限制了出口的可能性，生产药品有时很难达到规模经济，所以即使是法律上和技术上都是可行的个案，也会面临经济的障碍。

《多哈宣言》对上述第 31（f）条规定所产生的问题，给予了另一个快速解决方案，其第 6 段规定：

"我们认知世界贸易组织的会员如欠缺或无药品制造能力者，将面临如何有效利用《TRIPS 协定》强制许可规定的困境。我们指示 TRIPS 理事会应寻求快速解决方案，并在 2002 年年底以前向总理事会报告。"

对第 6 段文字的解释，南北方国家有不同的态度，南方国家要朝程序上简易可行，北方国家则是期望设计上复杂难行，双方各持己见。一方面发展中国家、世界卫生组织和非政府组织所提的方案是只要有进口国家表示需求的必要并且或者核准强制许可，即可自动许可其他国家的出口。另一方面，发达国家则提案要求对强制许可多有限制，例如要限定适用疾病的范围，可适用国家的资格和国家紧急情况和其他非常情况的问题。

2003 年 8 月 30 日的《总理事会决议》通过《TRIPS 协定》第 31 条修正案，其主要突破则为免除强制许可必须是供给本土

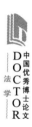

市场的限制。❶ 但程序上仍非自动的，其发动仍须就不同的药品、个案和国家逐案审查。这对仿制药厂的生产规模经济是个不利的因素。且因出口国和进口国皆须向《TRIPS 协定》委员会的事前通报程序而曝露了信息，为避免发达国家的政治施压，也减少了发动强制许可的诱因。

目前仅有加拿大、挪威、我国、印度和欧盟采行立法实施《总理事会决议》。我国和加拿大对疾病的范围和产品仍有限制，且加拿大多了一些程序上的要求。2007 年 7 月卢安达成为第一个利用这项决议由加拿大进口三合一抗艾滋用药的国家。

现今缺乏利用《总理事会决议》机制的案例，主要原因是许多第一线抗艾滋病药是印度未修订专利法前上市的药品，所以在印度没有产品专利的保护。进口国家只要单面地核准强制许可、政府使用即可由印度进口。然而如印度这种出口国在 2005 年配合《TRIPS 协定》修改专利法，允许药品的产品专利以后，要采取强制许可渠道出口药品，已困难许多。而经过个案的审查和核准程序，才可以生产和出口，已经让出口的仿制药厂减少了经济的诱因。

已有多方注意到了《总理事会决议》的缺失，世界卫生组织的知识产权创新和公共健康委员会（Commission on Intel-

---

❶《总理事会决议》提供为供出品的暂时性免除机制。此项免除机制在 2005 年 12 月的香港宣言改为《TRIPS 协定》的修正案，并等 2/3 的世界贸易组织会员立法修正后生效。目前 150 个会员中仅有 7 个完成修正，美国（17 December 2005）、瑞典（13 September 2006）、萨尔瓦多（19 September 2006）、南韩（24 January 2007）、挪威（5 February 2007）、印度（26 March 2007）、菲律宾（30 March 2007）。在第 31 条 bis 修正案实施前，该免除机制仍然有效。

lectual Property，Innovation and Public Health，CIPIH）建言该项决议应经常监视和合适地修正，以成为可实施的解决方案。欧盟议会因认为这项决议的缺乏效率，甚至延迟进行修正《TRIPS 协定》，而表示应就《TRIPS 协定》和药品可及性议题再次作更广泛的讨论。欧盟议会也要求欧盟委员会和会员国能就确保发展中国家利用《TRIPS 协定》的弹性规范以改善药品的可及性和提升被忽略疾病的研究开发，多作些努力。欧盟议会也要求欧盟委员会不应将有关影响药品可及性的超《TRIPS 协定》条款纳入贸易协商中。❶

第三节 国际药品专利强制许可的实践

专利强制许可是《TRIPS 协定》和《多哈宣言》的最重要弹性规范。借着强制许可的措施，即可不经专利权人同意，而实施利用专利相关的发明。国家经由有权人的申请或法院的判决，而得核准强制许可。目前发展中国家和最不发达国家采用强制许可措施，最经常的目的是为了取得抗艾滋病用药。应注意的是，已有如泰国近年来的对其他非属传染病的用药如心血管和癌症药品的许可案例。而探讨其强制许可的用途，又可究其是否属本国使

---

❶ European Parliament, More measures needed on access to medicines says EP resolution［EB/OL］. European：European Parliament，2007［2009 － 10 － 04］. http：//www. europaworld. org/week314/moremeasures13707. htm.

用或出口供他国使用两种情形。后者即世界贸易组织于 2003 年《总理事会决议》和 2005 年《修改 TRIPS 协定议定书》的重点。现就其主要内容分析如后。

一、供本国使用

（一）泰国

泰国自 2001 年起经由其《泰国国家卫生安全法》所设立的公共健康保险制度普遍的提供基本药品，并自 2003 年起普遍提供抗艾滋病药品。2007 年泰国卫生官方的报告指出，只有 2% 的人口有能力购买私人健康保险，其余的人都需依赖公共的保险制度。泰国在 2004 年已有 572 000 人接受抗艾滋病药的治疗，其中的 6 万人经由国家抗逆转录病毒计划（National Access to Antiretroviral Programme for People Living with HIV/AIDS，NAPHA）。泰国将药品迅速地提供给病患的主要原因之一是国家药品组织有能力生产三合一固定剂量复方抗艾滋病药（含 stavudine、lamivudine 和 nevirapine），且三项药品成分皆在泰国未取得专利。国家药品组织的供应价是每人每月约 30 美元，所以 2002 ~ 2005 年接受治疗的病患由 3 000 人剧增至 52 593 人。

第一线的抗逆转录病毒药品在泰国多未取得专利，但第二线药品则反之，这也是泰国和巴西面临的相似困境。依世界银行 2005 年的估算，第一线药品的成本已约在 360 美元，但第二线药品则为 6 737 美元，这是 20 倍的差距，也是泰国和其他发展中国家的当前问题。世界银行在 2005 年也因此建议泰国应采取强制许可以解决第二线药品的需求问题。举例而言，2007 年泰国需要以第二线药品（复方 lopinavir/ritonavir，Kaletra，由 Abbott 制造）治疗的病患高达 8 000 人，但泰国仅有能力提供药品给 600 人使用。该药品本身也有技术上的问题，因为其热安定性不足，在热带地区很难保存。无国界医师组织在 2006 年指出，Abbott 药厂已有能力改善其安定性，但新的产品却不能为最有需求的发展中国家所获得。

泰国政府以提供人民必要性的药品❶是国家的义务为理由，在 2006 年至 2007 年间颁布了三项药品强制许可为政府使用的命令，分别为 efavirenz（2006 年 11 月）、lopinavir/ritonavir（2007年 1 月）和 clopidogrel（2007 年 1 月，心脏病用药，由 BMS 药厂以 Plavix 厂牌名销售）。专利权人可在仿制药的销售额中，获取 0.5% 的权利金。泰国对药品的政府使用，是经由进口或国家药品组织药厂制造仿制药，用于非商业性的公共健康事业。因为库存的经常不足，以政府使用来取得这些药品的初期，仍以进口为主要渠道。❷

2007 年 2 月 efavirenz 的仿制药进口到货时，政府使用的效益

---

❶ 依世界卫生组织的定义，基本药品系指药品可满足人口的具有优先次序的卫生需求，其选择标准为公共卫生相关性、安全性和有效性的证据、成本效益的比较。基本药品须以适合的剂型、品质、资讯和个人及社会有能力负担的价格，能够全时期地足量提供给卫生体系的运作。基本药品概念的执行须要能有弹性而合于不同的状况，国家有其义务认定何者属基本药品而为管理。

❷ Ford, N., D. Wilson, G. Costa Chaves, M. Lotrowska & K. Kijti-watchakul, Sustaining access to antiretroviral therapy in the less- developed world: lessons from Brazil and Thailand, AIDS [R]. Geneva, WHO: 2007, 21 (suppl 4), 21 - 29. Ellen F. M. 't Hoen. The Global Politics Of Pharmaceutical Monopoly Power, Drug patents, access, innovation and the application of the WTO Doha Declaration on TRIPS and Public Health [M]. Netherlands: AMB. 2009: 46.

立即显现，超过 2 万人因而获得治疗的机会。在实施政府使用前，仅有极少数人因服用其他药品而有严重不良反应者，才可取得 efavirenz 来治疗。efavirenz 的仿制药来源是印度的 Ranbaxy 药厂，成本为每人每年 216 美元，接近原先 Merck 药厂的供给价格每人每年 468 美元的一半。

虽然《TRIPS 协定》对国家以政府使用渠道取得药品时，并未要求国家和专利权人进行事先协商，泰国在 2004 年至 2006 年间还是先和专利权人以协商的方式要求降低药品价格，但是均未达到预期成果。即使是在 2006 年的年初泰币升值时，药品价格略有下降，但幅度仍低于升值的部分。❶

因舆论和非政府组织对泰国采政府使用以取得基本药品的支持，美国国会也有 22 位议员共同要求当时美国贸易总署的负责人苏珊·施瓦布（Susan C. Schwab），应当尊重泰国和其他实施《TRIPS 协定》弹性条款的国家。

2007 年 7 月 10 日欧盟贸易委员会主席彼得·门德尔森（Peter Mandelson）曾去函泰国商务部，对泰国政府的颁布政府使用表示不满，认为《TRIPS 协定》或《多哈宣言》并未支持药品价格超过特定标准时，即可进行政府许可的作业。Mandelson 实际上是违反欧盟议会的指示，因为当时欧盟议会并不赞同采取超《TRIPS 协定》条款的要求。

Abbott 药厂对泰国的政府使用所进行的反击是撤回所有在泰国政府的新药申请，其所制造新的 lopinavir/ritonavir 热安定复方

---

❶ Ministry of Public Health, Thailand, ed. Facts and Evidences on the 10 Burning Issues Related to the Government Use of Patents on Three Patented Drugs in Thailand［R］. Thai：MOPH The National Health Security Office, 2007.

也不例外。这项举动马上被多方的非政府组织和公共健康团体强烈谴责。❶

世界卫生组织的负责人陈冯富珍（Margaret Chan）初期因美国方面的压力，曾要求泰国政府和药厂进行协商，但也因艾滋病团体、发展中国家的大力批评，终于改变立场而支持泰国政府。

当时美国的报纸也认为要政府对泰国采取报复行动，不论是贸易制裁或删减军事援助。当时的一位药业观察专家埃德·西尔弗曼（Ed Silverman）对支持美国药厂的游说人士所采取的做法，即有感而言："美国应该就入侵泰国？"

医学期刊 Lancet 在金融报道上对药厂的攻击起而表示反对，认为不能支持泰国度过危机将有损于发展中国家保护公共健康的权利，也会有害于世界贸易组织的名誉。

UNAIDS 的负责人彼得·皮奥特（Peter Piot）在 2006 年 12 月 26 日要求泰国卫生主管当局进口 efavirenz 的仿制药时，是形影孤单的。后来因为有国际非政府组织的热烈动员，才给予泰国政府政治上的支持。这些非政府组织对欧洲议会的会员国、法国的外交部、美国的国会和克林顿基金会，扮演了相当有影响力的角色。

（二）马来西亚

马来西亚在 2001 年时只有特定的艾滋病感染者才能获得免费的三种抗逆转录病毒药品的治疗（含 didanosine［BMS］，zidovudine［GSK］和 lamivudine/zidovudine［GSK]），而其他感

❶ Dyer, G., A. Michaels & R. Minder ' Pfizer threatens boycott of new drugs in France：Bid to force higher prices in Europe［N］. Financial Times, 2001 - 12 - 10.

染者则要自行付费。2002 年起才提供给所有符合一定标准的艾滋病感染者。

许可的有效期限为自 2003 年 12 月 1 日起 2 年，期间可以从印度的 Cipla 药厂进口仿制药。提供药品的对象限为公立医院。马来西亚卫生部同意该次政府使用支付给专利权人的权利金比率为 4%，然专利权人目前仍未要求付款。

以政府使用为由的仿制药进口以后，药厂也开始同意降价。举例而言，GSK 的 lamivudine/zidovudine 药品由 2001 年的每人每年 3 432 美元降至 2004 年的 696 美元，降幅达 80%；同时 BMS 也将 didanosine 药品由 2001 年的每人每年 763 美元降至 2004 年的 392 美元，降幅为 50%。

马来西亚因为以政府使用进口抗艾滋病药品，每位病患的平均治疗成本由 3 800 元降至 700 美元，且获得治疗照顾的人数由 1 500 人上升至 4 000 人。

（三）南非

2003 年 12 月，GSK 和 Boeringer Ingelheim（BI）两家药厂在南非竞争委员会的调查 Hazel Tau vs. GSK and BI 案中，因被认违反竞争法，以和解方式授予自愿许可。该案在形式上虽为自愿许可，但如果不是竞争委员会的裁判和两家药厂畏于可能遭受的巨额罚金和强制许可的命令，是不太可能以自愿许可收场的。所以就实质上以强制许可来讨论应较为妥当。

Hazel Tau 和解案的两年前，GSK 和 BI 已和南非的 Aspen 仿制药厂达成自愿授权的协议。协议的条件是药品仅可供应公共部门且权利金分别为仿制药销售价格的 30%（GSK）和 15%（BI）。因为授权的对象只有一家药厂，且只能供应公共部门，不能产生规模效应，在竞争法要求公平竞争的原则下，这种条件是相当具争议性的。事实上 2001 年的南非的公共部门还没有抗逆转录病毒药品的市场可言。该协议也不允许生产仿制药后出口到其他国家，加上如此高额的权利金，都立下了不尽理想的前例。协议成了垄断利益的前卫，而不是鼓励自由竞争的先锋。

2002 年 9 月由 11 个艾滋病患者、医疗人员、艾滋病治疗组织和贸易联盟所组成的团体，向南非的竞争委员会提出了控诉。控诉的内容是上述药厂采取太多抗逆转录病毒药品的价格操作手段，因而损害了消费者的利益，违反了 1998 年《南非竞争法》第 8（a）节的规定。该控诉也陈述，因为药厂的不正当手段直接造成了众多罹患艾滋病的成人和儿童不应有的死亡，而这些悲剧原先是可以预期而避免的。当时可以选择的用药有 zidovudine，lamivudine，lamivudine/ zidovudine 和 nevirapine 的固定剂量复合配方。

控诉团体对该案的准备相当充分，提供给竞争委员会详尽的艾滋病的用药和治疗的流行病学的科学资料，也对相关药品的世界各地价格作了比较。各个南非国内和国际团体如南非行动组织、乐施会、无国界医师联盟、加拿大艾滋病法律网络组织（Canadian HIV/AIDS Legal Network）、消费者科技计划组织和医疗计划委员会（Council of Medical Schemes）也在必要时提出了证词，给予相当大的支持。

2003 年 10 月 16 日竞争委员会终于认定 GSK 和 BI 皆因滥用其于抗逆转录病毒药品的市场垄断地位，而违反了 1998 年竞争法。

竞争委员会认定药厂的排他行为、过高定价和拒绝其他竞争者取得必要性的药品等限制性作为应负法律责任，并决定将案件交付竞争法庭审理下列事项：

（1）颁布 GSK 和 BI 专利药品的强制许可，允许其他人利用其专利制造仿制药或固定剂量复方药品，但应给付专利权人合理的权利金。

（2）GSK 和 BI 应支付以其药品在南非每年销售额的 10% 计算的罚金。

两家药厂因畏于上述的决定，愿意和解，而在 2003 年 12 月 10 日达成协议。其中非政府组织如南非治疗行动运动组织（South African Treatment Action Campaign，TAC）在案件资料的准备和对厂商的谈判都扮演了相当重要角色。

和解的条件如下。

（1）有关 zidovudine 和 lamivudine 两项药品的生产、进口和分销应授权给 4 家仿制药厂；有关 nevirapine 药品的生产、进口和分销则应授权给 3 家仿制药厂（含成人和儿科剂型）。

（2）权利金的上限为 5% 。

（3）授权不限公共或私人市场的用途。

（4）应准许出口的授权但地区限为次撒哈拉非洲国家。

南非政府因而可在全球市场以最低价获得所需的药品。一份 TAC 的报告指出，南非因此可利用克林顿基金会在 2003 年 10 月向印度药厂的采购条件，而以每人每年 140 美元的价格取得三合一固定剂量配方抗逆转录病毒药品。然而实际上印度药厂不能向南非政府投标，因为在投标的当时，GSK 和 BI 药厂并未完成授权给印度药厂，这是自愿许可的缺点。如果是采用强制许可或政府使用的方式，则将更有效地取得最低价的药品。

南非以竞争法渠道的结果是第一线抗逆转录病毒药品价格的大幅下降。在 2007 年的 stavudine + lamivudine + nevirapine 的共同

包装药品（co-blister package）价格是每人每年 180 美元。❶

（四）肯尼亚

肯尼亚是世界贸易组织的发展中国家会员，在其工业产权法中允许平行输入肯尼亚国内具专利药品的仿制药。该法在 2001 年修正时加入了第 58（2）节的规定："专利权的效力不能及于已在肯亚或其他国家的市场，或肯亚进口的物品。"肯尼亚基本药品近药联盟（Kenya Coalition for Access to Essential Medicines）是这个立法的促成者。

在 2002 年无国界医师组织和其他近药组织首次依据上述规定共同实施了由印度进口抗逆转录病毒仿制药的措施。但是令人费解的是，其在 2002 年法案曾被修改，文字改为："专利权的效力，在专利权人同意时，不能及于已在肯尼亚或其他国家的市场，或肯尼亚进口的物品。"这是对进口仿制药的阻碍，后来因为人权团体的反对，肯尼亚总统毛依（Moi）将这个修正案再度恢复成原案。

肯尼亚有一家仿制药厂 Cosmos，经由 GSK 授权制造 zidovudine/lamivudine 药品。然而因为该厂并未通过世界卫生组织的先期认证，而大部分的国际捐赠机构都要求产品的品质符合世界卫生组织或美国 FDA 的标准，导致其产品在肯亚国内市场的供应量不大。目前 Cosmos 的市场仅限于私人机构。在 2004 年时肯尼亚曾考虑采取强制许可，并由 Cosmos 供应抗逆转录病毒药品，但 GSK

---

❶ 就病患使用的方便性和避免服药不完全，以三合一的固定剂量复方剂型较三个药品锭剂放于同一个包装（co-blister package）为佳。但是有时因为个别药品有其专利权存在，不容许将不同药品改成复方的剂型。

和 BI 也随即同意改为自愿许可。❶

二、出口药品

（一）加拿大出口至卢安达

加拿大自 1923 年起至 1993 年签署北美自由贸易协议（NAFTA）长达 70 年期间，对药品和食品采取特别的强制许可制度，对药品价格和市场竞争有相当大的影响。❷ 1923～1969 年，申请强制许可案件只有 49 件，被核准 22 项，主要原因是强制许可的药品被要求只能在当地生产，而加拿大自身的市场又因较小而不符经济效益。1969 年时，为应付药价的高涨，立法修改准许为进口药品的强制许可制度。❸

自 1969 年至 1992 年，加拿大总共颁布了 613 项有关进口药品和当地生产的药品强制许可案件，因此加拿大人民可以享有工业化国家中最低的药品价格。有数据说明在加拿大每年 16 亿美元的市场中，可以因此每年节省约 2.1 亿美元的支出是因为有了

---

❶ Avafia T. , J. Berger & T. Hartzenberg, The ability of selected sub-Saharan African countries to utilise TRIPS flexibilities and competition law to ensure a sustainable supply of essential medicines：A study of producing and importing countries［N］. Tralac working paper, No 12/2006；New, W. 2007 "Kenya Rejects Bid to Remove Government's Compulsory Licensing Flexibilities"［N］. Intellectual Property Watch, 2006 - 09 - 14.

❷ 加拿大自 20 世纪初期即用专利法鼓励当地产业发展，故核给专利时即要求在加拿大境内实施。1935 年的专利法修正，对未能在当地实施的，以强制许可取代了专利撤销，主要的理由是加拿大评估自身仍没有严格实施专利政策的条件。

❸ Lexchin, J. After compulsory licensing：coming issues in Canadian pharmaceutical policy and politics［J］. Health Policy, 1997, 40（1）：70.

强制许可制度，不仅加拿大的仿制药厂有了发展的机会，也成就了针对社会福利和老年人的药品利益计划（Drug Benefits Programme）。

有人认为国际大药厂事实上并没有遭受太大的损失，而其销售额仅有约 3.1% 成为仿制药的竞争市场。一份 1983 年的 Eastman Report 指出，加拿大制药产业自 1967 年来的增长较美国为佳。然而国际大厂不同意上述说法，对强制许可的态度是持续反对的。

加拿大自 20 世纪初期即用专利法鼓励当地产业发展，故核给专利时即要求在加拿大境内实施。1935 年的专利法修正，对未能在当地实施的，以强制许可取代了专利撤销，主要的理由是加拿大评估自身仍没有严格实施专利政策的条件。

1987 年加拿大修法（C-22 法案）将强制许可的实施限于专利颁发的 7 年至 10 年以后。至 1993 年加拿大通过 C-91 法案全面废除药品强制许可制度，加拿大的药价自此以后也迅速上升。举例来说，1987～1993 年，加拿大单一处方签的平均价格由 12.48 美元上升至 24.09 美元。1996～2004 年整体药品支出，由 76 亿元加币上升至 180 亿加币。而最初制药产业为限制强制许可所作出加强研究发展的承诺，似乎仍未如预期。

在加拿大应用强制许可的经验，让我们认识到药品的专利强制许可有助于竞争和价格的下降。现今多数发展中国家的制药产业还远不如当时实施药品专利强制许可的加拿大，而加拿大先前限于当地生产的规模经济上不具效益性，也可作为我们的借鉴。世界贸易组织的 2003 年 8 月 30 日的《总理事会决议》中对有关药品进出口强制许可的限制，也是值得我们谨慎处理的。

1. 加拿大药品近药制度的运作

2005 年加拿大修正其专利法，设立了"加拿大药品近药制度"（Canadian Access to Medicines Regime，CAMR），让加拿大的仿制药厂能够制造并出口专利药品至发生公共健康危机的国家。加拿大是第一个为利用《总理事会决议》而立法建立有关机制的国家。

因上述加拿大的 CAMR 近药制度立法，2007 年 7 月 19 日，卢安达成为利用第 6 段机制的第一个进口国，根据《总理事会决议》第 2 段（a）项通知 TRIPS 理事会，将在随后的两年中从加拿大进口 26 万瓶抗艾滋病仿制药 TriAvir（药品成分之专利权人为 GSK、Shire 和 Boehringer Ingelehim 等三家药厂）。依此项强制许可内容，Apotex 药厂在 2 年授权期间内可生产并运送 26 万包 Apo-TriAvir 至卢安达，估计每年将约有 2.1 万名卢安达的艾滋病患者因此受惠。

成品的第一批在 2008 年 9 月完成出口程序，而后在 2009 年 9 月 18 日第二批也由加拿大出口至卢安达，然该国是迄至 2009 年年底惟一受惠于 CAMR 的近药制度的国家。

而 2007 年 10 月 8 日，加拿大作为首个利用第 6 段机制颁发强制许可的出口国，也依据《总理事会决议》第 2 段（c）项，通知 TRIPS 理事会已颁发强制许可，以及强制许可中有关出口药品的具体信息披露，包括指定的被许可方为 Apotex 公司，拟生产和出口的药品为 TriAvir（三合一固定剂量复方锭剂 300 mg Zidovudine，150 mg Lamivudine 和 200 mg Nevirapine 口服锭剂，Apotex 以其制造成本供应，报价为每锭 19.5 美分，而如果不采三合一剂型，分别向三家专利厂购买其厂牌药的每次服用成本则约为 6 美元）。药品数量为 15 600 000 片（60 片一瓶，共 260 000 瓶），拟向卢安达出口，强制许可期限为自签发之日起两年。被许可方也在其公司互联网上公布了有关药品的数量和区别性的包装、标记、颜色和形状的相关信息。

加拿大 2005 年立法的 CAMR 近药制度，需要同时解决卫生和知识产权法规的交错问题，所以修正专利法第 21.01～21.2 节的内容，也修正了《加拿大食品药品法》第 30（5）～（6）节和第 37（2）节的条文。

这项制度的建立，不仅是加拿大政府的优先政策，也获得了世界的关注与好评。然而只有卢安达在 2007 年真正的利用这项制度，在 2007 年向世界贸易组织表达其由加拿大药厂 Apotex 进口抗艾滋病药 TriAvir 的仿制药。

《加拿大专利法》第 21.01～21.2 节有关强制许可的规定为："有关制造、建立和使用具有专利保护的发明，其目的仅和制造药品并营销或出口至第二至第四计划所列国家或世界贸易组织会员直接相关者。"这项立法的要点是将有关药品的强制许可再度引入专利法，而强制许可的有效期间是 2 年，于到期时可以重新展延，但不具排他性，也不能转让。

在《加拿大专利法》第 21.04 节的第二至第四类国家规定中，列出了三类得申请许可的国家（Scheduled Country），这些国家如下：

（1）任何由联合国认可属于最不发达国家（不论其是否为世界贸易组织的会员国），属计划二类国家。

（2）属世界贸易组织会员国并已表示在国家紧急情况或其他极紧急情况时有意愿进口者，属计划三类国家。

（3）对非属上列计划二、三类的世界贸易组织会员国或非会员者，如经济合作发展组织（Organization for Economic Cooperation and Development）已认为具被援助资格，且缺乏制造能力，并也发布国家紧急情况时，须同意药品不用于商业用途且依据世界贸易组织总理事会决议的方法办理者，属计划四类国家。

而上述各计划类别国家皆须依向 TRIPS 理事会或加拿大政府以书面通知，表示依世界贸易组织总理事会决议所规定进口药品的需求。

申请许可时所需填写的内容依上述不同计划类别有所不同。举例来说，卢安达为属计划二类的世界贸易组织会员国，须向 TRIPS 理事会发出经认证的进口通知。而如属计划二类的非世界贸易组织会员国，则须向加拿大政府以经认证的进口通知申请许可。如属计划三类别的世界贸易组织会员国家则需另具文件，证明其缺乏所需药品的制造能力。如属计划 4 类别的世界贸易组织会员国家，其进口通知须述明国家已发生紧急情况或其他极紧急情况，并且缺乏所需求药品的制造能力。而计划 4 类别的非世界贸易组织会员，还须在进口通知上注明所拟进口药品不具商业目的，也不会再行出口。

依《加拿大专利法》第 21.04（2）节和第 21.05（1）和第 21.05（2）节的规定，申请强制许可须提供下列资料：

（1）申请许可制造和出口的药品名称。

（2）申请许可制造和出口的药品相关信息。❶

（3）申请许可制造和出口的药品可能最大数量。

（4）相关发明的专利权人姓名。

（5）拟出口药品的国家名称。

（6）进口药品国家的主管机构或政府组织和人员的名称。

---

❶ sections 4 and 6 of the Use of Patented Products for International Humanitarian Purposes Regulations［R］. Canada，WIPO：2005，SOR/2005 – 2143.

（7）其他相关信息。

申请人须向专利局局长声明，已在申请日的 30 日内向专利权人，以合理条件并依如同申请许可所述内容协商，期能授权制造和出口，但未获同意。另外，申请人也须向专利局局长声明：

（1）所申请许可的标的药品在进口国未取得专利；或

（2）所申请许可的标的药品在进品国已核给强制许可或将给予强制许可而得使用其相关发明。

另一方面，所申请许可的标的药品须已在加拿大卫生部门获得核准。❶

申请人在申请核准期间须于互联网公开其申请的详细内容信息，同时也须发"出口通知"，通知专利权人、购买药品人和其他许可有关的对象，说明出口数量和由加拿大至进口国间分销链有关的每一个当事人。❷

有关《TRIPS 协定》第 31 条第 h 款的规定，强制许可应就个案考量许可的经济价值的充分补偿，也应注意。此时应依世界贸易组织总理事会的决议，就出口国所授权在进口国使用的经济价

---

❶　Avafia T. , J. Berger & T. Hartzenberg, The ability of selected sub-Saharan African countries to utilise TRIPS flexibilities and competition law to ensure a sustainable supply of essential medicines: A study of producing and importing countries［N］. Tralac working paper, No 12/2006; New, W. 2007 "Kenya Rejects Bid to Remove Government's Compulsory Licensing Flexibilities" ［N］. Intellectual Property Watch. September 14, 2006. 《加拿大专利法》第 21.04 (3)（b）节。

❷　《意大利专利法》第 sec. 21.06 节和"the Use of Patented Products for International Humanitarian Purposes Regulations", SOR/2005-143, 第 7 节。

值来评估。"专利产品于国际人道目的使用的管理"（Use of Patented Products for International Humanitarian Purposes Regulations）所列的公式中，联合国对不同类别国家的"人类发展指数"（Human Development Index）可作为参考。❶ 被列为较落后国家者，其专利使用费标准应相对调降。如专利权人对核给专利使用费不能满意时，可向联邦法院诉请增加补偿金额，但法院仍应考量许可系用于人道的非营利用途，且应了解药品在进口国的经济价值。❷。

许可有可能因下列事项而被终止：（1）出口产品未能符合食品药品法的要求；或（2）专利权人向联邦法院起诉请求终止许可（含申请人未能提供必要性的资讯、出口的产品未能被适当使用或成为商业使用）。❸

2. 修正的趋势

2006 年加拿大政府曾就上述 CAMR 近药制度邀请各方评述，

---

❶ 依联合国发展计划所定义人类发展指数（HDI）系指人类发展的综合平均指标，含寿命、知识和生活水平，并每年刊出其变动。

❷ Avafia T. , J. Berger & T. Hartzenberg, The ability of selected sub-Saharan African countries to utilise TRIPS flexibilities and competition law to ensure a sustainable supply of essential medicines：A study of producing and importing countries, Tralac working paper, No 12/2006；New, W. 2007 "Kenya Rejects Bid to Remove Government's Compulsory Licensing Flexibilities. " Intellectual Property Watch. September 14, 2006.《加拿大专利法》第 21.08（2）节和第 5 款。

❸ 前引专利法第 21.13、21.14、21.17 节。

并在 2007 年发表报告。❶ 因利害关系人的立场不同，自然有不同的反应。一般而言，原开发药厂的意见趋于支持制度的设计，❷但仿制药厂和非政府组织（如无国界医师组织）则表示这项制度过于复杂、僵化和无效率。❸

如加拿大仿制药厂协会等建议应修正近药制度的一方，特别指出该制度和世界贸易组织总理事会决议的差距。❹ 该决议仅设定 4 项要求：

（1）进口国应向 TRIPS 理事会完成通知。

（2）强制许可须符合总理事会决议的 3 项要求。❺

❶　Government of Canada Report：on the Statutory Review of Sections 21. 01 to 21. 19 of the Patent Act［R］. Canada：［S. n. ］，2007［2009 - 10 - 30］. http：//camr-rcam. hc-sc. gc. ca/review-reviser/camr_ rcam_ report_ rapport_ e. html.

❷　Canada's Research-Based Pharmaceutical Companies. Canada's Access to Medicines Regime：Consultation Paper［R］. Canada：［S. n. ］，2007［2009 - 10 - 30］. http：//camr-rcam. hc-sc. gc. ca/review-reviser/camr_ rcam_ rxd_ 13_ e. pdf.

❸　Medicins Sans Frontieres. Review Of The Canadian Access to Medicines Regime：Submission to The Government of Canada［R］. Canada：［S. n. ］，2007［2007 - 10 - 30］. http：// camr-rcam. hc-sc. gc. ca/reviewreviser/camr_ rcam_ msf_ 11_ e. pdf.

❹　Canadian Generic Pharmaceutical Association. Consultation-Canada's Access To Medicines Regime［R］. Canada：［S. n. ］，2007［2009 - 10 - 30］. http：//camr-rcam. hc-sc. gc. ca/review-reviser/camr_ rcam_ cgpa_ 01_ e. pdf.

❺　如（1）数量符合需求；（2）产品须已上市和标示清楚；（3）须于世界贸易组织网站上公告。WTO. 总理事会决议第 2（b）（i），（ii）and（iii）节［EB/OL］. Gevena：WTO：2007［2009 - 10 - 30］. http：// www. wto. org/english/tratop_ e/trips_ e/implem_ para6_ e. htm.

（3）依《TRIPS 协定》规定通知已核准强制许可和其详细内容。

（4）确能给予专利权人合适的补偿。

而如认为该制度应予修正的一方（如加拿大仿制药厂协会），则认为加拿大的近药制度又附加了总理事会决议所述之外的要求。举例来说，该近药制度置入了药品应经加拿大卫生部门的查验，且强制许可的设定最长期限为 4 年。所以这一方对该制度的评语是"实务上不可行"。

（1）专利局的检讨。

①专利法对近药制度内计划 1 类别所穷尽列举的进口药品名册是否合适。

②专利法对近药制度计划 2～4 的符合进口资格的国家名册是否合适。

③加拿大卫生部对依该制度出口药品进行查验的必要性。❶

④近药制度的申请强制许可的程序是否可以平衡专利权人和人道利益。

⑤在向近药制度申请强制许可前是否应先向专利权人请求自愿许可。

⑥2 年的强制许可有效期间，加上 2 年的展延期间，是否足

---

❶ 许多如无国界医师组织的非营利团体，认为加拿大的卫生查验是耗时而不必要的，因为已有其他的卫生制度在把关管理。Cana-da. Representations In Response To The Camr Consultation Paper［R］.［2009 - 10 - 30］. http：//www. camr-rcam. hc. sc. gc. ca/review-reviser/index. html.

以达到目的。

⑦专利使用费的计取是否适宜。

⑧专利权人可以"良好信用"（good faith）为由，判断强制许可的标的药品有可能成为商业用途，而向法院起诉，是否合适。

⑨申请强制许可的通知上药品的数量是否应作上限。

⑩近药制度是否应对药品的包装、颜色、形状作特别规定。❶

⑪在信息有误、不能获得专利使用费或有再出口等情事时，专利权人是否有能力向联邦法院申请要求终止许可。

（2）仿制药产业和非政府组织的意见。

仿制药产业和非政府组织的代表对加拿大的近药制度的意见，多集中于申请强制许可时所面临的行政上的规定，也有认为该制度适用上的不确定性。专利权人可以向法院上诉，要求终止强制许可或调整专利使用费也是问题的焦点。

①计划 1 类别所列的可取得药品名册。

世界贸易组织总理事会对药品的定义为："于制药产业的任何专利产品或专利方法所生产的产品，符合《多哈宣言》第 1 段所强调的公共健康问题所需者"。❷ 因此世界贸易组织总理事会议并未对得适用强制许可制度的药品作出限制，而加拿大在制定其近药制度时则特别于计划 1 类别加入了适用药品的品项。而其结果是所有其他加拿大药品近药制度的药品，也必须适用所列的品项。

----

❶　加拿大近药制度要求强制许可的标的药品应和其国内的厂牌名药的外型和包装上作区分（参其 Food and Drug Regulations，C. 07. 008），仿制药厂则认依世界贸易组织总理事会决议即可满足，不需另加规定。

❷　2003 年 8 月 30 日总理事会议决议第 1 段。

且计划 1 所列的药品事实上来自世界卫生组织的"基本药品范例名册"（Model List of Essential Medicine），❶ 反之，"基本药品范例名册"所列却未列入计划 1。❷ 因此加拿大仿制药制药业者即提出建议，认为应回归至总理事会的规定，并应删除计划 1 和合格药品名册。

②合格进口国家。

计划 2 至计划 4 所列国家，可经加拿大的议会命令（Order in Council）修正。而非世界贸易组织的会员则可经由 OECD 认可后加入计划 4 的名单内。也有认为这是将世界上需要援助的国家分为属于和不属于世界贸易组织 2 类，而未被列入的国家发生紧急情况时，处理上将会有所延滞。

3. 检讨

因上述加拿大的 CAMR 近药制度立法，2007 年 7 月 19 日，卢安达成为利用第 6 段机制的第一个进口国，根据《总理事会决议》第 2 段第（a）项通知 TRIPS 理事会，将在随后的两年中从加拿大进口 26 万瓶抗艾滋病仿制药 TriAvir（药品成分之专利权人为 GSK、Shire 和 Boehringer Ingelehim 等三家药厂。依此项强制

---

❶ 基本药品范例所列者为基本医疗系统所需的最少药品，必须是在优先状况下最具疗效，安全且符合成本效益的药品。而优先状况的选择须基于现前和未来预估情形的相关性，以及安全且符合成本效益的治疗。世界卫生组织 . Essential Medicines，WHO Model List［M］. 14th ed. Geneva：WHO，2005［2009 - 10 - 30］. http：// whqlib-doc. who. int/hq/2005/a87017 _ eng. pdf.

❷ 列入世界卫生组织基本药品而未被列入加拿大近药制度计划 1 的药品如 fluconazole（抗霉菌药品），ethambutol & pyrazinamide（抗肺结核药品）和 artesunate（抗疟疾药品）。

许可内容，Apotex 药厂在 2 年授权期间内可生产并运送 26 万包 Apo-TriAvir 至卢安达，估计每年将约有 2.1 万名卢安达的艾滋病患因此受惠。

成品的第一批在 2008 年 9 月完成出口程序，而后在 2009 年 9 月 18 日第二批也由加拿大出口至卢安达，然该国是迄至 2009 年年底惟一受惠于 CAMR 的近药制度的国家。

此为利用第 6 段机制的首例，打破了自该机制设立以来 4 年时间没有任何国家付诸实施的僵局，在一定程度上缓解了有医药生产能力的发展中国家成员对利用出口强制许可敏感性和可能面临来自贸易对手单边压力的忧虑。然而基于这一机制程序上的繁琐，其运作的效率还有待更多的案例加以检验。❶ Apotex 也宣称将支持参院由 Yoine Goldstein 参议员所提的 CAMR 修正案（Bill S-232），期望将相关程序简化，Apotex 也愿意进一步利用这个机制，和卫生主管机关与非政府组织共同合作，投入发展儿童使用的三合一抗艾滋病药品。❷

（二）印度和巴西的合作

印度长期以来提供低价药品给发展中国家，所以其专利法的实施和改变对全球都有影响。印度自 2005 年的 1 月 1 日起依《TRIPS 协定》实施专利法，是众人所关注的事。至目前为止，印度尚未有颁布强制许可和政府使用的案例，主要的原因是近年

---

❶ 冯洁菡. 药品专利强制许可：《多哈健康宣言》之后的发展［J］. 武汉大学学报：哲学社会科学版，2008，61（5）.

❷ CAMR. Federal Law Needs to be Fixed if Life-Saving Drugs for Children are to be Developed［J］. Canada：apotex inc.，2009［2009 - 12 - 17］. http：//www. apotex. com/ca/en/about/press/20090514. asp.

才有药品产品专利的实施，相关专利仍然不多。

印度依据《TRIPS 协定》在 2005 年 3 月修正其 1970 年专利法时，利用了《TRIPS 协定》和《多哈宣言》的弹性条款。

1970 年的印度专利法参照德国的立法，仅准许药品申请方法专利，并未准许药品可申请产品专利。因此印度的制药产业可以经由逆向工程（reverse engineering）的方式，避开印度的方法专利，制造在他国有产品专利的药品的仿制药。

印度将利用这种渠道制造的仿制药输出至其他国家，只要这些国家没有产品专利或颁布了强制许可。面对 2005 年修正专利法后，药品的产品专利保护期至少是 20 年的规定要求，印度也要有对应的方式，举例来说原来可由印度制造的 imatinib mesylate（Gleevec）的仿制药，就可能侵犯了专利权人 Novartis。该仿制药由印度制造时成本为每人每月 200 美元，但是由 Novartis 提供时成本则高达每人每月 2 600 美元。

印度是否可以供应仿制药，对发展中国家的病患是个切身的问题。故许多发展中国家通过世界卫生组织，表达药品需求的困难和印度依《TRIPS 协定》修正专利法严重影响到艾滋病的防治。从政治人物到联合国官员、国际的非政府组织，都发表声明期待印度的政府当局能够承担长久以来供应全球廉价药品的任务。❶

1. 印度的专利法策略

印度 2005 年专利法修正时，也加入了一些防卫性的条款

---

❶ ACT-UP Cleveland, ACT-UP East Bay, ACT-UP Paris, et al. 2004 NGO Letter to the Honourable Dr Manmohan Singh. ［2004 – 12 – 16］. http：//www. healthgap. org/press_ releases/04/121604_ HGAP_ LTR_ India.

（safeguard clauses）。

（1）专利高标准。

修正法对仅有显著的创新性发明才可给予专利，至于借已有发明作微小修正改良的"长青型发明"已难获得专利保护。

2005 年《印度专利法》修正案第 3（d）条规定下列情形不给予专利许可："（d）仅属已知物质的新形式的发现，并不能提升该物质的药品作用；或仅属已知物质的的新性质或新用途的发现，或仅属已知方法、机器或设备的使用，除非该已知方法因得到新的产品或利用了至少一项新的反应物质。"法条的解释如下："本条文的目的在于专利审核时应对仅属已知物质的不同盐类、酯类、晶型、代谢物、纯化物、不同大小粒子、化学异构物、化学异构物的混合物、复合体、复方和其他派生物，应视为相同物质。除非其药品作用的性质有显著的不同。"这项规定可有效地限制专利的核准数目。

（2）专利核准前的异议。

任何人皆可在专利核准前申请异议，专利的审查人员也因此可以获得有关不应给予专利的信息。

（3）邮箱条款专利药品的仿制药保障。

《TRIPS 协定》规定未实施药品产品专利的国家，应在 2005 年 1 月前完成修法以符合规定。另一方面，《TRIPS 协定》也安排过渡条款规定，要求发展中国家应在 2000 年 1 月 1 日以后即能接受申请，此项规定称为"邮箱条款"。印度专利法修正案的第 11A（7）条对于 1995 年至 2005 年依邮箱条款申请专利的药品的仿制药，能在支付合理权利金的条件下继续生产。这是属于非自愿许可的自动核准（automatic non-voluntary license），而不需再经过个案的逐一审查。在 2005 年修法以前，已有超过 6 000 件邮箱条款的专利申请案，印度的这项防卫性条款也就发挥了相当大的作用。举例而言，GSK 药厂向印度申请复方药品 zidovudine/lamivudine 的专利，对印度国内供应全球最主要抗艾滋病复方药品的药厂而言，也就避免了被专利权人要求停止生产的可能。而其中最重大的意义在于因仿制药的继续供应，药品的价格免于上升。

印度专利法修正案利用第 11A（7）条，避免了符合邮箱条款专利药品的仿制药厂可能被认有侵权的风险：

"对符合第 5 节第（2）小节申请获有专利者，专利权人在 2005 年 1 月 1 日前仅可向已有重大投资和生产、销售，并在相关专利权人取得专利日期后继续制造产品的企业，收取合理的权利金。企业不应因前述情形而招致侵权起诉。❶"

（4）出口的强制许可。

《印度专利法》修正案的第 92 条 A 款第 1 项允许强制许可的实施，应让制造者（shall be available for manufacture）能够就公共健康的问题，对任何欠缺或无制造药品能力的国家，出口所需要的药品。其条件为由药品需求国家颁布强制许可，或由其通知

---

❶ Provided also that after a patent is granted in respect of applications made under sub-section（2）of section 5, the patent holder shall only be entitled to receive reasonable royalty from such enterprises which have made significant investment and were producing and marketing the concerned product prior to 1. 1. 2005 and which continue to manufacture the product covered by the patent on the date of grant of the patent, and no infringement proceedings shall be instituted against such enterprises.

允许专利药品由印度进口。❶

上述"应"的用字相当重要。这项规定允许了强制许可的自动核准程序，印度不必再对个案分别审查。修正法中也矫正了过去必须由进口国家颁布强制许可的规定。此外，《印度专利法》修正案的第90节也准许原为供应印度国内的强制许可所生产药品，能出口至仍未接受供应的国家。

（5）资料保护。

《TRIPS 协定》第39.3条规定，要求未揭露的试验资料不得作为不公平的商业使用，印度仍在研究因应的方式，可能的方向包括：

①资料专属权由全球的首次申请日起算，公司应自起算日的一年内，向各国申请上市许可始得获有资料专属权的保障。

②资料专属权限于新化学物质（new chemical entities）新药，不适用于新适应症、新剂型和异构物等情形。

③为公共健康保护的前提下，资料专属权效力有其限制。

原本预期2007年可完成有关资料专属权的立法决定，目前尚未有具体的进展。

一份2006年的报告指出巴西境内约有60万人感染了艾滋病。❷ 自1996年起巴西已全面提供免费的抗逆转录病毒药品治

---

❶ "... shall be available for manufacture and export of patented pharmaceutical products to any country having insufficient or no manufacturing capacity in the pharmaceutical sector for the concerned product to address public health problems, provided compulsory licence has been granted by such country or such country has, by notification or otherwise, allowed importation of the patented pharmaceutical products from India."

❷ S. Okie, Fighting HIV-lessons from Brazil ［J］. New England Journal of Medicine. 2006, 354（19）: 1977 - 1981.

疗，至 2005 年时已有 17 万人接受了这项医疗服务。巴西因这项医疗计划，艾滋病患的死亡率自 1996 年至 2002 年，已下降了一半。2005 年巴西的卫生部官方报告指出，1997 年至 2004 年间，巴西因而避免了 79 万余个可能因艾滋病的相关住院案例，节省了医疗支出约 22 亿美元。

2. 巴西的强制许可

巴西具备了当地生产药品的能力，这是其艾滋病防治计划能够成功的重要关键。目前医疗界使用的 17 种抗艾滋病药品中，巴西有能力以仿制药的方式制造其中的 8 种，这 8 种都是巴西在 1997 年 5 月实施药品产品专利以前已经上市的药品。因巴西的抗逆转录病毒药品的生产，不仅降低了国际有效成分原料药的成本（主要制造国为印度），也促成了发展中国家相关药品的大幅降价。巴西也试图利用强制许可为筹码，和国际大厂协商，要求其所制造的专利药品能够降价。这些努力，让抗逆转录病毒药品的价格由 1997 年的平均每人每年 6 240 美元，降至 2004 年的平均每人每年 1 336 美元。

现在有新的问题要面对，因抗药性的生成或治疗品质的要求，抗艾滋病用药成本又再次上升。且新的艾滋病药品在巴西已有产品专利保护，只能向国外购买。2005 年的抗逆转录病毒药价又上升至 2 500 美元。

在巴西 2005 年抗逆转录病毒药品的购买预算中，8 项可在当地生产的药品成本，合计 8 500 万美元，仅占预算的 21.4%；而大部分的药品，仍得向国际大厂购买，合计 3.1 亿美元，占预算的 78.6%。其中必须注意的地方就是，总预算的 60% 是用来购买三种药品（分别为 efavirenz［Stocrin，Merck］，tenofovir［Viread，Gilead］ and lopinavir/ritonavir［Kaletra，Abbott］），当时都是由国际大厂所制造，并有专利保护。

2007 年 5 月 4 日巴西颁布了 efavirenz 的强制许可，开放进口和其仿制药的生产。过去巴西曾多次表示将利用强制许可以取得抗艾滋病药品，但这次是真正的行动。在此之前，巴西人为了购买 efavirenz，需付给 Merck 药厂每人每年 580 美元，总支出占预算的 18%；在强制许可颁布后，价格就降到每人每年 165 美元。

三、进口药品

最不发达国家和发展中国家，不论是否是世界贸易组织的会员，都出现过利用《TRIPS 协定》的弹性条款的案例。多数发展中国家目前仍依赖进口药品，其利用弹性条款的目的是为了进口而不是生产药品。

经搜集，2004 年至 2008 年 65 个国家的核准进口使用仿制药的采购函主要是各国的卫生主管单位发函至药品的提供单位如 UNICEF 或 IDA。采购品项皆与艾滋病相关，有些则专为采购抗逆转录病毒药品。有些采购函说明了相关药品的专利保护情形，有的则完全不提。

采购函中如提及《多哈宣言》，主要目的是给予供应药品单位信心，其所采购和进口的药品不管是否具有专利保护，仍是经适宜的政府授权的。

最不发达国家一般采用《多哈宣言》第 7 段的规定，因最不发达国家可以延期实施药品产品专利至 2016 年，所以能进口仿制药品。

其他发展中国家则利用艾滋病的流行为国家紧急情况，可不经和专利权人事先协商而颁布强制许可进口仿制药品。这项规定的理由是在国家紧急情况下，要求申请人必须和专利权人协商，时机上可能不容许。在政府使用的强制许可案例中，也同样不要求和专利权人事先协商的程序。上述发展中国家的采购函，有可能是依据政府使用或国家紧急情况。

曾有研究搜集强制许可案例相关的 65 件采购函，发现 16 个发展中国家或地区成员为解决艾滋病问题，而采取强制许可或政府使用以进口或生产仿制药。❶ 除了泰国（如上讨论）和我国台湾地区（为禽流感抗 oseltamivir 病毒用药）外，皆是和艾滋病治疗有关。有 8 个国家（玻利维亚，纳米比亚，尼日利亚，乌兹别克斯坦，东帝汶，几内亚，摩尔多瓦，索马里）则以抗艾滋病用药在其国无专利为由，而核准进口药品。

另一方面，自 2001 年以来，世界贸易组织中总数 32 个最不发达国家中，有 26 个国家曾经利用弹性条款以进口仿制药品。❷ 其中的 24 个国家不论药品是否被专利保护，以《多哈宣言》第 7 段的延期实施专利而进品仿制药。有 2 个国家（毛里塔尼亚和坦桑尼亚）则以政府使用进口仿制药。

值得一提的是，不论《TRIPS 协定》或《多哈宣言》是否适用于非世界贸易组织会员，非会员国家为不计药品在其国内具专利保护，仍有许多采用弹性条款以进口仿制药的案例。有 11 个

---

❶ 含 Brazil, Cuba, Gabon, Georgia, Ghana, Guatemala, Guyana, Honduras, Indonesia, Ivory Coast, Malaysia, Philippines, Swaziland, Taiwan, Thailand, Zimbabwe 等成员，而世界贸易组织的近 150 个成员中约有三分之二是发展中国家。

❷ 这些国家包括：安哥拉，贝宁，布基纳法索，布隆迪，中非，柬埔寨，乍得，刚果，吉布提，冈比亚，几内亚，几内亚比绍，海地，莱索托，马拉维，马里，莫桑比克，缅甸，尼日尔，塞内加尔，卢旺达，坦桑尼亚，多哥，乌干达，赞比亚等。

非世界贸易会员国家进口抗艾滋病仿制药,❶ 其中 3 个是利用《多哈宣言》第 7 段,6 个利用政府使用或国家紧急情况,4 个国家则宣称所计划进口药品在其国内不具专利保护。虽然这些国家能够运用弹性条款是个可喜的现象,但从其官方采购函中分析,仍有许多改进的空间。最主要的是这些国家似乎仍对《TRIPS 协定》规定或药品专利不甚了解,也有 2 个国家不是世界贸易组织的成员,但却自称为其是。

更有甚者,有些国家不知药品的英文缩写,不能分辨所需的专利药品是 ABC 和 3TC,而不是 abacavir 和 lamivudine。其采购函是否符合国际法,也难认清,从其内容无法确认若专利权人提起侵权诉讼时,这些国家是否有充分的法律理由保护自己。

四、发达国家的限制行动

发展中国家已渐能运用《多哈宣言》,在其国内立法时将药品的可及性列入考虑。但西方发达国家也因此不安,所以对《多哈宣言》的运用在各方面多有限制,并寻求更严密的知识产权保护。

西方国家利用各种形式和渠道来对药品知识产权采取更进一步的保护。美国最主要的方法就是通过贸易协议或新会员加入世界贸易组织的协议,有时也由药厂直接进行诉讼,向运用弹性规范立法的国家挑战。Novartis 近年在印度提起诉讼,目标即是指

---

❶ Ellen F. M. 't Hoen. The Global Politics Of Pharmaceutical Monopoly Power, Drug patents, access, innovation and the application of the WTO Doha Declaration on TRIPS and Public Health [M]. Netherlands:AMB, 2009:61 [2009-09-06]. http://www.msfaccess.org, last visited 2009/9/6.

向《印度专利法》2007 年修正案中第 3（d）条的专利高标准。有时又施予政治压力，让这些发展中国家不能自由地运用弹性规范。

西方国家自 1999 年世界贸易组织的会议以来，即意图限制《多哈宣言》的《TRIPS 协定》弹性规范所适用的疾病范围。有时即使在 2001 年《多哈宣言》已明示的情形下，因为有心人士的利用和媒体的误导，究竟何种疾病属弹性规范的适用范围，还是争议不断。

现今以美国为代表，采取双边贸易协议为手段，是对期望利用《多哈宣言》的国家最大的威胁。

（一）美国——美国单边和地区性贸易协定的知识产权战略

美国为了其制药产业的利益在地区和双边谈判中大有收获，所谓超《TRIPS 协定》条款也常被置入世界贸易组织的新会员入会协议。

美国在贸易协议中放入《TRIPS 协定》条款，最主要的是要延迟贸易对手国的仿制药的上市时间。超《TRIPS 协定》条款的措施如下。

（1）专利连结：卫生主管机关在专利期间内不得核发上市许可，卫生主管机关也因而介入了药品知识产权的行政领域。

（2）资料专属权：在专利期过后的一定期间内，仿制药申请上市时不得利用原开发药厂的试验资料。

（3）对《TRIPS 协定》所要求 20 年的药品专利期间，再予延长，让仿制药上市时间延后。

（4）将药品专利的适用范围扩大至已知物质的新用途。

（5）限缩申请强制许可的理由。

（6）限制平行输入。

在《中美洲自由贸易协定》 （Central American Free Trade Agreemen，CAFTA)❶《美国新加坡自由贸易协定》《美国智利自由贸易协定》《美国摩洛哥自由贸易协定》《美国秘鲁贸易促进协定》中，都可以见到上述各种条款，以保护美国制药产业的知识产权。这些超《TRIPS 协定》条款也见诸于美国和泰国、巴拿马、玻利维亚、哥伦比亚、厄瓜多尔和南非关税联盟成员国（SACU)❷ 的贸易协议，而在我国和柬埔寨的加入世界贸易组织的协议中，也被置入了这些条款。

美国通过双边贸易谈判加入超《TRIPS 协定》来威胁发展中国家的运用专利安全条款，同时也达到了多边谈判无法获得的效果。

约旦在 2000 年 4 月加入世界贸易组织，而其和美国在 2001 年 12 月贸易协议即被要求加入超《TRIPS 协定》条款，相关内容接近于北美贸易协议的知识产权保护约定。其主要的内容如下。

（1）专利连结：药品主管机关在仿制药申请时应通知专利权人，主管机关的上市审查工作因此受到影响。

（2）在新成分 5 年资料专属权期间外，已知成分的新用途另加 3 年的资料专属权期间。

（3）仅能在反竞争行为的救济、公共非商业用途和国家紧急情况或其他极度危急情形下才可核准强制许可。

---

❶　中美洲贸易协议的成员国家原为哥斯达黎加、萨尔瓦多、危地马拉、洪都拉斯、尼加拉瓜，另多米尼加则在 2004 年 3 月加入。

❷　南非关税联盟的成员国有博茨瓦纳、莱索托、纳米比亚、南非和斯威士兰。

（4）因药品上市审查程序而影响药品专利的实施，专利期间应予以延长。

（5）尽其努力加入或认可专利合作公约组织（Patent Cooperation Treaty）。

乐施会（Oxfam）在 2007 年曾经分析超《TRIPS 协定》条款对约旦的影响，2001 年以来 108 种新药因资料专属权的导入而有 81 种无仿制药上市。美国近年在国内也因多方回应有了退让。如美国国会在 2007 年 5 月和白宫政府达成合意，放宽了自由贸易协议中超《TRIPS 协定》条款的要求。国会核准自由贸易协议前，将要求下列事项。❶

（1）了解发展中国家因自由贸易协议的药品试验资料保护期间不得超过同样产品在美国所受保护的期间，并应鼓励新药上市审查核可期间的合适性。

（2）容许发展中国家以较弹性的方式回复因审查新药程序导致上市迟延的专利期间，并应假设这些贸易伙伴已尽其努力处理专利和上市的核准。

（3）容许发展中国家较以弹性的方式避免可能发生专利侵权药品的上市。

（4）了解自由贸易协议的贸易伙伴可能因维护公共健康需要，而对试验资料保护有其例外措施。

（5）自由贸易协议应在知识产权专章中说明不得影响贸易伙伴的提升药品可及性以维护其公共健康，并应确认彼此认可《多哈宣言》的规范。

因上述国会和白宫的合意已删除了自由贸易协议中对贸易对

---

❶ United States Trade Representative. 2007 USTR Factsheet.

手的最具伤害力的部分，较为国际上反对超《TRIPS 协定》条款的团体所接受。但诚如国际知识生态组织（Knowledge Ecology International）所言，美国国内态度的转变固然是可喜的，但距离《多哈宣言》的目标仍有一段路要走。

（二）欧盟的反应

除美国自由贸易协议的超《TRIPS 协定》条款外，欧洲贸易委员会（European Trade Commissioner）的政策也值得注意。长久以来，欧盟要求其新加入成员国的入会条件应置入超《TRIPS 协定》规范。因欧洲制药联盟（European Federation of Pharmaceutical Manufacturers）对欧洲委员会的施压结果，土耳其即被要求应采用欧盟的资料专属权规范。

欧盟和土耳其关税联盟协议中要求在土耳其的仿制药申请应以原开发药厂的药品已上市为前提。欧洲委员会在 2007 年 7 月的贸易障碍管制报告中，即指出土耳其卫生部的核准仿制药上市，违反了其对欧盟规范的承诺。

欧盟委员会的立场是和制药产业一致的，对土耳其卫生主管机关的仿制药核准相当反对。虽然药品的安全性和有效性是卫生主管机关的职权，也无关于贸易，欧盟委员会却以贸易障碍为名意图影响土耳其的卫生政策。以《TRIPS 协定》第 39.3 条的资料专属权来达到贸易的目的，即是一种利用超《TRIPS 协定》规范的政策。

欧盟对南韩的药品行政和药品保险给付价格政策，也采取监视手段。欧盟在 2002 年即施压南韩政府，要求其放弃以采用市场最低价格的保险给付措施。同时欧盟也要求南韩政府实施其他的超《TRIPS 协定》规范。南韩的例子也说明欧盟会以利用处理贸易障碍的名义，影响其他国家的仿制药和药价政策。

欧盟虽已支持《多哈宣言》，且承诺不对穷困的发展中国家要求知识产权保护程度须要符合《TRIPS 协定》规范，但其成效仍有待观察。

然而欧盟和非洲、加勒比海和太平洋国家签订欧洲伙伴协议（European Partenership Agreements）时，仍然要求发展中国家的知识产权保护符合《TRIPS 协定》规范。

Abbott 和 Reichman 知识产权学者在欧洲议会的报告中，指出下列欧盟不利于药品可及性的措施：❶

（1）要求符合或采用专利合作公约（Patent Cooperation Treaty）和专利法公约（Patent Law Treaty），促使发展中国家的药品专利更为广泛。

（2）因为知识产权执行指令（Intellectual Property Enforcement Directive）的执行，仿制药的供应者将有恐于产品遭到扣押或进行巨额成本的诉讼，而不能提供市场需求的产品。

发展中国家不论是和美国还是欧盟签订了贸易协议，都会受到国际大药厂的牵制，而造成了引入仿制药的障碍。由此观之，美国在世界各地要求超《TRIPS 协定》规范的知识产权保护，欧盟就利益的立场而言，与其应是一致的。

---

❶ Abbott, F. M. & J. H. Reichman, Access to Essential Medicines: Lessons learned since the Doha Declaration on the TRIPS Agreement and Public Health, and Policy Options for the European Union. Report to the Directorate-General/External Policies of the European Union. 2007. Ellen F. M. 't Hoen. The Global Politics Of Pharmaceutical Monopoly Power, Drug patents, access, innovation and the application of the WTO Doha Declaration on TRIPS and Public Health [M]. Netherlands: AMB, 2009.

（三）Norvatis 药厂在印度诉讼案例——向《TRIPS 协定》弹性条款的挑战

印度 2005 年修改专利法后的第一个药品产品专利在 2006 年 2 月发给了 Roche 药厂印度分公司的生物药品 Peginterferon alpha-2a（Pegasys）。[1] 另一家药厂 Novartis 的药品 imatinib mesylate（Gleevec）的专利申请在 2006 年 1 月遭到驳回，理由是产品是已知物质的新形式，不符合《印度专利法》第 3（d）节的规定。该药品的专利申请案的异议是由一家印度仿制药厂 Natco Pharma 和癌症病患救助协会所共同提出。Imatinib mesylate 药品用于治疗慢性骨髓白血病（chronic myeloid leukaemia，CML），Novartis 在 1993 年时已在其他国家获得 imatinib 的专利。然而当时因印度专利法未准许产品专利，所以 Novartis 不能同时在印度申请产品专利。因世界贸易组织的过渡措施——邮箱条款也是自 1995 年开始生效，该药品也能适用。1998 年时 Novartis 以新形式的 imatinib mesylate 利用邮箱条款申请专利，并在 2003 年时获得独家营销权，该药的仿制药也因此不得在印度制造。当时 Novartis 提供该药的国际价格是每人每年 27 000 美元，而印度的仿制药的价格是每人每年 2 700 美元。其后 Novartis 药厂因为要求印度仿制药停产，而曾经中断其在印度的捐助计划。法院也在 2005 年 1 月命令

---

[1] Roche gets first product patent in India, Financial Express, 2006 – 03 – 02.

Novartis 应供应药品给年收入在 336 000 卢比以下者。❶

驳回 imatinib mesylate 专利申请的依据是新《印度专利法》的第 3（d）节的可专利性的规定，同时第三人也可提起异议，并提出相关证据让专利审查人员参考。印度的仿制药厂和病患团体在 2005 年专利法修正后，曾多次利用《印度专利法》第 3（d）节的规定申请专利核准前的异议。举例言之，一个印度公民社会组织"印度艾滋病人民网络组织"（Indian Network for People Living with HIV/AIDS, INP）即在 2006 年 3 月申请异议，认为 GSK 的 zidovudine 和 lamivudine 固定剂量复方药品并非具新颖性的发明，不符合《印度专利法》第 3（d）节的规定。GSK 在专利申请遭驳回后，即宣布撤回 zidovudine 和 lamivudine 固定剂量复方药品的专利申请和已有的相关专利。

Novartis 的药品 Gleevec 的专利申请在 2006 年遭驳回后，除继续力争 imatinib mesylate 的可专利性外，也向法院提出《印度专利法》第 3（d）节违反宪法和《TRIPS 协定》的诉讼。这次 Novartis 的行动，遭到如同 2001 年的南非案件的各方谴责。人权团体和政治人物的群起响应，都认为 Novartis 的行为是向《TRIPS 协定》弹性规范的直接攻击，也将影响全球发展中国家所需仿制药品的供应。2007 年 8 月 6 日马德拉斯最高法院作出判决，驳回

---

❶ India stops donation of cancer drug in India, newindpress. com, Hindu Businessline, MNC's told to supply "patented" anti-cancer drug, Hindu Businessline. January 21, 2005. Ellen F. M. 't Hoen. The Global Politics Of Pharmaceutical Monopoly Power, Drug patents, access, innovation and the application of the WTO Doha Declaration on TRIPS and Public Health [M]. Netherlands: AMB, 2009: 79 – 84 [2009 – 09 – 06]. http: // www. msfaccess. org, last visited 2009/9/6.

了 Novartis 的控诉。法院认为专利法是否符合《TRIPS 协定》并非其职权，应交由世界贸易组织的争端调解组织认定。Novartis 于其后宣布不再上诉，并称该案应交由世界贸易组织处理。❶ 然而目前为止，尚无国家在世界贸易组织控诉印度专利法的不符《TRIPS 协定》规范。所以实务上的解释是《印度专利法》第 3 (d) 节仍有其效力，所以专利局仍可依据其标准审查和处理有关核准前异议的案件。

在印度的例子中，我们也看到了药品知识产权的保卫措施不仅止于多边和双边谈判，走向属地国的法院直接挑战也是一条渠道。

五、国际捐赠机构的角色

2006 年世界卫生组织的"知识产权、创新和公共健康委员会"报告，❷ 为了提高公私合作伙伴关系的可持续性，以提升发展中国家的药品可及性，有关事项如下：

（1）目前的捐赠者必须持续支持并增加研发资助以应对发展中国家的卫生问题。

（2）要取得更多的捐赠者的支持，应增加资助并帮助公私合作伙伴关系和其他研发赞助者，而不受某个主要捐助者改变政策的影响。

（3）资助者必须承诺长期资金投入。

---

❶ Jack，A. Novartis to move Indian R&D. Financial Times，August 21.

❷ 世界卫生组织. 公共卫生——创新和知识产权，知识产权、创新和公共卫生委员会报告［R］. Geneva：世界卫生组织，2006［2009 - 11 - 10］. http：//whqlibdoc. who. int/publications/2006/a88438_ chi. pdf.

（4）公私合作伙伴关系需要能够证明：钱花得合理；建立了透明而有效的责任制度；工作协调和善于合作；并且继续定期监督和评价其活动。

世界卫生组织应倡议建立适宜机制的程序，而这种机制能通过吸引新的捐助者（政府和私立部门二者）保证公私合作伙伴关系坚贞不渝、运转有效，同时能推动发展中国家研究机构更广泛地参与。

近年来国际上对卫生问题的财务性支援有相当大的增长。如Global Fund、PEPFAR 和 UNITAID 等组织，近年经常参与药品、疫苗和其他必要性医疗产品的采购和援助。而如世界银行、欧盟委员会也开放并扩大援助发展中国家基本药品的采购。一般而言，这类组织在医药采购方面都相当重视知识产权的问题。如何利用《多哈宣言》的弹性规范，以低价取得基本药品，是这类组织有效运作的要素。

（一）抗艾滋病、肺结核和疟疾全球基金

抗艾滋病、肺结核和疟疾全球基金要求其受赠者在采购时应符合其国内和国际法规，并鼓励受赠者利用《TRIPS 协定》和《多哈宣言》的弹性规范，以期能以最低可能的价格取得品质合格的医疗产品。

如受赠者无能力评估所购买的产品是否符合国内和国际知识产权的规定，也可以利用全球基金的预算遴聘专家来协助。实际上很少有国家向全球基金申请专家协助的财源支援。这些国家只要通过 UNICEF 和 IDA 等国际组织购买，或向其供应者宣布其是利用《多哈宣言》第 7 段规范、政府使用或强制许可等规范来进行采购即可。

（二）世界银行

世界银行曾表示知识产权主要为发达国家所有，发展中国家将因知识产权的保护成为输家。在 1999 年的世界银行报告中，其就曾预估发展中国家将因各科技领域的权利金和授权费而损失高达 75 亿美元。

世界银行甚至以手册的方式，告知多国抗艾滋计划（Multi-country HIV/AIDS Program，MAP）的受赠者应如何向印度购买仿制药。该行并制作了"和艾滋病的战争"（Battling HIV/AIDS）手册，以清楚和详尽的内容告知受赠国家以合法的方式购买抗艾滋病仿制药品。受赠国家如因专利所造成的障碍不能取得低价的仿制药，手册有各种选择的建议如采取平时输入、强制许可或政治使用等措施。该手册同时也告知最不发达国家可以不实施药品产品专利，也无义务实施药品试验的资料专属权。其中也鼓励通过代表政府的采购组织，决定有关专利和采购的事宜，而不要由国家的贸易部部长甚或总统直接作决定。❶

（三）联合药品采购组织

联合药品采购组织（UNITAID）任务是通过降低优质药品和诊断法的价格并加快其提供速度，在发展中国家促进扩大获得艾滋病毒/艾滋病、疟疾和肺结核治疗，目前重点是在于抗艾滋病的第二线用药和已生成抗药性的传染病用药。UNITAID 为每项药品计划建立了一个与现有组织的专门伙伴关系，这些组织包括：世界卫生组织，儿童基金会，抗艾滋病、结核和疟疾全球基金，克林顿基金

---

❶　Tayler Y. Battling HIV/AIDS：A Decision Maker's Guide to the Procure-ment of Medicines and Related Supplies ［R］. USA Washington D. C. The World Bank：2004.

会，全球药品机构，绿灯委员会和控制肺结核伙伴关系。

联合药品采购组织在其章程中即明定实施《多哈宣言》为其目的："联合药品采购组织将以市场竞争促使价格下降，如有知识产权阻滞竞争和价格下降时，也会协助国家采取强制许可或其他《TRIPS 协定》的弹性规范。"

联合药品采购组织通过互助性机票税等创新筹资机制和长期持续的捐款预算，为受惠国家和地区提供长期和稳定的支持。其以日内瓦为基地，而信托基金和秘书处则设在世界卫生组织。目前会员有 27 个国家，其中 19 个是非洲国家，它们向联合药品采购组织缴款。联合药品采购组织的资金中至少 85% 用于低收入国家。其 2007 年预算超过 3 亿美元，其中 90% 已拨给 80 多个国家的计划。

联合药品采购组织更积极地介入新药发展的角色，抗艾滋病的小儿科用药和新固定剂量复方药品的开发，都是其近年的目标。2008 年 7 月该组织决议成立抗艾滋病用药的专利池，以增进药品的创新和可及性。

（四）美国总统艾滋病紧急救济计划

美国总统艾滋病紧急救济计划（PEPFAR）在 2003 年立法通过，要求其受赠者必须依据美国国际发展机构（United States Agency for International Development，USAID）的标准来进行采购，因此其所援助的药品必须由美国制造和出口。该计划也要求承办主管不得购买抗艾滋病的仿制药，而美国 FDA 的核准是必要的条件，且世界卫生组织的先期认证也不符合采购管理的严格标准。所以美国的主计局（General Accounting Office）也曾表示这种政策限制了该计划的执行力量。美国在 2004 年即自行于 FDA 进行该计划所使用药品的评估，使因受专利保护而在美国没有登记的药品可经由美国 FDA 核准而提供给 14 个该计划的受赠国家。至 2007 年年底，美国 FDA 已核准 57 个抗艾滋病的仿制药，而此前该计划也允许其受赠者购买仿制药。然而该计划并未如上述 UNIAID 一样明确表示支持《多哈宣言》的立场。

针对发展中国家的药品问题，世界卫生组织认为在与政府和非政府组织行动的合作下，捐赠者起了很大的作用，但是为了满足发展中国家的卫生需要，政府和其他机构必须采取更有组织和更持久的行动，以促进药品的可及性。❶

第四节　小　结

我国学者吴汉东教授指出，在《TRIPS 协定》的规定下，因知识产权标准的缔约方一体化、知识产权规则实体和程序一体化、知识产权保护与贸易体制一体化，已造成了药品利用的障碍，严重地影响了亿万民众的健康权。❷

曾任职世界银行的经济学诺贝尔奖得主史蒂列兹教授也表示，1995 年的乌拉圭回合谈判成立了世界贸易组织，结果是美国模式的知识产权规定被移植到了《TRIPS 协定》，全球的国家和

---

❶　世界卫生组织．公共卫生——创新和知识产权，知识产权、创新和公共卫生委员会报告［R］．Geneva：世界卫生组织，2006［2009 - 11 - 10］．http：//whqlibdoc. who. int/publications/2006/a88438_ chi. pdf.

❷　吴汉东．知识产权国际保护制度研究［M］//吴汉东．知识产权国际保护制度的变革与发展．北京：知识产权出版社，2007：2 - 6.

民众都因此受到了束缚。原来美国这些药品知识产权的规定只是原开发药厂用来防堵国内的仿制药厂加入市场竞争的工具。医药产业和其他产业大不相同，药品的知识产权关系着人类的生命权和健康权，药品的知识产权进入全球化时，最大的问题是全球落后国家的数10亿民众将无能力负担价格高昂的药品。❶

2006年世界卫生组织的知识产权、创新和公共健康委员会《公共卫生——创新和知识产权》的报告中指出："根据《TRIPS协定》，各国应在立法中规定使用强制许可的权力，这种权力有利于促进与发展中国家特定的卫生问题。"❷ 药品专利强制许可是专利制度下灵活性的运用，在知识产权进入国际保护的时代，我们也有必要以国际的观点来了解、分析如何利用这个取得基本药品的机制。

值得注意的是，全球发展中国家努力利用《多哈宣言》来提升药品可及性，有其不同的遭遇。于次撒哈拉的最不发达国家因为不实施药品产品专利，所以能取得第一线的固定剂量复方抗艾滋病的仿制药。即使是这些最不发达国家不理会药品专利的机制，发达国家对这一部分也一般不会表示关切。目前非洲国家利用《多哈宣言》的弹性规范仅限于取得抗艾滋病药品。而未来是否会利用这个弹性机制来扩大取得药品的范围，其影响如何，目前尚难预测。

---

❶ Joseph E Stiglitz. Scrooge and Intellectual Property Rights［J］. USA：BMJ，2006，333：1279－1280.［2009－08－19］. http：//www. bmj. com/cgi/content/full/333/7582/1279.

❷ 世界卫生组织. 公共卫生——创新和知识产权，知识产权、创新和公共卫生委员会报告［R］. Geneva：WHO，2006［2009－11－10］. http：//whqlibdoc. who. int/publications/2006/a88438_ chi. pdf.

另一方面，因为市场利润的诱惑，大药厂对中等收入的发展中国家则尽其所能地干预，即使是这些国家寻求符合《多哈宣言》所规范的机制来取得药品，发达国家总是施加强大的压力。数据显示，2006 年全球的药品市场总值是 6 430 亿美元，几乎是 1999 年的总值 2 倍。全球市场的 86.9% 在北美洲、欧洲和日本。亚洲和拉丁美洲的市场虽较小，但在高收入国家的市场增长停滞时，高增长地区反而成了必争之地。依据 IMS 提供的 2007 年国际医药市场资讯的统计，拉丁美洲的成长率最高，为 12%，而亚洲、非洲和澳洲则为 9.8%。北美洲的成长率为 8%，但欧洲则仅为 4.8%，日本更是下降了 0.7%。另一份 2007 年 Price Waterhouse Coopers 的报告指出，7 个新兴国家（E7，含我国、印度、俄罗斯、巴西、墨西哥、印尼和土耳其）的经济增长速度，预期在 2020 年可达 3 倍之多，而 G7 经济大国的同期增长预期可能仅达 40%。❶ 所以虽然新兴工业国家的药品市场值目前仅占全球的 5%，但因其增长可期，对这块明日之星的市场，发达国家的制药业者对如泰国和巴西的药品降价行动，是很难容忍的。

再就未来的趋势分析，许多目前是发达国家的疾病，很快地也会在新兴工业国家大幅成长。举例来说，发展中国家在 2004 年罹患高血压的人口有 6.39 亿人，但预计 2025 年时会增长到 10 亿人。而亚洲国家的强制许可，取得药品的范围已不限于抗艾滋病用药，这也是发达国家会采取不同态度的理由。再举例来说，

❶　Ellen F. M. 't Hoen. The Global Politics Of Pharmaceutical Monopoly Power，Drug patents，access，innovation and the application of the WTO Doha Declaration on TRIPS and Public Health［M］Netherlands：AMB，2009：65 - 66［2009 - 09 - 06］. http：// www. msfaccess. org.

泰国为了取得心血管药品和抗癌药品，也曾颁布强制许可。但是持有相关专利的药厂也视这些药品为主要的利润来源。2007 年泰国曾对一种预防心脏病药品 clopidogrel 颁布强制许可，这项药品是全球排名第 4 的畅销药品，在 2006 年的销售额达 58 亿美元。

　　除市场价值外，许多中等收入的发展中国家如印度、巴西等有能力制造仿制药，也是发达国家对其如芒刺在背的原因。但是我们要知道，如果这些国家被迫停止生产仿制药，非洲国家即使合法地颁布强制许可，也可能面临没有供应者的困境。发达国家对《多哈宣言》的两面态度，虽然容许最不发达国家的不理会药品专利，但最后的结果仍然无法解决基本药品的欠缺。

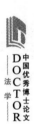

第五章

我国药品专利强制许可的规范和运作

我国专利法的实施已超过 25 年，专利强制许可制度也经过了三次修订，有了两项实施办法的规定，但相比于其他发达国家和发展中国家，甚至最不发达国家的启动强制许可的频率和经验，我国迄今尚无案例。综合分析各种说法，现整理相关内容摘要如后。

（1）我国过去多年里对专利权利的保护，并不是非常严格，对专利的使用常常未经权利人的同意，冒充或侵犯专利的事件也未能有效地惩处，因此为满足市场需要而要求强制许可，显得多余。❶

（2）长期以来，我国对强制许可制度的认识非常有限，虽然在 1984 年专利法之时，即有强制许可的规定，但该规定非常具原则性，缺乏可操作性，很难被具体实施。❷

（3）国际上真正启动过的国家并不多见。因为专利本身的复杂性，不是所有国家按照专利说明书、投入人力和财力就一定能成功生产出产品的。更何况专利说明书的要求只是能够生产出某产品，而未必是生产此产品的最佳方案，最佳方案往往还和一些技术秘密或专家指导等因素相关。❸

（4）在专利强制许可问题上，我国数次专利法的修订主要是为了适应我国加入世界贸易组织的需要，较少考虑本国社会公共利益的真正需求。我国关于专利强制许可的规定存在许多不足，例如对强制许可限制过严、程序过于繁琐等，许多规定超过

---

❶ 国家知识产权局知识产权发展研究中心. 知识产权的行使［M］. //邓仪友. 我国应当强化专利实施强制许可制度. 北京：知识产权出版社，2004：359.

❷ 前揭国家知识产权局知识产权发展研究中心. 知识产权的行使.

❸ 郭寿康. "TRIPS"修改新变化，访中国人民大学法学院教授郭寿康［J］. 中国外资，2008，（1）［2009－11－10］. http://www. chinalawedu. com/new/21604＿5300＿/2009＿10＿26＿ji15103654486201900220552. shtml.

《TRIPS 协定》的要求。❶

（5）事实上各国基本都有强制许可制度，以 2001 年美国炭疽病危机为例，对德国拜耳药厂的 Cipro 药品的强制许可，也只是降价谈判的筹码，并未真正启动。

综上分析，我国虽已有专利强制许可的立法，目前还尚未能实施，原因很多也不能以偏概全。但强制许可的机制本身"徒法不足以自行"，还要全面因素的配合。如完善专利强制许可的机制，让这把"未出鞘的剑"随时可以成为取得国家或社会所需药品的利器，就是我们的课题。

现今讨论我国药品专利强制许可机制应如何具体落实有其重大意义，其理由如下。

（1）我国专利法第三次修订案在 2009 年 10 月 1 日正式实施，其中有许多涉及药品专利强制许可的规定。未来这些规定如何解决我国甚至其他国家的药品可及性问题，有探讨的必要。

（2）近年国际组织如世界贸易组织、世界卫生组织和其他非营利性组织对药品可及性的推动有些新的方案和进展。如何以我国特有的国情和机制，配合这些国际性组织的计划和行动，不仅符合世界潮流，更能发挥和扮演世界大国的功能和角色。

（3）我国台湾地区的"专利法"也在 2009 年 12 月完成行政审稿作业，药品专利强制许可的规定是其修法的重点，也可作为研究的比较和参考。

本章拟先就强制许可机制应有优良的标准作业规范的意义说明，再对我国专利法已有的各种强制许可类型分析其运作和应用

---

❶ 林秀芹. 中国专利强制许可制度的完善［J］. 法学研究，2006 (6)：33 - 36.

上的问题，而因补偿是强制许可制度运作的筹码，也是当事人权益平衡点，故特别提出讨论，最后，再就我国制药产业能力、卫生机关配合能力和我国缺乏制造药品能力时的应对，整合性地探讨药品专利强制可的相关事项。

第一节　建立优良的标准操作规范

专利强制许可是个复杂的制度，国家要能有优良的政府操作规范（good state practice），才能确保制度的有效运作。医药知识产权专家 James Love 在比较发达国家和发展中国家的强制许可制度后，感慨而言："发达国家的强制许可制度的建立和利用，远胜于真正需要强制许可取得药品的发展中国家。"我们应该认识到我国虽已立法规定专利强制许可的多年，然而迄今仍未有真正启动的经验，未来如有紧急需要时，只有靠及早建立翔实可据的标准执行规范（standard operating procedure），其意义为：

（1）事先详尽地讨论和制作标准执行规范，可以帮助我们了解各执行环节的细节和联系问题。

（2）在状况发生时，依标准执行规范而运作可避免误失，并可促进各相关部门的协调运作。

（3）在事后检讨时，标准执行规范是未来改进和完善的蓝本。

如何在我国建立一套可行的优良操作规范，其他国家的经验可以是我们的参考，再依据我国特有情况作全面的规划。以下是 James Love 对发展中国家的专利强制许可制度走向完善方向的原

则性建议。❶

第一，制度不能过于僵化或管理成本过高，或为诉讼所牵制。因为大型药厂精通知识产权诉讼，也知道利用法律漏洞或不明之处，甚或经常有意或无意地误用药品行政和知识产权法规，以达到吓阻竞争者的目的。制度如允许大型药厂可以采用诉讼的方式，一般很难有效地运作。所以应尽量采取行政程序。

第二，政府使用的规定应能强力有效。因为《TRIPS协定》容许在公共非商业用途时政府有广泛的权力实施专利，对发展中国家而言，更应有比如美国、德国、爱尔兰或英国这些先进国家更强的政府使用规定。

第三，应采取可得预测和易于管理的补偿制度。使用费应有指导原则，以降低不确定性，加速决定程序，行政制度应说明专利权人如有不服而请求救济时，应由其负担相关经济数据的举证责任。透明度是这个项目的重点。政府使用的程序应求迅速，且应在第一次决定时即已决定补偿额，在行政救济的修正时，也应有前瞻性。在药品案件中常涉及多数专利，此时应先将补偿金支付至特定账户，由不同专利权人之间自行分配，如有仲裁费用发生者则应由专利权人负担。

第四，应容许出口。《TRIPS协定》容许出口的最直接的规定在：如经行政程序发现存在因缺乏竞争导致有业者掌握特定治疗药品

---

❶ James Love. Compulsory Licensing: Models For State Practice In Developing Countries, Access to Medicine and Compliance with the WTO TRIPS Accord, Prepared for the United Nations Development Programme [R]. WTO, 2001 – 01 – 21 [2009 – 10 – 22]. http: //www. cptech. org/ip/health/cl/recommendedstatepractice. html.

项目的市场力量而造成药品取得的障碍时。此系依《TRIPS 协定》第31 条 k 款规定。此可交由卫生主管机关依行政程序决定。另一途径为依《TRIPS 协定》第 30 条的专利权例外规定，也考量保障专利权人的出口市场合法权益，给予专利权人合理的出口市场补偿金。许多非营利组织都建议，可以采用以人道为目的而利用《TRIPS 协定》第30 条的专利权例外规定。不论第 31 条 k 款或第 30 条规定在配合行政程序发现：（1）产业确实需要有生产规模始得有收益时；（2）产品用于治疗感染性疾病时；（3）产品出口有利于公共健康时；和（或）产品出口系有人道目的者。

第五，应有为了解决公共健康危机的强制许可规定。依《TRIPS 协定》第 31 条 b 款除非营利公共使用目的之条款外，也容许这样的快速途径。欧洲国家政府可经由公共财源支付健康照顾，但大部分发展中国家欠缺供应高价药品的能力。这些发展中国家就需要容许仿制药加入竞争以降低药价，来让更多的人民可以负担药品的费用。借公共健康危机的宣布，政府可以经由适度的补偿，取得用于治疗艾滋病、肺结核、疟疾以及其他疾病的药品，免除了商业性许可协商的程序，也可增加仿制药竞争者。

知识产权教授卡洛斯·克雷亚也对发展中国家可以利用强制许可制度以取得药品的事由，列举如下[1]：

（1）拒绝许可：在以合理商业条件与专利权人协商后，仍拒绝许可，因而产品开发或商业活动受到负面影响的。

（2）紧急情况：因自然灾害、战争或疫情致有公共健康需求的。

---

[1] 国家知识产权局条法司：专利法研究［M］. 北京：知识产权出版社，2008.

（3）不正当竞争行为：如价格过高或滥用行为。

（4）政府使用：如提供给穷困者健康照顾。

（5）有关健康的发明未能实施或未能充分实施。

（6）公共利益：包括其他适合公共利益的广泛的情形。

我国专利法在 2008 年完成第三次修改，配合修改的专利法实施细则也在 2010 年 2 月通过，过程经过多方详尽地讨论，也有配合国际和国内环境的考量。如何运用我国的这套制度，发挥其功能，解决药品可及性的问题，是现阶段的重点。以下先就我国专利法的强制许可予以类型化，分别为普通强制许可、反垄断救济强制许可、紧急状态强制许可、公共利益目的强制许可、公共健康目的出口药品强制许可和依赖性专利强制许可，了解如何运用和可能发生的问题。其次强制许可必然涉及对专利权人的补偿，因我国尚未有实际案例，国际上有关补偿制度的设立和运作，也有特别讨论的必要，作为完善我国强制许可制度的借鉴。

第二节　法律规定

我国在 1984 年 3 月 12 日颁布《专利法》，在 1992 年 9 月 4 日第一次修订，2000 年 8 月 25 日第二次修订，2008 年 12 月 27 日第三次修订，其中有配合《TRIPS 协定》和因应国际压力的因素。有关专利强制许可的实施，2003 年 6 月 13 日国家知识产权局发布了《专利强制许可实施办法》，对强制许可的授予程序作了详细规定；2005 年 11 月 29 日国家知识产权局又发布了《健康办法》。现就其与药品专利强制许可有关的内容，叙述如下。

一、专利法

（一）1984 年初颁

我国 1984 年专利法已规定了强制许可制度，构成专利强制许可的两种事由含：（1）专利权人未在规定的期限内履行在我国实施专利的义务的（第 51 ~ 52 条）；（2）依赖性专利（第 53 条）。而对于国际上已经采用的其他情形，如救济反竞争行为的需要、公共利益需要等，当时没有相对应的规定。

（二）1992 年修订

1992 年 9 月 4 日，全国人民代表大会常务委员会决定对 1984 年专利法进行第一次修订。修订后的专利法加强了对专利的保护，如扩大了对方法专利的保护和专利保护客体的范围，将"食品、饮料和调味品"以及"药品和用化学方法获得的物质"列为可授予专利权的对象。同时，1992 年专利法也增加了颁发强制许可的事由，相关规定如后。

1. 拒绝许可

1992 年《专利法》第 51 条规定："具备实施条件的单位以合理的条件请求发明或者实用新型专利权人许可实施其专利，而未能在合理长的时间内获得这种许可时，国务院专利行政部门根据该单位的申请，可以给予实施该发明专利或者实用新型专利的强制许可。"此外，第 54 条规定："依照本法规定申请实施强制许可的单位或者个人，应当提出未能以合理条件与专利权人签订实施许可合同的证明。"这一规定与《TRIPS 协定》第 31 条（b）项第 1 段基本上相同，这可能是和我国 1992 年时积极申请加入世界贸易组织，而有必要参照《TRIPS 协定》草案的规定。

2. 紧急情况和公共利益需要

修改后的 1992 年《专利法》第 52 条规定："在国家出现紧急状态或者非常情况时，或者为了公共利益的目的，专利局可以给予实施发明专利或者实用新型专利的强制许可。"这一规定的内容也与《TRIPS 协定》第 31 条 b 款第 2 段相似，同样也可能是和当时要加入世界贸易组织有关。

3. 依赖性专利

1992 年《专利法》第 53 条关于依赖性专利的强制许可完全保留了 1984 年专利法的规定，未作任何变动。但是 1992 年专利法取消了 1984 年专利法关于当地实施要求的规定，所以依其规定专利权人未在中国实施专利不能作为申请强制许可的理由。

（三）2000 年修订

2000 年 8 月 25 日，我国专利法作了第二次修改。这次修订对强制许可制度作了更加严格的限制，相关规定如后。

1. 拒绝许可情况下的强制许可

2000 年《专利法》将 1992 年《专利法》第 51 条移到第 48 条，在内容上则未作任何修改："具备实施条件的单位以合理的条件请求发明或者实用新型专利权人许可实施其专利，而未能在合理长的时间内获得这种许可时，国务院专利行政部门根据该单位的申请，可以给予实施该发明专利或者实用新型专利的强制许可。"

2. 紧急情况和公共利益需要

2000 年《专利法》第 49 条系 1992 年《专利法》第 52 条的全部移植，内容未作变动。

3. 依赖性专利

2000 年修改后的《专利法》第 50 条是 1992 年《专利法》第 53 条的修改版，2000 年《专利法》第 50 条第 1 款规定："一项取得专利权的发明或者实用新型比前已经取得专利权的发明或者实用新型具有显著经济意义的重大技术进步，其实施又有赖于前一发明或者实用新型的实施的，国务院专利行政部门根据后一专利权人的申请，可以给予实施前一发明或者实用新型的强制许可。"所以在依赖性专利情况下实行强制许可时，要求后一专利必须具有较前一专利"具有显著经济意义的重大技术进步"。相对于1992年专利法的规定，仅要求后一专利的实施有赖于使用前一发明或实用新型专利，即构成颁发强制许可的理由，2000年的修改走向限制的方向。2000年《专利法》第50条第1款的内容也和《TRIPS协定》第31条第（1）项相符。

4. 强制许可的程序、范围和期限

2000年《专利法》第52条系原1992年《专利法》第55条的修改版："国务院专利行政部门作出的给予实施强制许可的决定，应当及时通知专利权人，并予以登记和公告。给予实施强制许可的决定，应当根据强制许可的理由规定实施的范围和时间。强制许可的理由消除并不再发生时，国务院专利行政部门应当根据专利权人的请求，经审查后作出终止实施强制许可的决定。"

（四）2008年修订

现行2008年专利法有关药品的专利强制许可的规定，增订两个强制许可事由：第一，配合2005年世界贸易组织《修改TRIPS协定议定书》的要求，2008年《专利法》第50条规定，对在我国取得专利权的药品，为了公共健康的目的，国务院专利行政部门可以给予制造并将其出口到下列国家或者地区的强制许可：（1）最不发达国家；（2）不具备该药品的制造能力或者制造能力不足，并依照我国参加的世界贸易组织有关条约已经履行了相关手续的成员。第二，配合《TRIPS协定》第31条（k）项的规定，2008年《专利法》第48条第（2）项规定："专利权人行使专利权的行为被依法认定为垄断行为，为消除或者减少该行为对竞争产生的不利影响的"，对经司法、行政程序确定为排除、限制竞争的行为，国务院专利行政部门可以给予申请人强制许可。

（五）2010 年《中华人民共和国专利法实施细则》（以下简称《专利法实施细则》）修改

《专利法实施细则》为配合 2008 年专利法的修改，在 2009 年 12 月 30 日，国务院第 95 次常务会议审议通过了《国务院关于修改〈中华人民共和国专利法实施细则〉的决定》（以下简称《决定》）。温家宝总理于 2010 年 1 月 9 日签署国务院第 569 号令，公布了该《决定》，并规定自 2010 年 2 月 1 日起施行。新公布的《专利法实施细则》对有关强制许可的规定，主要如后。❶

1. 明确"未充分实施"的含义

第三次修改后的专利法对现行《专利法》第 48 条规定的给予强制许可的事由进行了调整，明确规定专利权人自专利权被授予之日起满 3 年且自提出专利申请之日满 4 年无正当理由未实施或者未充分实施其专利的，可以给予强制许可。为了落实上述规定，2010 年《专利法实施细则》第 73 条第 1 款规定"未充分实施其专利"的含义为："专利法第四十八条第（一）项所称未充分实施其专利，是指专利权人及其被许可人实施其专利的方式或

---

❶ 关于中华人民共和国专利法实施细则的修改（2010 - 02 - 03）［2010 - 02 - 07］. http：//www. china. com. cn/zhibo/zhuanti/ ch-xinwen/ 2010 - 02/03/content_ 19361106. htm. 国务院决定修改专利法实施细则自今年 2 月 1 日起施行［2010 - 02 - 07］. http：//www. china. com. cn/news/txt/ 2010 - 01/18/content_ 19261334. htm.

者规模不能满足国内对专利产品或者专利方法的需求。"

2. 对"取得专利权药品"的定义

2008 年《专利法》第 50 条规定："为了公共健康目的，对取得专利权的药品，国务院专利行政部门可以给予制造并将其出口到符合中华人民共和国参加的有关国际条约规定的国家或者地区的强制许可。"对可以适用第五十条强制许可规定出口的"取得专利权的药品"的解释，2010 年《专利法实施细则》第 73 条第 2 款规定："专利法第 50 条所称取得专利权的药品，是指解决公共健康问题所需的医药领域中的任何专利产品或者依照专利方法直接获得的产品，包括取得专利权的制造该产品所需的活性成分以及使用该产品所需的诊断用品。"

3. 增加为解决公共健康问题给予强制许可的具体规定

为了充分利用专利强制许可制度以因应可能发生的公共健康问题，2008 年专利法根据 2005 年《修改 TRIPS 协定议定书》的规定，增加了在某些国家缺乏制药能力或者能力不足的情况下，给予制造专利药品并将该专利药品出口到这些国家的强制许可的原则性规定。2010 年《专利法实施细则》鉴于《修改 TRIPS 协定议定书》对实施药品专利的强制许可规定了详细的条件和程序，为使我国给予的实施药品专利的强制许可符合国际条约的要求，2010 年《专利法实施细则》将原第 72 条规定改为第 74 条："请求给予强制许可的，应当向国务院专利行政部门提交强制许可请求书，说明理由并附具有关证明文件。国务院专利行政部门应当将强制许可请求书的副本送交专利权人，专利权人应当在国务院专利行政部门指定的期限内陈述意见；期满未答复的，不影响国务院专利行政部门作出决定。国务院专利行政部门在作出驳回强制许可请求的决定或者给予强制许可的决定前，应当通知请

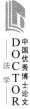

求人和专利权人拟作出的决定及其理由。国务院专利行政部门依照《专利法》第五十条的规定作出给予强制许可的决定，应当同时符合中国缔结或者参加的有关国际条约关于为了解决公共健康问题而给予强制许可的规定，但中国作出保留的除外。"

二、强制许可办法

我国专利法有关强制许可的实施，在 2003 年和 2005 年分别公布了《专利实施强制许可办法》和《健康办法》。前者多系有关强制许可作业的一般程式规定，而后者多和落实世界贸易组织的《多哈宣言》和《总理事会决议》中解决公共健康问题的规定有关。现就其要者，叙述如下。

（一）2003 年《专利实施强制许可办法》

国家知识产权局于 2003 年 6 月 13 日发布了《专利实施强制许可办法》，主要内容包括。

（1）由国家知识产权局负责受理和审查强制许可、强制许可使用费裁决和终止强制许可的请求并作出决定。

（2）驳回强制许可请求的理由，包括三种：第一，请求人不具备本办法第 4 条规定的主体资格；第二，请求给予强制许可的理由不符合《专利法》第 48 条、第 49 条和第 50 条的规定；第三，强制许可请求涉及的发明创造是半导体技术的，其理由不符合《专利法实施细则》第 72 条的规定。请求人对驳回强制许可请求的决定不服的，可以自收到通知之日起 3 个月内向人民法院起诉。

（3）强制许可使用费裁决请求的审查和裁决。专利权人或者取得实施强制许可的单位或者个人对强制许可使用费不能达成一致意见的，国家知识产权局应当自收到请求书之日起 3 个月内作出强制许可使用费的裁决决定。

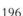

（4）终止强制许可的请求。

强制许可的终止有两种情形，第一种是自动终止，依其第 27 条的规定，给予强制许可的决定规定的强制许可期限届满时，强制许可自动终止。第二种是裁定终止，依其第 28 条的规定，强制许可期限届满前，强制许可的理由消除并不再发生的，专利权人可以请求国家知识产权局作出终止强制许可的决定。该办法第 35 条规定终止强制许可的请求经审查没有发现驳回理由的，国家知识产权局应当作出终止强制许可的决定。国家知识产权局就必须作出终止决定。❶

（二）2005 年《健康办法》

为了解决我国面临的公共健康问题，落实 2001 年《多哈宣言》和 2003 年《总理事会决议》，国家知识产权局在 2005 年 11 月 29 日发布了《健康办法》，自 2006 年 1 月 1 日起施行。《健康办法》的主要内容如下。

1. 界定"传染病"和"药品"的范围

《健康办法》第 2 条规定，所称传染病，是指导致公共健康问题的艾滋病、肺结核、疟疾以及《中华人民共和国传染病防治法》规定的其他传染病（第 1 款）。另所称药品，是指在医药领域用于治疗本条第 1 款所述传染病的任何专利产品或者通过专利方法制造的产品，包括制造前述产品所需的有效成分和使用前述产品所需的诊断试剂（第 2 款）。

---

❶　如采取"终止推定"原则，而强制许可的被许可人为驳回申请终止的请求，必须证明两种情形之一：第一，强制许可的理由没有消除。如某地区因 H5N1 疫情发布药品专利强制许可时，须证明疫情危机仍存在；第二，强制许可的理由虽然暂时消除，但如疫情那样，随时还会再次发生。

2. 明确规定特定的公共健康危机构成颁发强制许可的理由

《健康办法》第3条规定，在我国预防或者控制传染病的出现、流行，以及治疗传染病，属于《专利法》第49条所述为了公共利益目的的行为（第1款）。传染病在我国的出现、流行导致出现公共健康危机的，属于《专利法》第49条所述国家紧急状态（第2款）。

3. 本国生产药品的专利强制许可

《健康办法》第4条规定，治疗某种传染病的药品在我国被授予专利权，我国具有该药品的生产能力，国务院有关主管部门可以依据《专利法》第49条的规定，请求国家知识产权局授予实施该专利的强制许可。

4. 允许为了公共健康需要利用强制许可进口

《健康办法》第5条规定，治疗某种传染病的药品在我国被授予专利权，我国不具有生产该药品的能力或者生产能力不足的，国务院有关主管部门可以请求国家知识产权局授予强制许可，允许被许可人进口世界贸易组织成员利用《总理事会决议》确定的制度为我国解决公共健康问题而制造的该种药品。

《健康办法》第6条规定，国家知识产权局授予该办法第5条所述强制许可的，被许可人以及其他任何单位或者个人不得将依照该强制许可决定进口的药品出口到其他任何国家或者地区。

5. 关于强制许可补偿费的规定

《健康办法》第7条规定，国家知识产权局授予本办法第5条所述强制许可的，被许可人应当向专利权人支付合理的报酬。但该药品的生产者已经向该专利权人支付报酬的，被许可人可以不向专利权人支付报酬。

6. 在一定条件下允许利用强制许可生产的药品出口

《健康办法》第9条规定，世界贸易组织成员按照《总理事

会决议》确定的机制通报世界贸易组织"TRIPS 理事会"，希望
进口治疗某种传染病的药品的，或者非世界贸易组织成员的最不
发达国家通过外交渠道通知我国政府，希望从我国进口治疗某种
传染病的药品的，国务院有关主管部门可以请求国家知识产权局
授予强制许可，允许被许可人利用《总理事会决议》确定的制度
制造该种药品并将其出口到上述成员或者国家。

　　大体而言，《健康办法》是在《专利法》2008 年第三次修改
前的过渡规定，以行政法规落实 2001 年《多哈宣言》和 2003 年
《总理事会决议》的公共健康议题的规定，其主要内容也在 2008
年专利法和 2010 年的专利法实施细则中置入。

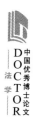

第三节　药品专利强制许可的类型

　　为求了解我国专利法有关药品强制许可的运作，如附表 5.1
我国专利强制许可的类型比较表，依法条顺序可分为普通强制许
可（第 48 条第 1 项）、反垄断救济强制许可（第 48 条第 2 项）、
紧急状态强制许可（第 49 条前段）、公共利益的目的强制许可
（第 49 条后段）、公共健康目的出口药品强制许可（第 50 条）、
依赖性专利强制许可（第 51 条）。其中反垄断救济和公共健康目
的出口药品的强制许可系 2008 年修法时增加。另第 52 条则系有
关发明创造为半导体技术的强制许可的特别产品规定，依规定仅
可适用于反垄断救济和公共利益的目的强制许可两种类型。以下
就各类型的要件和应用情形分析。

附表 5.1　我国专利强制许可的类型比较表

类型	专利法条文	事先协商	申请人	专利权人陈述意见*	请求人、专利权人听证**	决定前通知请求人和专利权人***	核准单位	市场供应限制	发明创造为半导体技术的
普通强制许可	第48条第(1)项	需事先协商	具备实施条件的单位或者个人	适用	适用	适用	国务院专利行政部门	主要供应国内市场	不适用
反垄断救济强制许可	第48条第(2)项	不需(依法认定为垄断行为)	具备实施条件的单位或者个人	适用	适用	适用	国务院专利行政部门	无限制	适用
紧急状态强制许可	第49条前段	不需(国家出现紧急状态或者非常情况时)	未规定	适用	不适用	适用	国务院专利行政部门	主要供应国内市场	不适用
公共利益的目的强制许可	第49条后段	不需(为了公共利益目的)	未规定	适用	不适用	适用	国务院专利行政部门	主要供应国内市场	适用
公共健康目的出口药品强制许可	第50条	不需(为了公共健康目的)	未规定	适用	适用	适用	国务院专利行政部门	进口国	不适用
依赖性专利强制许可	第51条	需事先协商	后一专利权人申请后,前一专利权人再申请交叉授权	适用	适用	适用	国务院专利行政部门	主要供应国内市场	不适用

　*2010年《专利法实施细则》第74条第2款:"国务院专利行政部门应当将强制许可请求书的副本送交专利权人,专利权人应当在国务院专利行政部门指定的期限内陈述意见;期满未答复的,不影响国务院专利行政部门作出决定。"

　**《专利实施强制许可办法》第12条:"请求人或者专利权人要求听证的,由国家知识产权局组织听证……根据专利法第四十九条规定请求给予强制许可的,本条规定的听证程序不予适用。"

　***2010年《专利法实施细则》第74条第3款:"国务院专利行政部门在作出驳回强制许可请求的决定或者给予强制许可的决定前,应当通知请求人和专利权人拟作出的决定及其理由。"

一、普通强制许可

依专利制度基本理论，专利权人可据其意志决定授权他人实施其专利，但为了防止专利权人滥用其独占权，法律可对符合条件的实施人颁布强制许可。我国2008年《专利法》第48条第（1）项的规定："专利权人自专利权被授予之日起满三年，且自提出专利申请之日起满四年，无正当理由未实施或者未充分实施其专利的，国务院专利行政部门根据具备实施条件的单位或者个人的申请，可以给予实施发明专利或者实用新型专利的强制许可。"前述专利权人"未充分实施"可为强制许可的事由，系2008年修法时所加，2010年《专利法实施细则》第73条第1款对"未充分实施其专利"的含义解释为："专利法第48条第1项所称未充分实施其专利，是指专利权人及其被许可人实施其专利的方式或者规模不能满足国内对专利产品或者专利方法的需求。"而依2008年《专利法》第54条的规定："依第48条第1项规定申请强制许可的单位或个人应当提供证据，证明其以合理的条件请求专利权人许可其实施专利，但未能在合理的时间内获得许可。"而依《专利法》第53条的规定，本类型强制许可的产品主要系供应国内市场。

本类型的强制许可，系就专利的"未实施或者未充实施"理由而增加的符合《TRIPS协定》第31条b款的规定："强制许可申请人曾就专利授权事项以合理的商业条件与权利人极力协商，如仍无法于合理期间内取得授权者，方可准予强制许可。"❶

兹就普通强制许可的要件和问题分析如下。

---

❶　我国台湾地区现行"专利法"已于1993年修法为入世而删除因"专利未实施"或"未适当实施"申请强制许可的事由。

（一）要件

（1）申请人：具备实施条件的单位或者个人。

（2）事由：专利权人未实施或未充分实施权利，指专利权人自专利权被授予之日起满3年，且自提出专利申请之日起满4年后，无正当理由未实施或者未充分实施其专利的。

（3）申请强制许可的对象：发明专利或者实用新型专利，不含外观设计专利。

（4）程序：曾以合理条件请求专利权人许可未获许可，指申请强制许可的单位或者个人应当提供证据，证明其以合理的条件请求专利权人许可其实施专利，但未能在合理的时间内获得许可。

（5）市场：主要供应国内市场。

（二）应用情形

1. 申请人具备实施条件的认定

2008年专利法对申请人的资格限制为具备实施条件的单位或者个人，修改前的规定则仅将单位列为申请人，条件上已经放宽。而2008年专利法对申请人须具备实施条件的规定，仍有其意义，主要是强制许可系以国家公权力，授予专利权人外的第三人实施相关发明，有审慎执行的必要。未来在实践上，对具备实施条件的审查，应分积极要件和消极要件两部分。

（1）积极要件。

如申请人自身具有利用所申请专利实施发明的制造研发能力和相关制造研发者的配合能力，上游下游科技的整合能力，产品取得药品证的专业能力、财务计划等。

（2）消极要件。

如过去申请强制许可记录、是否单纯为专利经纪套利行为。❶

2. 事先协商合理条件和合理期间的认定

因《专利法》仅规定依第 48 条第（1）项的规定，申请强制许可的单位或个人应当提供证据，证明其以"合理的条件"请求专利权人许可其实施专利，但未能在"合理的时间内"获得许可。《专利法实施细则》《专利实施强制许可办法》对合理条件和合理期间并未明文规定，仅在程序上给予专利权人陈述意见❷和请求人、专利权人听证❸的机会，因此国务院专利行政部门在有关核准的决定上，应有其因个案决定的弹性。但在强制许可的决定前，应当通知请求人和专利权人拟作出的决定及其理由。❹

3. 对象

药品专利强制许可的对象因药品涉及复方成分（复方成分固定剂量制剂）、特殊剂型（控释剂型、热稳定剂型）和复合性医疗器具（含药品和医疗器具），可能涉及多数专利（产品和方法发明专利和

---

❶ 为预防专利经纪人的介入与套利，有所谓"专利掮客"以低价竞得专利后，经过一番包装后再以高价卖出，损害发明人的利益。

❷ 2010 年《专利法实施细则》第 74 条第 2 款："国务院专利行政部门应当将强制许可请求书的副本送交专利权人，专利权人应当在国务院专利行政部门指定的期限内陈述意见；期满未答复的，不影响国务院专利行政部门作出决定。"

❸ 《专利实施强制许可办法》第 12 条："请求人或者专利权人要求听证的，由国家知识产权局组织听证……根据专利法第四十九条规定请求给予强制许可的，本条规定的听证程序不予适用"。

❹ 2010 年《专利法实施细则》第 74 条第 3 款规定。

实用新型专利），应当按不同专利权人分别提交请求书。❶

4. 监督

监督的机制在于确保核准强制许可的目的能够确实达成，而如有执行强制许可的事实变更至无强制许可的必要时，或强制许可的被授权人未依授权的内容适当实施，或被授权人未依专利权责机关审定支付补偿金时，应有终止的机制。❷

有关强制许可的终止，依我国专利法的规定，可分为强制许可理由消除并不再发生时专利权人的请求终止和期限届满自动终止两种可能。❸ 此系参考《TRIPS 协定》第 31 条 g 款的规定："在不损害被授权人的合法利益下，强制许可的原因消灭且回复可能性不高时，强制许可应予终止。专利主管机关依申请时，应审查强制许可的原因是否继续存在。"

只有我国专利法对于强制许可的被授权人未依授权的内容适当实施，或被授权人未依专利权责机关审定支付补偿金时的监督没有可以终止或撤销的规定。未来在有此类情形发生时，则专利主管机关或可依其权责并参考《TRIPS 协定》第 31 条 g 款的规定，在不损害被授权人的合法利益的条件下终止强制许可。

二、反垄断救济强制许可

我国学者吴汉东教授指出，知识产权法和反不正当竞争法从

---

❶ 《专利实施强制许可办法》第 7 条："强制许可请求涉及多项发明专利或者实用新型专利的，如果涉及两个或者两个以上的专利权人，应当按不同专利权人分别提交请求书"。

❷ 我国台湾地区 2009 年"专利法"修改草案第 91 条第 2 款。

❸ 2008 年《专利法》第 55 条第 2 款后段，2003 年《专利实施强制许可办法》第 27 条和第 28 条第 1 款规定。

表面看来似乎是相冲突的法律规范，前者指在维护知识产权人的一种垄断地位，而后者则意在限制或消除垄断。其实，两者有着共同的立法目的，即保护权利人权利，促进社会进步。所不同的是，知识产权法是通过保护权利人合法权益、鼓励技术创新来实现这一目标，而反不正当竞争法则是通过维护正当竞争秩序、制止非法竞争行为来实现该目标。❶

而有关反垄断强制许可对药品的可及性的相关性，世界卫生组织的"知识产权、创新和公共健康委员会"2006 年报告中指出："为了防止或纠正涉及使用药品专利的反竞争行为，发展中国家应采取或有效实施竞争政策，并执行《TRIPS 协定》所准许的支持竞争的措施。"❷

为防止专利权人滥用其专利权，我国 2008 年《专利法》第48 条第（2）项新增规定，对专利权人行使专利权的行为被依法认定为垄断行为，为消除或者减少该行为对竞争产生的不利影响，国务院专利行政部门根据具备实施条件的单位或者个人的申请，可以给予实施发明专利或者实用新型专利的强制许可。而依2008 年《专利法》第 53 条的规定，依该法第 48 条第 2 项的规定实施强制许可，不受主要为了供应国内市场的限制。

参考《TRIPS 协定》第 31 条 k 款的规定："成员在依司法或行政程序认定具有反竞争性，而以强制许可作为救济时，可以不

❶　吴汉东. 知识产权基本问题研究［M］. 北京：中国人民大学出版社，2005：813.

❷　世界卫生组织. 公共卫生——创新和知识产权，知识产权、创新和公共卫生委员会报告［R］. Geneva：世界卫生组织，2006［2009 - 11 - 10］. http：//whqlibdoc. who. int/publications/2006/a88438_ chi. pdf.

受 b 项与 f 项的拘束。补偿金额度可以考量纠正反竞争行为的需要。强制许可原因有可能再发生时，主管机关应有权不予终止强制许可。"我国的规定大致符合。未来在实施时，仍应考虑补偿金额度的合理性。因专利权人的垄断行为是被认定违法的行为，是否应给予"充分"的补偿或不给予补偿，仍应视反垄断机关的认定是否有其必要性。

现就反垄断救济强制许可的要件和问题分析如下。

（一）要件

（1）申请人：具备实施条件的单位或个人。

（2）事由：专利权人行使专利权的行为被依法认定为垄断行为，为消除或者减少该行为对竞争产生的不利影响。

（3）申请强制许可的对象：发明专利或者实用新型专利，不含外观设计专利。

（4）程序：依法认定为垄断行为，即可申请，无需事先协商。

（二）应用情形

1. 依法认定的判断

所谓"依法认定"是否应等司法判决或行政处分的"确定"，我国 2008 年《专利法》和 2010 年的《专利法实施细则》并未说明。兹以我国台湾地区 2009 年"专利法"修正稿第 89 条第 2 款第（4）项（现行条文第 76 条第 2 款修正后移列）的修法说明为参考，其系依据《TRIPS 协定》第 31 条 k 款的规定，以强制许可作为救济反竞争的情况，仅须经司法或行政程序认定具反竞争性即为要件，并无须该程序确定的规定。另若须等待"法院"判决确定或公平交易主管机关的处分确定，可能需耗费相当长的时日，届时恐已无以强制许可救济的必要。故删除现行法中判决或处分"确定"的规定。但对于经司法或行政程序认定具反竞争性的行为,仍须依据"专利法"的规定认定有强制许可的必要时,才能批准其强制许可的申请。

2. 供应市场

依我国 2008 年《专利法》第 53 条的规定,除依照该法第 48 条第(2)项、第 50 条规定给予的强制许可外,强制许可的实施应当主要为了供应国内市场。由此可推知,依第 48 条第 2 项,被"依法认定"为垄断行为的强制许可所生产的药品,应不受主要供国内市场的限制。再以依我国台湾地区 2009 年"专利法"修正稿第 90 条第 2 款有关反垄断强制许可的规定为例,其理由为:"强制许可的实施应以供应国内市场需要为主,但属反竞争救济者的强制许可,不受此限制。其理由为:(1)依《TRIPS 协定》第 31 条 k 款的规定,强制许可的实施范围不受此限制。(2)限制竞争的不利益与整体经济利益的衡量,须考量国内外多元复杂的因素,与市场的划定是否局限于国内市场,也需要视个别产业的情况来认定,是否违反竞争法规,应属公平交易主管机关和'法院'的权责,故是否应以供应国内市场需要为主,也应该经由公平交易主管机关的处分及'法院'的判决来认定。"

3. 使用费数额

在反垄断案件颁发强制许可的理由,主要是因为与其他情形下强制许可不同,其他情形如国家紧急情况、公共利益下的强制许可,并没有专利权人的违法行为存在,反之在反垄断案件的强制许可是作为对违法行为的制裁或者救济措施而实施的。所以在此种情形下的颁发强制许可,使用费的给付不仅较一般为少,甚至也有不给付的可能。● 《TRIPS 协定》第 31 条 k 款规定，成员在依司法或行政程序认定具有反竞争性，而以强制许可作为救济时，可以不受 b 项与 f 项的拘束，补偿金额度可以考量纠正反竞争行为的需要。其意义即是指此种情形下颁发强制许可的补偿费，可以比其他情形低。未来在实施时，仍应考虑补偿金额度的合理性。因专利权人的垄断行为是被认定违法的行为，是否应给予"充分"的补偿或不给予补偿，仍应视反垄断机关的认定是否有其必要性而定。

4. 反竞争的类型

（1）价格。

药品的知识产权和反垄断的历史上，本书第四章所述 Kefauver 参议员在 1957～1962 年反托拉斯委员会的调查重点在于药品的垄断和药价的情形，也建议了药品专利期间应予调整和容许专利强制许可，但在当时仍因压力而未获通过。当时药厂对药价高昂的解释是为了研究发展。而对品牌药的大量推销活动，药厂认为这是提供给医师资讯，也有必要告知大家仿制药的品质较差。这些当年的证词和今天我们所听到的说法差别并不大。

本类型强制许可的制定，就制药产业而言，对我国有其防范未然的意义，因我国的本土制药产业大都属仿制药厂，尚无如美国的先进国家原开发药厂垄断药价的问题。

（2）合并。

吴汉东教授就国际的趋势分析，随着企业全球化和大型化的趋势，药品产品的合并也成了今日反垄断案件的主题。我国学者吴汉东

● 林秀芹. TRIPS 体制下的专利强制许可研究制度［M］. 厦门：厦门大学出版社，2006：192－193.

教授指出，药品产业是高度知识密集行业，在知识产权条件下，围绕知识产品的占有、使用竞争将会越来越激烈，相应的不正当竞争活动也会越来越猖獗，因此，强化反不正当竞争法对于知识产权的兜底保护已是当务之急。❶ 就此而言，2008 年的专利法对专利权人行使专利权的行为被依法认定为垄断行为，而准予强制许可，对我国是立法上的突破，但对我国的制药产业而言，目前尚无如美国的制药产业垄断的问题。主要因为：①我国制药厂商重点皆在制造仿制药；②我国制药产业厂商多达 3 000 多家，如国际制药企业规模者，短期内仍难出现。所以专利法的 2008 年增修，有其预防意义。

三、紧急状态强制许可

我国 2008 年《专利法》第 49 条前段规定，在国家出现紧急状态或者非常情况时❷，国务院专利行政部门可以给予实施发明专利或者实用新型专利的强制许可。

在国家出现紧急状态❸或者非常情况时❹，而有使用发明相关专利的需求时，专利权责机关核准授权作业的重点在于时效性。另依 2005 年《健康办法》的第 3 条第 2 款规定，传染病在我国

---

❶　吴汉东．知识产权基本问题研究［M］．北京：中国人民大学出版社，2005：813.

❷　如发生了战争、社会动乱、自然灾害等不利于国家或社会安定的状态。吴汉东．知识产权基本问题研究［M］．北京：中国人民大学出版社，2005：458.

❸　如发生了战争、社会动乱、自然灾害等不利于国家或社会安定的状态。吴汉东．知识产权基本问题研究［M］．北京：中国人民大学出版社，2005：458.

❹　为了公众的利益或国防等关系国计民生的情况而使用。吴汉东．知识产权基本问题研究［M］．北京：中国人民大学出版社，2005：458.

的出现、流行导致公共健康危机的，属于《专利法》第 49 条所述国家紧急状态；该办法第 4 条规定，治疗某种传染病的药品在我国被授予专利权，我国具有该药品的生产能力，国务院有关主管部门可以依据《专利法》第 49 条的规定，请求国家知识产权局授予实施该专利的强制许可。

参见表 5.2，依《TRIPS 协定》第 31 条第 b 款的规定，成员可以规定国家出现紧急状态或者非常情况时，可不受和专利权人事先协商的限制而准予强制许可，但是须尽快通知专利权人。❶ 2001 年《多哈宣言》第 5 条第 c 款则规定，各成员有权决定构成国家紧急状况或其他急迫情况的条件，可以理解为公共健康危机，包括艾滋病、结核病、疟疾以及其他传染病，成立国家紧急状态或其他极紧急情况。

表5.2　药品专利强制许可引用公共健康问题事由比较

规定	理由 1	理由 2	理由 3	说明
1995 年《TRIPS 协定》第 31 条 b 项	国家紧急状态	其他极紧急情况	公共非商业使用	—
2001 年《多哈宣言》第 5 条 c 项	各成员方有权决定构成国家紧急状况或其他急迫情况的条件，可以理解为公共健康危机，包括艾滋病、结核病、疟疾以及其他传染病，构成了上述国家紧急状态或其他极紧急情况	—	—	—

❶ 本表制作格式：张韬略，张伟君. 公共健康危机下的专利强制许可——对我国《专利法》第 49 条的修改建议［EB/OL］. 电子知识产权，2008. http：//www.infoip.org.

续表

规定	理由 1	理由 2	理由 3	说明
2003 年《总理事会决议》第 1 条 b 项	国家紧急状态	其他极紧急情况	公共非商业性使用	成员可在任何时候通知 TRIPS 理事会它将全部或有限制性地使用该制度（例如只在国家紧急状态、其他特别紧急情况或公共非商业性使用场合才使用）
中国《健康办法》第 3 条（2005 年）	传染病在我国的出现、流行导致公共健康危机，属于《专利法》第 49 条所述国家紧急状态	—	预防或者控制传染病的出现、流行，以及治疗传染病，属于《专利法》第 49 条所述为了公共利益的目的	—
中国《专利实施强制许可办法》（2003 年）	在国家出现紧急状态或者非常情况时，或者为了公共利益的目的，国务院有关主管部门有权根据《专利法》第 49 条的规定请求给予实施发明专利或者实用新型专利的强制许可。（2003 年《专利实施强制许可办法》第 4 条第 3 款）			
中国《专利法》（2008 年 12 月第三次修订）	在国家出现紧急状态或者非常情况时，* 或者为了公共利益** 的目的，国务院专利行政部门可以给予实施发明专利或者实用新型专利的强制许可。（第 49 条）为了公共健康目的，对取得专利权的药品，国务院专利行政部门可以给予制造并将其出口到符合中华人民共和国参加的有关国际条约规定的国家或者地区的强制许可。（第 50 条）			—
中国《专利法实施细则》（2010 年）	《专利法》第 50 条所称"取得专利权的药品"，是指解决公共健康问题所需的医药领域中的任何专利产品或者依照专利方法直接获得的产品，包括取得专利权的制造该产品所需的活性成分以及使用该产品所需的诊断用品。（2010 年《专利法实施细则》第 73 条第 2 款）			—

续表

规定	理由 1	理由 2	理由 3	说明
我国台湾地区"专利法"（2003 年）第 76 条第 1 款	国家紧急情况	—	增进公益之非营利使用	—
我国台湾地区"专利法"草案（2009 年送"行政院"版本）第 89 条第 2 款第 (1) 项	—	—	增进公益之非营利实施（第 89 条第 2 款第 (1) 项）	申请权人曾以合理之商业条件在相当期间内仍不能协议授权者为限（第 89 条第 4 款）

＊吴汉东. 知识产权基本问题研究 [M]. 北京：中国人民大学出版社，2005：458.

＊＊吴汉东. 知识产权基本问题研究 [M]. 北京：中国人民大学出版社，2005：458.

现就紧急状态强制许可的要件和问题分析如下。

（一）要件

（1）申请人：我国专利法未明文规定，但对公共健康问题产生的紧急状态应由卫生主管机关申请为宜。❶

---

❶ 2009 年我国台湾地区"专利法"修改草案第 89 条第 1 款的规定，为因应"国家"紧急危难或其他重大紧急情况，专利权责机关应依紧急命令或"中央"目的事业主管机关之通知，强制授权所需专利权并尽速通知专利权人。其立法理由为，因应"国家"紧急危难或其他重大紧急情况而强制授权之规定。遇此等情况时，专利权责机关应依紧急命令或需用专利权之"中央"目的事业主管机关之通知而强制授权所需用之专利权，对于"国家紧急危难或其他重大紧急情况"之要件不再作实质之认定，而悉依紧急命令及需用专利权机关之目的事业主管之通知，专利权责机关并应于强制授权后，尽速通知专利权人。

（2）事由：国家出现紧急状态或者非常情况时。[1] 依《健康办法》的规定，系指传染病在我国的出现、流行导致公共健康危机的情形，而比较《多哈宣言》所述各成员有权决定构成国家紧急状况或其他急迫情况的条件，可以理解为公共健康危机，包括艾滋病、结核病、疟疾以及其他传染病，成立国家紧急状态或其他极紧急情况，二者的规定可谓相符。

（3）申请强制许可的对象：发明专利或者实用新型专利，不含外观设计专利。

（4）程序：无需事先和专利权人协商，只有参考《TRIPS 协定》第 31 条 b 项规定，须尽快通知专利权人。[2]

（5）市场：主要供应国内市场。

（二）应用情形

有关国家紧急状态的认定，如涉及公共健康的，2008 年专利法虽未明文规定，但出于专业和国际法的观点考量，宜由国家卫生主管机关认定是否因公共健康问题而有强制许可的必要性。[3]

---

[1] 世界贸易组织成员曾对启动紧急状态的强制许可是否须先正式宣布有所争议，现《TRIPS 协定》第 31 条的规定则无此要求。林秀芹. TRIPS 体制下的专利强制许可研究制度［M］. 厦门：厦门大学出版社，2006：188 - 190.

[2] 前揭 2009 年我国台湾地区"专利法"修改草案第 89 条第 1 款的规定。

[3] 考美国的药品紧急许可制度（emergencey use authorization），有关紧急情况的宣布和公共健康问题有关者，应由卫生主管机关与其他机关商议后，再由卫生主管机关公布并决定紧急使用的药品品项。另 2009 年我国台湾地区"专利法"修改草案第 89 条第 1 项也规定，为因应"国家"紧急危难或其他重大紧急情况，专利权责机关应依紧急命令或当局目的事业主管机关之通知，强制授权所需专利权并尽快通知专利权人。

我国卫生主管机关有关于启动此类强制许可的机制，如何认定和申请应有其准备和规范。此如在国际疫情发生时，何时才可以适时申请专利强制许可？

四、公共利益目的的强制许可

依我国 2008 年《专利法》第 49 条后段的规定，为了公共利益的目的●，国务院专利行政部门可以给予实施发明专利或者实用新型专利的强制许可。

我国《专利法》的第 54 条规定，第 48 条第（1）项（普通强制许可）、第 51 条规定（依赖性专利）申请强制许可的单位或者个人应当提供证据，证明其以合理的条件请求专利权人许可其实施专利，但未能在合理的时间内获得许可。所以我国"公共利益"目的的强制许可，也不需经和专利权人的事先协商。就其程序的性质来说，应和《TRIPS 协定》的"非商业的的公共目的"近似。而我国 2005 年《健康办法》第 3 条规定，在我国预防或者控制传染病的出现、流行，以及治疗传染病，属于《专利法》第 49 条所述为了公共利益目的的行为。

依《TRIPS 协定》第 31 条 b 款的规定，强制许可申请人曾就专利授权事项以合理的商业条件与权利人极力协商，如仍无法在合理期间内取得授权者，方可准予强制许可。会员可以规定国家出现紧急状态或者非常情况时，或为了非营利公共利益目的，可不受前款限制而准予强制许可。其因国家出现紧急状态或者非常情况而准予强制许可时，须尽可能迅速通知专利权人。如系基于

● 吴汉东．知识产权基本问题研究［M］．北京：中国人民大学出版社，2005：458．

非营利公共利益目的者，政府或其承揽人在未经专利检索的情况下，即可知或有理由可知有效的专利内容为或将为政府所使用，或基于政府的需要而利用者，应即刻通知专利权人。

《TRIPS 协定》第 31 条 b 款规定，有关强制许可的事由并未直接提及"公共利益的目的"，另有和"国家紧急状态或其他极紧急情况"并列"非商业的公共目的"不须事先和专利协商的强制许可事由。

现就公共利益目的的强制许可的要件和问题分析如下。

（一）要件

（1）申请人：我国专利法没有规定，然如属公共健康问题者，仍宜由卫生主机关认定强制许可有无符合公共利益的必要性。

（2）事由：为了公共利益的目的。

（3）申请强制许可的对象：发明专利或者实用新型专利，不含外观设计专利。

（4）程序：无事先协商规定。

（5）市场：主要供应国内市场。

（二）应用情形

何者谓公共利益，我国学者的解释为："为了公众的利益或国防等关系国计民生的情况而使用。"❶国际上因各国国情不同而有不同认定。❷ 发展中国家对"公共利益"可能从宽解释，包括

---

❶　吴汉东．知识产权基本问题研究［M］．北京：中国人民大学出版社，2005：458.

❷　林秀芹．TRIPS 体制下的专利强制许可研究制度［M］．厦门：厦门大学出版社，2006：8－9.

国家安全、公共健康和本国关键产业发展的需要等；而在发达国家，如英国，对以较低廉的价格供应食品、药品也可视为"公共利益"。美国则偏向从严解释，对未能实施专利或未能以低廉价格供应产品，都不足以构成颁发强制许可的事由。

所以公共利益和"非商业用途的使用""政府使用"有时难以区分，我国《专利法》第49条的条文和专利法实施细则也未有进一步的说明，然于公共健康问题发生而有政府或其投资机构参与时，本条文即可成为强制许可的事由。❶

五、公共健康目的出口药品强制许可

依《TRIPS协定》第31条f款的规定，除依第31条k款规定的反竞争行为的救济措施外，强制许可的实施应主要供应各成员的本土市场。但因此也限制了出口药品的可能，对制造仿制药的厂商而言，缩小了市场，就存在规模经济的问题。所以有时即使是法律上和技术上都可以通过，但是在经济上仍是个障碍。

为协助无制药能力或制药能力不足的国家取得治疗艾滋病、肺结核、疟疾或其他传染病具有专利的药品，以解决其国内的公共健康问题，世界贸易组织在2001年《多哈宣言》中达成应放

---

❶ 泰国的近年的药品强制许可多采政府使用，主要为其有一家政府经营的药厂（Governmntal Phamacutial Company，GPC）专为强制许可所需的药品为制造或进口。Sean Flynn. Thai Law on Government Use Licenses [M]. USA：American University，Washington College of Law，2006 [2009 - 10 - 09]. http：//www. wcl. american. edu/pijip_ static/documents/ThailandCLLaw. 2. doc？rd = 1.

宽强制许可专利药品进出口限制的共识。❶ 世界贸易组织 2003 年
《总理事会决议》第 11 条指示 TRIPS 理事会，应修正《TRIPS 协
定》以符合《总理事会决议》的相关内容。❷ 在《TRIPS 协定》
尚未修正通过前，成员可以依据《总理事会决议》执行。

　　我国 2008 年立法主要参考《总理事会决议》的相关规定，
增订第 50 条："为了公共健康目的，对取得专利权的药品，国务
院专利行政部门可以给予制造并将其出口到符合中华人民共和国
参加的有关国际条约规定的国家或者地区的强制许可。"对出口药
品的适用范围，2010 年《专利法实施细则》第 73 条第 2 款规定：
"专利法第 50 条所称取得专利权的药品，是指解决公共健康问题
所需的医药领域中的任何专利产品或者依照专利方法直接获得的
产品，包括取得专利权的制造该产品所需的活性成分以及使用该
产品所需的诊断用品。"

　　现就公共健康目的出口药品强制许可的要件和问题分析
如下。

　　（一）要件

　　（1）申请人：2008 年专利法并未明文规定。

　　（2）事由：为了公共健康目的，出口到符合中华人民共和国
参加的有关国际条约规定的国家或者地区。

---

　　❶ 《多哈宣言》第 6 段规定：我们认知世界贸易组织的成员如欠缺或
无药品制造能力者，将面临如何有效利用《TRIPS 协定》强制许可规定的困
境。我们指示 TRIPS 委员会应寻求快速解决方案，并在 2002 年年底以前向
总理事会报告。

　　❷ 《总理事会决议》第 1 条第 b 款："成员可在任何时候通知 TRIPS 理
事会它将全部或有限制性地使用该制度（例如只在国家紧急状态、其他特
别紧急情况或公共非商业性使用场合才使用。"

（3）申请强制许可的对象：发明专利或者实用新型专利，不含外观设计专利。

（4）程序：我国专利法未有事先协商的规定。❶

（5）市场：出口至最不发达国家或不具备该药品的制造能力或者制造能力不足的国家，并依照我国参加的世界贸易组织有关条约已经履行了相关手续的成员。

（二）应用情形

1. 药品的范围

2010 年《专利法实施细则》第 73 条第 2 款规定，专利法第 50 条所称取得专利权的药品，是指解决公共健康问题所需的医药领域中的"任何专利产品"❷ 或者依照专利方法直接获得的产品，包括取得专利权的制造该产品所需的活性成分以及使用该产品所需的诊断用品。已较 2005 年《健康办法》第 2 条规定所适用的范围仅限于艾滋病、肺结核、疟疾以及我国传染病防治法规定的

---

❶ 2009 年我国台湾地区"专利法"修改草案第 92 条第 2 款："依前项规定申请强制授权者，以申请人曾以合理之商业条件在相当期间内仍不能协议授权者为限。但所需医药品在进口国已核准强制授权者，不在此限。"

❷ 与我国相比，2006 年 5 月 17 日 （EC）第 816/2006 号欧洲议会和欧盟理事会《关于强制许可专利以制造药品供出口到面临公共健康问题的国家的条例》第 2 条第 1 款对出口药品的定义如：药品是旨在医药领域的任何产品，包括 2001 年 11 月 6 日欧洲议会和理事会 2001/83/EC 指令第 1 条第 2 款关于人用医药产品、有效成分和诊断器具的共同体法典中定义的医药产品。而加拿大的 2005 年"加拿大药品近药制度"则建立了所谓的"基本药品范例名册"（Model List of Essential Medicine）。所以以欧盟和我国的规定皆采用任何产品的概念，而加拿大的规定则有限制的意味。

其他传染病所需的药品和诊断试剂为宽。❶ 另"诊断用品"的范围也似乎比"诊断试剂"有较大的弹性运用空间。❷

应注意的是，我国在 2006 年 1 月 1 日施行的《健康办法》中第 2 条第 2 款规定："本办法所称药品，是指在医药领域用于治疗本条第一款所述传染病的任何专利产品或者通过专利方法制造的产品，包括制造前述产品所需的有效成分和使用前述产品所需的诊断试剂。"该办法对药品采取较广泛的定义，不仅含化学药品（如 Tamiflu），也含医疗器械（诊断试剂，IVD 属之）。这和 2003 年《总理事会决议》规定相比，"医药产品指在医药领域用来应对《多哈宣言》第一段中认可的公共健康问题的任何专利产品，或通过专利方法制造的产品，其中包括药品制造所需的有效成分和药品使用所需的诊断试剂"，大致符合。

另应注意的是，上述办法所称药品并非一般意义上统称的治疗任何疾病的药品，而是用于治疗传染病的药品。这是因为总理事会决议所涉及药品的范围仅限于治疗传染病的药品。因此，对于治疗非传染病的药品，各国均不能适用《总理事会决议》确立

---

❶　2005 年《健康办法》第 2 条规定，本办法所称传染病，是指导致公共健康问题的艾滋病、肺结核、疟疾以及中华人民共和国传染病防治法规定的其他传染病。本办法所称药品，是指在医药领域用于治疗本条第 1 款所述传染病的任何专利产品或者通过专利方法制造的产品，包括制造前述产品所需的有效成分和使用前述产品所需的诊断试剂。

❷　我国台湾地区 2009 年"专利法"修改草案第 92 条第 1 项："为协助无制药能力或制药能力不足之国家，取得治疗艾滋病、肺结核、疟疾或其他传染病所需医药品，专利权责机关得依申请，强制授权申请人实施专利权，以供应该国家进口所需医药品。"所采用的"医药品"一词也在药品的适用上较具弹性，惟因限于治疗艾滋病、肺结核、疟疾或其他传染病所需医药品，适用范围比我国 2010 年专利法实施细则所指的窄。

的机制，通过强制许可予以进口或者出口，只能通过一般强制许可程序授予在其境内自行生产、销售该药品的强制许可。另外，该药品必须已经被授予专利权，如果不涉及专利，则不存在需要颁发强制许可的问题。

2. 事先协商的要求

我国 2008 年专利法对申请出口药品的强制许可并未规定须有和专利权人事先协商的程序，然如该药品在我国或药品进口国受专利权保护（最不发达国家于 2016 年前的除外），在我国仍应要求申请人曾以合理的商业条件在相当期间内仍不能协议授权作为限制，但所需药品在进口国已经核准强制许可的，则不在此限。❶

3. 进口国资格

2008 年专利法所作的修改是配合《修改 TRIPS 协定议定书》规定，为了公共健康目的，可以给予制造并出口专利药品到特定国家或者地区的强制许可：（1）最不发达国家；（2）不具备该药品的制造能力或者制造能力不足，并依照中华人民共和国参加的

---

❶ 我国台湾地区 2009 年"专利法"修改草案第 92 条第 2 款："依前项规定申请强制授权者，以申请人曾以合理之商业条件在相当期间内仍不能协议授权者为限。但所需医药品在进口国已核准强制授权者，不在此限。"其立法理由为：按生命法益优于财产法益虽系"总理事会决议"之基本原则，惟专利权人的权益仍应予以合理保障，若专利权人并无拒绝申请人以合理商业条件实施之情况，似不宜径以行政介入之方式准予强制授权。此一要件亦为《加拿大专利法》第 21.4 条及《挪威专利法》第 108 条第 1 款所采用，并于第（2）项明定之。惟如在进口国已核准强制授权，可推定为已依据与贸易有关之知识产权协定（TRIPS）第 31 条规定与专利权人协商或系基于国家紧急状态而于事后通知，为免重复协商或因应紧急状态，将于但书免除此种情况下之协商义务。

世界贸易组织有关条约已经履行了相关手续的成员。

4. 补偿金

我国专利法未明文规定，可参考《总理事会决议》的规定，补偿金应衡量该专利权于进口国的经济价值。在进口国的经济价值很难判断时，可以进口国的联合国人力发展指标作为辅助计算标准。❶

六、依赖性专利强制许可

依赖性专利强制许可制度是为了便于从属专利的实施。所谓从属专利是指前后两个专利在技术上有从属的关系，如不实施前一专利所保护的发明或实用新型，即无法实施后一专利所保护的发明或实用新型。如果在以合理条件协商后，前一专利权人拒绝授权给后一专利权人实施其发明，而后一专利又比前一专利先进时，将有碍于科技的发展。所以多数国家在专利法中都容许交叉强制许可制度，准许后一专利权人实施前一专利权人的发明，同时也可依据前一专利权人的请求，给予其实施后一发明的强制许可，以保持当事人间的利益平衡。❷

2008 年《专利法》第 51 条规定："一项取得专利权的发明或者实用新型比前已经取得专利权的发明或者实用新型具有显著经济意义的重大技术进步，其实施又有赖于前一发明或者实用新型的实施的，国务院专利行政部门根据后一专利权人的申请，可

---

❶　我国台湾地区"专利法"2009 年修改草案第 93 条第 3 款规定，在出口药口时授权人应给与专利权人补偿金的数额，由专利专责机关就与所需医药品相关的医药品专利权在进口国的经济价值，并参考联合国所发布的人力发展指标核定。

❷　吴汉东. 知识产权基本问题研究 [M]. 北京：中国人民大学出版社，2005：461 - 462.

以给予实施前一发明或者实用新型的强制许可。在依照前款规定给予实施强制许可的情形下，国务院专利行政部门根据前一专利权人的申请，也可以给予实施后一发明或者实用新型的强制许可。"而如同上述普通强制许可，依 2008 年《专利法》第 54 条的规定："依照第五十一条规定申请强制许可的单位或个人应当提供证据，证明其以合理的条件请求专利权人许可其实施专利，但未能在合理的时间内获得许可。"

2008 年《专利法》第 51 条原则上符合《TRIPS 协定》第 31 条第（1）项的规定：某一专利权（第二专利）需要侵害另一专利权（第一专利），必须实施时，可准许强制许可。但必须符合下列要件：

（1）第二专利的权利要求书所覆盖的发明，比起第一专利权权利要求书覆盖的发明，属于具有相当经济上意义的重要技术改良。

（2）第一专利所有人应有权依合理的条件取得第二专利所覆盖之发明的交叉使用许可。

（3）就第一专利发出的授权使用，除与第二专利一并转让外，不得转让。

现就依赖性专利强制许可的要件和问题分析如下。

（一）要件

（1）申请人：后一专利权人申请获准后，前一专利权人也可申请实施后一专利。

（2）事由：一项取得专利权的发明或者实用新型比前已经取得专利权的发明或者实用新型具有显著经济意义的重大技术进步，其实施又有赖于前一发明或者实用新型的实施的。

（3）申请强制许可的对象：发明专利或者实用新型专利，不含外观设计专利。

（4）程序：曾以合理条件请求专利权人许可未获许可，指申请强制许可的单位或者个人应当提供证据，证明其以合理的条件请求专利权人许可其实施专利，但未能在合理的时间内获得许可。

（5）市场：主要供应国内市场。

（二）应用情形

一般而言，依赖性专利强制许可仍须践行普通强制的程序，如事先协商、个案审查、司法或不同上级独立机关的审查。但实际上以依赖性专利为由颁发强制许可的案例很少，主要是因为对依赖性专利限制后一专利需具有显著技术进步的证明，是构成此类型强制许可的障碍，除非是和公共利益所需有关时，法院才考虑颁发强制许可。❶ 然如以公共利益为由，在我国即可直接利用公共利益为目的强制许可机制，而不需利用依赖性专利强制许可的机制。对于药品交叉强制许可，依我国现行法应注意的问题有以下几点。

1. 药品剂型创新的交叉许可

再以药品的复方固定剂型为例，如有甲专利药品成分和乙专利药品成分可产生协同作用，使药品的有效性或安全性增强时，虽然两者专利并无科技先进的差异，但在甲专利权人已践行协商程序后乙专利权人仍不同意授权时，如拘泥于"后一专利具有显著经济意义的重大技术进步，其实施又有赖于前一发明或者实用新型的实施的"的限缩解释，不论就专利权实施的效益或消费者利益观点而言，对药品交叉强制许可的此项规定，或有扩充解释

---

❶ 林秀芹. TRIPS 体制下的专利强制许可研究制度［M］. 厦门：厦门大学出版社，2006：225.

到"二者专利共同实施后，即可具有显著经济意义的重大技术进步"的必要。

2. 药品成分创新的交叉许可

（1）方法专利和产品专利结合的创新。

药品成分的专利可分产品专利和制造方法专利，产品专利是绝对性的，以任何方法制造具有产品的专利的药品成分，属产品专利保护的范围。方法专利是相对的，在没有产品专利存在的情况，可以存在不同的药品制造方法专利。而以基因技术有关的生物药品为例，甲基因药品专利的实施可经乙基因方法专利（如基因再组合方法）可得到进一步的改良时，两者专利也难相较前后专利的技术进步性，但前者专利如需利用前者所生产的生物药品，可能是具有医疗和市场价值的。

（2）药品选择专利的创新。

药品选择专利是指从大的已知集团中选择一个要素或小片段的专利，且独立地要求保护大集团常未提及的特定特征。选择发明如具有 n 个碳的大范围产品已经获得专利权，其后再提出特定保护范围（如 C1-C4）的专利。如果要素的大集团已经获得专利，专利权人可以利用选择专利在原始专利期满后展延选定子集的保护期限。在核准选择发明时，要选择要素具有意想不到的特性。然而，第三人也可利用选择专利，而不一定是原来专利的所有人。这种依赖性专利的问题，可能导致强制许可。❶ 在第三人为实施其选择专利而向原专利人以合理条件协商未获同意授权而申请专利强制许可时，可依其专利相关的发明是否具有"显著经

---

❶ 国家知识产权局条法司. 专利法研究［M］. 北京：知识产权出版社，2008：146.

济意义的重大技术进步"来作为核准的依据。

（3）医疗器具创新的交叉授权。

现代医疗器具的创新，已趋向复合性产品（combination products），将药品和医疗器具结合，而使产品更为有效或安全。以含药心导管（drug eluting stent）为例，即可将药物成分肝素 heparin 复合在其表面，使用于病患时可避免发生的血栓。此类复合性产品，在美国 FDA 上市审查业务日增，并有独立于药品、生物产品和医疗器具，另设独立单位管理的必要。医材器材所涉的专利类型可能多为实用新型发明，和药品成分的专利相比，很难有何者在科技上较为进步的标准。且如医疗器具专利权人申请药品成分专利权人的授权目的在医疗器材和药品成分复合性产品时，是具有相当大的医疗或市场价值的创新，如后者专利权人经合理条件协商后仍不同意授权时，前者专利权人在交叉强制授权规定申请授权时，鉴于消费者利益和产业创新，应准予强制许可实施药品的专利。

类似的问题出现于生物技术的专利权和品种权，在相关的生物技术同时受到专利权及品种权保护，且专利权与品种权分属不同人时，因品种权可能涉及 DNA 片段、基因、质体、载体或生物技术相关方法等专利标的，植物品种权人为利用品种权必须实施他人的生物技术专利时，若该品种比该植物专利具相当大的经济意义的重要技术改良，参考 98/44/EC 第 12 条及欧盟各国立法例已容许品种权人可以申请强制许可。❶

---

❶ 我国台湾地区 2009 年"专利法"修订草案第 89 条中已增加："品种权人利用品种权必须实施他人之生物技术专利，且较该专利具相当经济意义之重要技术改良。专利权经依此规定申请强制授权者，其专利权人得提出合理条件，请求就申请人之专利权或品种权强制授权。"

如甲专利于因利用乙专利实施后可得具有相当大的医疗价值或市场价值的医疗产品时，不论是产品专利和产品专利间，方法专利和产品专利间，发明专利和实用新型间，对其因曾以合理条件协商而未得同意授权时，应可提出强制许可的申请。

七、半导体技术强制许可

2008 年《专利法》第 52 条的规定，系针对强制许可涉及的发明创造为半导体技术的，其实施限于公共利益的目的和本法第 48 条第 2 款规定反垄断救济的情形，因与药品属不同领域的技术，故讨论的必要性不大。惟如涉及紧急状态药品专利强制许可而有利用半导体技术专利必要时，仍可利用公共利益目的强制许可，免除事先协商的程序，但其主要供应的市场限为国内。

第四节　药品专利强制许可的程序

以上所介绍的是专利强制许可的实体规范，而有关强制许可的程序规范，则可分为一般规定和公共健康问题的特别规定。

一、一般规定

依 2008 年《专利法》和 2010 年《专利法实施细则》的规定，对专利强制许可的请求、决定、终止、使用费和救济都有一般性相关规定，现整理如下。

（一）请求

依 2008 年《专利法》第 54 条的规定，依第 48 条第 1 款

（普通强制许可）、第 51 条（依赖性专利强制许可）的规定申请强制许可的单位或者个人应当提供证据，证明其以合理的条件请求专利权人许可其实施专利，但未能在合理的时间内获得许可。依 2010 年《专利法实施细则》第 74 条第 1 款的规定，请求给予强制许可的，应当向国务院专利行政部门提交强制许可请求书，说明理由并附具有关证明文件。

（二）专利权人陈述意见

依 2010 年《专利法实施细则》第 74 条第 2 款的规定，国务院专利行政部门应当将强制许可请求书的副本送交专利权人，专利权人应当在国务院专利行政部门指定的期限内陈述意见；期满未答复的，不影响国务院专利行政部门作出决定。

（三）决定

依 2008 年《专利法》第 55 条第 1 款的规定，国务院专利行政部门作出的给予实施强制许可的决定，应当及时通知专利权人，并予以登记和公告。依第 55 条第 2 款前段的规定，给予实施强制许可的决定，应当根据强制许可的理由规定实施的范围和时间。依 2010 年《专利法实施细则》第 74 条第 3 款的规定，国务院专利行政部门在作出驳回强制许可请求的决定或者给予强制许可的决定前，应当通知请求人和专利权人拟作出的决定及其理由。

（四）终止

1. 依专利权人的请求

依 2008 年《专利法》第 55 条第 2 款后段的规定，强制许可的理由消除并不再发生时，国务院专利行政部门应当根据专利权人的请求，经审查后作出终止实施强制许可的决定。此与 2003 年《专利实施强制许可办法》第 28 条第 1 款的规定，给予强制许可的决定在许可期限届满前，强制许可的理由消除并不再发生的，专利权人可以请求国家知识产权局作出终止强制许可的决定，两者相符。

2. 期限届满

2003 年《专利实施强制许可办法》第 27 条规定，给予强制许可的决定规定的强制许可期限届满时，强制许可自动终止。

（五）使用费

依 2008 年《专利法》第 57 条的规定，取得实施强制许可的单位或者个人应当付给专利权人合理的使用费，或者依照中华人民共和国参加的有关国际条约的规定处理使用费问题。付给使用费的，其数额由双方协商；双方不能达成协议的，由国务院专利行政部门裁决。依 2010 年《专利法实施细则》第 75 条和 2008 年《专利法》第 57 条的规定，请求国务院专利行政部门裁决使用费数额的，当事人应当提出裁决请求书，并附具双方不能达成协定的证明。国务院专利行政部门应当自收到请求书之日起 3 个月内作出裁决，并通知当事人。

（六）救济

1. 实施强制许可的决定

依 2008 年《专利法》第 58 条的规定，专利权人对国务院专利行政部门关于实施强制许可的决定不服的，专利权人和取得实施强制许可的单位或者个人对国务院专利行政部门关于实施强制许可的使用费的裁决不服的，可以自收到通知之日起 3 个月内向人民法院起诉。

2. 终止强制许可请求的决定

依 2003 年《专利实施强制许可办法》第 33 条第 2 款的规定，专利权人对驳回终止强制许可请求的决定不服的，可以自收到通知之日起 3 个月内向人民法院起诉。该办法第 36 条规定，取得实施强制许可的单位或者个人对终止强制许可的决定不服的，可以自收到通知之日起 3 个月内向人民法院起诉。

二、公共健康问题特别规定

依 2008 年《专利法》第 50 条的规定作出给予强制许可的决定时，2010 年《专利法实施细则》鉴于《修改 TRIPS 协定议定书》对实施药品专利的强制许可规定了详细的条件和程序，为使我国给予的实施药品专利的强制许可符合国际条约的要求，《专利法实施细则》第 74 条第 4 款规定："国务院专利行政部门依照专利法第 50 条的规定作出给予强制许可的决定，应当同时符合中国缔结或者参加的有关国际条约关于为了解决公共健康问题而给予强制许可的规定，但中国作出保留的除外。"

所以有关公共健康目的出口强制许可的规定，应符合《修改 TRIPS 协定议定书》和我国参加国际合约的强制许可规定，但我国可依情况作出保留。在专利法实施细则的送审稿中原有配合专利法第三次修改时依据《修改 TRIPS 协定议定书》的规定，增加在某些国家缺乏制药能力或者能力不足的情况下，给予制造专利药品并将该专利药品出口到这些国家的强制许可的原则性规定。因为《修改 TRIPS 协定议定书》在规定有关成员为解决缺乏制药能力或者能力不足的成员面临的公共健康问题，可以给予出口专利药品的强制许可的同时，附加了大量的程式性和实体性义务。修改后的专利法不可能详细规定这些义务。为了消除有关成员对我国是否全部履行有关义务的疑虑，也为使专利法的原则性规定得以落实，建议增加原送审稿操作性规定如下。

第一，制造并出口药品的世界贸易组织成员已经向该药品的

专利权人支付适当报酬的，取得中国强制许可的单位或者个人可以不再支付。（第78条第2款）

第二，国务院专利行政部门给予本条例第77条第1款所述的强制许可的，国务院有关主管部门应当将中国所需药品的名称和数量、确认中国不具有制造该药品的能力或者能力不足等信息通报世界贸易组织。（第79条）

第三，根据专利法第50条的规定请求给予强制许可的，应当符合下列条件。

（1）进口方是世界贸易组织成员的，已经向世界贸易组织通报所需药品的名称和数量；进口方是最不发达国家但不是世界贸易组织成员的，其已通过外交渠道或者其他方式向我国说明所需药品的名称和数量；

（2）进口方是世界贸易组织的发展中国家成员的，证明其不具有制造该药品的能力或者能力不足；

（3）该药品在进口方被授予专利权的，进口方已经或者准备给予允许进口的强制许可。

不符合本条前款规定的条件的，国务院专利行政部门应当作出驳回强制许可请求的决定。（第80条）

国务院专利行政部门依照《专利法》第50条的规定给予强制许可的，应当在其决定中明确下列要求：

（1）依据强制许可制造的药品数量不得超过进口方所需的数量，并且必须全部出口到该进口方；

（2）依据强制许可制造的药品应当采用特定的标签或者标记明确注明该药品是依据强制许可而制造的；在可行并且不会对药品价格产生显著影响的情况下，应当对药品本身采用特殊的颜色或者形状，或者对药品采用特殊的包装；

（3）药品装运前，取得强制许可的单位应当在其网站或者世界贸易组织的有关网站上发布运往进口方的药品数量以及本条第2项所述的药品识别特征等信息。（第81条）

国务院专利行政部门依照《专利法》第50条的规定给予强制许可的，国务院有关主管部门应当将下列信息通报世界贸易组织：

（1）取得强制许可的单位的名称和地址；

（2）出口药品的名称和数量；

（3）进口方；

（4）强制许可的期限；

（5）发布药品数量以及本条例第81条第2款所述的药品识别特征等信息的网址。（第82条）

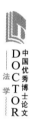

上述规定，皆属《修改 TRIPS 协定议定书》的强制许可出口药品的规定，然于《专利法实施细则》2010 年发布时，已删减为："应当同时符合中国缔结或者参加的有关国际条约关于为了解决公共健康问题而给予强制许可的规定，但中国作出保留的除外"，而较具有原则规范的性质。

三、借鉴美国因应甲型 H1N1 流感疫情的药品紧急使用制度——公共健康危机时药品强制许可的程序考量

美国在 2001 年 10 月的炭疽病毒恐怖活动后，修订了药品紧急许可的制度，依其联邦食品药品化妆品法授权食品药品管理局的主任委员在公众或军方受到攻击的升高风险，或国家安全有明显可能受影响时，核准使用必需的医药产品。而在因应 2009 年时甲型 H1N1 的疫情发生时，即已据之发布了医药品紧急使用。因其针对药品于公共健康或国家危机时的特殊性，且立法制度完

整，可作为我国在发生类似危机时参考，特别说明如下。

（一）美国强制许可制度概况

除特定领域的立法外，美国专利法迄今尚没有强制许可的制度，然而在公共健康危机时，可采用国家紧急使用药品的制度。在这个药业大国没有药品专利强制许可制度的理由，可归纳如下。

（1）药品产业结构上原开发药厂是主流，也掌握了国会的优势。药品的知识产权（含专利、资料专属权、商标权）是原开发药厂的命脉，绝不可能退让。这由美国对外的参加《TRIPS 协定》的立法和 301 谈判中，皆可以看到药厂的势力证明。1984 年的哈奇·瓦克斯曼法（Hatch-Waxman Act）和仿制药厂的竞争，也由仿制药的加速审核中，换到了专利期的回溯和专利联结的利益，后者又转而成为原开发药厂在全球征讨的超《TRIPS 协定》条款的一项武器。

（2）药品的研究发展需要知识产权的保护，也一直是经济学者的主流意见。如前章所述，在 Edwin Mansfield 的研究报告中，药品依赖专利发展的程度远大于其他产业，而美国制药业平均每年就其营业收入之 20% 投入研发（产业整体平均值少于 5%），如有成功新药推出，如何保护其市场利益，是发展新药为主之业者所力争的。❶

---

❶ E. Mansfield, Patents and Innovation: An Emprirical Study, Management Science（February 1986）. 产业发展对专利的依赖程度依次为：制药（65%），化学（30%），石油（18%），机械（15%），金属加工（12%），金属原料（8%），电子设备（4%），仪器（1%），办公设备（0%），汽车（0%），橡胶（0%），纺织（0%）。

（3）美国相信自由市场原则而较不期许政府介入知识产权交易制度，认为知识产权保障市场利润即是最佳的激励。❶ 在美国最高法院的判决中可以看到这样的文字："强制许可在我们的专利制度中是稀罕的，虽然被常提及，但从未在广泛的范围内立法通过。"❷ 有心者如第四章所述 Estes Keufauver 参议员 1960 年初所提的法案虽曾要求订立药品专利强制许可的立法，但也不能由国会通过。

巴西学者科里教授（Carlos Correa）则指出，在国际上美国为虽然是反对强制许可制度最强烈的国家，但也是签发强制许可证书最多的国家之一。在 1941 年 8 月至 1959 年 1 月间，美国有107 件涉及反垄断法的专利强制许可案件（13 件诉讼案件，94 件当事人达成自愿许可协议）。其后约有 100 余件强制许可案件，所涉专利数目上万。此因美国的专利法虽未规定如其他国家的强制许可制度，但立法制度仍提供了强制许可的途径，举其要者有下列 4 项。

第 1 项规定属专利被政府及其协议人使用，联邦政府可以对专利可以实施广泛的强制许可，联邦政府和其协议人在"合理和完全补偿"的情形下，不经专利权人的同意，使用专利技术。而依《美国法典》第 28 篇（28 U. S. C. A.）的规定，司法程序允许未经许可而使用的专利权人向法院申请得到补偿。在该法第 28篇第 1498 款第 a 项的规定中，有关联邦索赔法院的司法管辖，可

---

❶　Jay Dratler, Jr. 知识产权许可［M］. 王春燕，译. 北京：清华大学出版社，2003：178.

❷　Dawson Chemical Co. v. Rohm & Hass Co［M］. USA：美国法典，1980：448，U. S. 176，215.

受理因专利被政府使用或制造，或为了政府而使用或制造，然未经专利权人或其他有使用、制造权人的许可时，权利人向法院提起合理和完全补偿的诉讼。

该款规定的特色为：一是在强制许可实施时可保证政府取得所需的物资，且由政府负担补偿的责任。政府的协议人可以无虞专利侵权之诉，只要有政府的授权或同意，政府的协议人即可不经专利权人的许可而使用其技术。二是专利权人依第 1498 款 a 项提起诉讼时，其权利内容比在专利法的侵权诉讼中的少，例如不能向法院申请禁令，不能主张政府引诱侵权或共谋侵权，且索赔之诉的时效仅有 6 年。而在补偿的金额决定上可能不如一般专利侵权的赔偿，虽然法条明文为"合理和全部的补偿"，但法院可能要求较高的举证责任，且可能不含诉讼的成本。

第 1498 款 a 项的规定，已成为广泛强制许可的规定，因为：第一，没有限制发明的领域，只要是美国政府承认的专利，即可成为强制许可的对象。第二，可以享用政府使用的广泛主体，包含为政府工作的缔约人、次承包商、任何个人、合伙或公司，或者其行为经政府授权或者同意的。而且法院对政府的授权或同意的门槛可以降低到即使为非公开和具体的，或尚未和政府正式签订合同的投标人也可以适用该规定。

总而言之，第 1498 款 a 项和一般所述的专利强制许可不同，其没有如《TRIPS 协定》的事先协商过程，也没有处于专利权人立杨的审核政府强制许可的机制，所以含欧盟在内多有认其可能

违反《TRIPS 协定》而应修改者。❶

第 2 项规定为《空气洁净法》（Clean Air Act），如果第三人为了达到法律规定的空气清洁标准（如新固定污染源、危险空气污染物、新机动车辆排放的标准）必须使用某项专利技术而无法取得自愿许可的，可以请求联邦法院强制专利权人许可该第三人使用其专利技术。程序上先由环境保护的行政官申请或检查总长作出决定，然后由检查总长向专利权人所在的联邦地区法院出示书面证明，再由法院经听证程序，确定许可的合理条款（含补偿）后，再签署命令（42 U. S. C §7608）。❷

第 3 项规定为《原子能法》（Atomic Energy Act）规定，原子能委员可以因某项专利技术对于制造和利用特别的核子材料及原

---

❶　单晓光，张伟君，张韬略，等．专利强制许可制度，专利法及专利法实施细则第三次修改专题研究报告［R］. 北京：知识产权出版社，2006：1312 – 1316.

❷　§ 7608. Mandatory licensing, Whenever the Attorney General determines, upon application of the Administrator — (1) that — (A) in the implementation of the requirements of section 7411, 7412, or 7521 of this title, a right under any United States letters patent, which is being used or intended for public or commercial use and not otherwise reasonably available, is necessary to enable any person required to comply with such limitation to so comply, and (B) there are no reasonable alternative methods to accomplish such purpose, and (2) that the unavailability of such right may result in a substantial lessening of competition or tendency to create a monopoly in any line of commerce in any section of the country, the Attorney General may so certify to a district court of the United States, which may issue an order requiring the person who owns such patent to license it on such reasonable terms and conditions as the court, after hearing, may determine. Such certification may be made to the district court for the district in which the person owning the patent resides, does business, or is found.

子能作为重要条件的，可以以社会公共利益的理由，采取强制许可使用该专利技术，且其他任何人也可以向原子能委员会申请使用该专利技术（42 U. S. C §2183）。

和上述空气清洁法相似，原子能委员会在授予非排他性许可前，也须经过听证程序。有关许可费用的决定，原子能委员会设有专利补偿理事会（patent compensation board），并就下列因素考量补偿额：专利补偿理事会的建议额；抗辩的内容；专利受政府资助研究发展的程度；实用性、新颖性的程度和发明的重要性，和专利权人所投入研发的成本。❶ 许可费的决定仍须经听证程序，并接受司法审查。❷

第4项强制许可的规定，为因反垄断案例对专利实行广泛的强制许可。

在少数的个别法令中，可以直接规定有关专利的反垄断救济措施。例如原子能法（42 U. S. C §2188）对有原子能物质或原子能制造或利用的发明专利，如果是被法院认定违反垄断法的竞争案，法院可以要求专利权人证明所需要的专利许可。

大部分的美国反垄断强制许可案件，出现在企业合并的场合，而主管机关是联邦贸易委员会（Federal Trade Commission）和司法部反托拉斯局（Antitrust Division of Department of Justice）。以由反托拉斯局所发动的 U. S. v. 3D（2001）案为例，最终多以强制许可作为同意企业合并的条件，即企业合并后的专利，经法院确定者，应授权给竞争者。而主要药厂的合并案如1995年的Pharmacia 和 Upjohn，2001年的 Ciba-Geigy 和 Sandoz 合并，联邦

---

❶ 42 U. S. C §2183 (c).

❷ 42 U. S. C §2239.

贸易委员会也要求申请合并企业授权专利给竞争者。

（二）医药产品紧急使用许可制度

依《美国食品药品化妆品法》第564节b款第1项的规定，食品药品管理局的主任委员可在公众或军方有受攻击的升高风险，或国家安全有明显可能受影响时，授权使用未经核准的医药产品（unapproved products），或授权以非经核准的方式使用核准的医药产品（unapproved uses of approved drugs and approved or cleared devices）。

国会经过立法将紧急使用许可（Emergency Use Authorization，EUA）授权给食品药品管理局主任委员以加强美国人民或军方的公共健康保护，避免受到生物、化学、放射性、核子等物质的攻击。依该法规定，食品药品管理局主任委员可在紧急情况下，也无其他可选择的适当、核准和可采取的方案时，采取应对措施，以诊断、治疗或预防上述物质所致严重或威胁生命的疾病或情况。❶

申请紧急使用许可的可以是卫生人类服务部或国防部或私人单位，由食品药品管理局就个案审查，在必要时得要求补充资料，以确认是否符合法规的要求。

卫生人类服务部（Department of Health and Human Services）部长应成立"紧急使用许可工作群"（EUA Working Group）的永久性组织，由防备应变助理部长（ASPR）负责，成员包括食品

---

❶　FDA. Emergency Use Authorization of Medical Products Guidance - Emergency Use Authorization of Medical Products［R］. USA：FDA.［2009 - 11 - 01］. http：//www. fda. gov/RegulatoryInformation/Guidances/ucm125127. htm # intro#intro.

药品管理局、疾病管制中心（Center for Disease Control）、国家卫生研究院（National Institute of Health）等政府卫生单位，和国防部、国土安全部、退伍军人事务部的代表和其他合适学者专家，在宣布紧急情况时提供紧急使用的专家建议。

1. 紧急情况的宣布

卫生人类服务部部长基于《美国食品药品化妆品法》第564条 b 款第 1 项规定在紧急使用许可前，须先基于下列理由宣布紧急情况。

（1）由国土安全部部长决定存在本土内紧急情况或有明显的潜在国家紧急情况，因有受特定生物性、化学性、放射性或核子等物质攻击的风险升高。

（2）由国防部部长决定存在军事紧急情况或明显的潜在军事紧急情况，因美国军方有受特定生物性、化学性、放射性或核子物质攻击的风险升高。

（3）由《美国公共健康服务法》（Public Health Service Act）第 319 节所规定的一位公共健康紧急情况相关部长决定，认为因有特定生物性、化学性、放射性或核子物质，或因此类物质所生的特定疾病或情况，将对国家安全有影响或有明显的潜在影响者。

在卫生人类服务部长宣布紧急情况时，得据《美国食品药品化妆品法》第 564 节规定对未经核准的医药产品或已核准医药品的未核准用途采取紧急许可作业。防备应变助理部长即召集"紧急使用许可工作群"，依其专家和 NIH 和 CDC 局长的意见审查并决定对特定产品的紧急使用。

依《美国食品药品化妆品法》第 564 节（b）款第（2）项的规定，许可有效期限 1 年，或由卫生人类服务部长经征询国土安全部、国防部长意见后，视情况发展而提前终止。

2. 紧急使用许可的适用情形

《美国食品药品化妆品法》第 564 节规定 FDA 主任委员可在宣布紧急情况已有事实发生或有潜在可能时，在有效期限内，引用仍未经《美国食品药品化妆品法》第 505、510（k）和 515 节或《美国公共健康服务法》第 351 节的药品、医疗器具和生物产品。然 FDA 主任委员在紧急使用许可前，仍须先行和国家卫生研究院（NIH）和疾病管制局（CDC）的负责人协商，得到下列结论。

（1）紧急情况所指物质可能导致严重或对生命有威胁的疾病或情况；

（2）基于可获得的充分和良好控制的临床试验数据和整体科学证据，可合理地相信产品可有效地诊断、治疗和预防如上段所述的严重或威胁生命的疾病或情况。

（3）用于治疗、预防或治疗所宣布的严重或威胁生命的疾病或情况时，其已知的或潜在的利益超过已知的或潜在的风险。

（4）就治疗此种严重或威胁生命的疾病或情况而言，已无其他适当、已核准且可获得的产品可供选择。

3. 紧急使用的药品

（1）种类。

紧急使用许可的产品含药品、生物产品（如疫苗、血液产品等）、医疗器具（如体外诊断试剂），而可能含未经食品药品化妆品法或公共健康服务法核准的产品（未经核准产品）或已经核准产品的未经核准用途（未经核准用途的核准产品）。

上述未经核准用途的核准产品的例子如：①已核准的抗生素的非属标示用途的使用；②处方药品经由无证照的人员所供应

（如邮务人员）。

（2）有效性的标准。

就个案审查（case by case），对紧急使用许可采取"可能有效"（may be effective）标准，即比 FDA 所采取有效性（effectiveness）的标准为低。FDA 主任委员就整体科学证据和充分的临床试验数据，应在符合其他规定（如风险利益分析和其他选择的考量）的情况下，虽可能不如 FDA 的新药或新医疗器具的有效性审查标准，如"可能有效"也可以核可紧急使用。

（3）药品的风险效益分析。

FDA 应就现有科学证据判断产品的已知或潜在效益是否超过已知或潜在风险。这种判断是基于所有可获取数据的全面性决定（有时体内试验数据也是仅来自动物试验），FDA 也要先和 NIH 和 CDC 共同协商。

（4）其他可供选择的产品。

对某项产品的紧急使用核准要基于无其他适当、已核准和可获得的产品可供选择。可供选择产品的"不可获得"的标准是其不能在紧急情况时充足地供应。可供选择产品的"不能适当"的标准是有发生特定情况或族群的不良反应（如过敏）或产生抗药性。

4. 紧急许可的撤销

FDA 主任委员得定期审核紧急使用核可的状况，依第 564（f）节规定，在发布的事由已不存在或撤销的决定符合公共健康保护的要求时，撤销紧急使用核可。而经核准使用的药品应予弃置，除非经医师认定病人在撤销核可前已使用相关药品而有必要

继续使用者。❶

（三）2009 年 H1N1 疫情的背景

全球每隔 10～40 年会发生流行感冒的大流行，流行性感冒主要是由甲型病毒引起，甲型流感病毒会在不同物种间传播及重组，会感染人、猪、马、海豹、鲸及鸟类，乙型流感病毒也很常见，但乙型病毒只会感染人类，且通常比甲型病毒温和。2009 年的甲型流感病毒是由 H1N1 衍生的变异病毒，美国检出的 H1N1 甲型猪流感病毒，是由北美猪流感、北美禽流感、人类流感及欧亚猪流感病毒四个基因片断组成。H1N1 最早在 1976 年被发现，时间虽比 2005 年的爆发禽流感 H5N1 疫情更慢，却比 H5N1 更早演化为人传人病毒。

2009 年 4 月 17 日，美国疾病管制中心确定 2 名甲型 H1N1 流感病例，测出感染病毒为猪流感、禽流感与人流感的混种病毒，至 4 月 23 日时，美国的确定病例数增为 7 人。

在 2009 年 5 月中旬的世界卫生大会中，甲型 H1N1 流感已是各国讨论的焦点，会中达成策略方向自"围堵（containment）"转为"减轻（mitigation）"的共识。再至 2009 年 6 月 11 日，H1N1 甲型流感病毒持续蔓延，在世界卫生组织不同区署的许多国家造成传播，包括距疫情始发地遥远的澳洲与英国都发生社区性流行，世界卫生组织干事长遂宣布大流行等级提升为第 6 级，全球正式进入 2009 年大流行，此时世界卫生组织已接获 74 国通

---

❶　我国台湾地区 2009 年为应对 H1N1 的疫情，曾采购 1 500万剂疫苗，后因疫苗事故发生而爆发缓打潮，估计有 900 万剂未使用。卫生当局表示，将着手规划 H1N1 新流感疫苗共同储运中心，可做安全库存，或赠与其他国家。医药新闻周刊社．台北：2010，（3229）．

报 28 774 名确定病例,然而大多数病人仅有轻症,故将其定义为"温和"的大流行。此时世界卫生组织重申无须限制旅行与关闭边界,各国所该做的是保持警戒,流行高峰已发生的国家应准备因应第二波流行。

目前各项药品中,原有两项药品"克流感"(Tamiflu,专利权人为 Roche 药厂)及"瑞乐沙"(Relenza,专利权人为 GSK 药厂)H1N1 是不具抗药性的。但 2009 年 2 月曾出现近 100% 抗药性的甲型 H1N1 流感病毒,使得"克流感"药物失效,应注意的是,此突变病毒传播速度相当快,一年内,具"克流感"抗药性的 H1N1 流感病毒已散布全球,因其抗药性接近 100%,所以除所述两种药品以外,未来仍需其他药品可供选择。

(四)2009 年美国紧急使用许可的发布

美国疾病管制中心(Centers for Disease Control and Prevention,以下简称 CDC)先在 2009 年 4 月 26 日成立紧急应变中心,联邦政府并在 4 月 27 日紧急释出 1 200 万剂之抗病毒药剂及口罩等防疫物资供各州使用,同时药物食品管理局(FDA)发布"H1N1 新型流感抗病毒药剂及检验试剂紧急使用授权",同意公卫或医疗人员在必要时使用相关药物与检验试剂。[1] 其后在 2009 年 10 月 24 日宣布进入甲型 H1N1 流感全国紧急状态,其目的是简化有关行政手续,为医疗部门应对甲型 H1N1 流感的迅速蔓延提供便利。[2] 这份公告的主要内容是允许医疗照顾、医疗救助和

---

[1] FDA 对紧急使用许可的相关说明 [2009 - 10 - 10]. http: // www. fda. gov/NewsEvents/PublicHealthFocus/ucm153297. htm, 2009/11/10 访问。

[2] 杨晴川. 美国白宫宣布美国进入甲型 H1N1 流感紧急状态 [N]. 北京: 新华网, 2009 - 10 - 24.

其他联邦医疗保险计划在甲型 H1N1 流感病例激增的特殊情况下放宽规定，简化手续，及时为患者提供医药品。

1. 药品的品项

2009 年 4 月 27 美国 FDA 即已核可 Relenza（GSK），Tamiflu（Roche）两项药品、N95 口罩和诊断试剂（rRT-PCR H1N1 Flu Virus Panel diagnostic test）。两项药品虽皆是 FDA 核准者，但在对抗 2009 H1N1 的措施上，可能涉及未经核准的用途（含分送和使用），而有必要采取紧急使用许可。

N95 口罩是抛弃式在紧急情况时交由公众时使用，紧急使用许可在确保数量充足地供应。而 rRT-PCR 的 H1N1 病毒诊断测试仍未经 FDA 核准，紧急使用许可的目的在对诊断试剂未核准前合法的交送并应依许可目的来使用。

2. 药品的库存

除国家策略性库存外，紧急使用许可也包含地方和各州政府对 Tamiflu 和 Relenza 两项药品的供应。

3. 药品的说明

紧急使用许可的说明，虽不提供西班牙文版本，但各州可提供正确的译文给民众。紧急使用许可的药品，不必全部依《美国食品药品化妆品法》第 503（b）（2）节的规定来标示。

4. 不良反应的通报

如医疗人员或消费者有发现严重不良反应或产品品质问题时，可经由 FDA 的 MedWatch 不良事件通报系统或电话通报。

5. 药品受害的赔偿

如民众有因服用或注射紧急使用许可所采用的药品或疫苗，而造成严重身体损害或死亡时，可依《美国公共紧急防备法》（Public Readiness and Emergency Preparedness Act，PREP）获得赔偿。然如在未依 FDA 紧急许可所示的范围和情况合法地使用时，可能影响赔偿的请求。

第五节 我国台湾地区的药品 专利强制许可的制度

现在研究我国台湾地区的强制授权制度，这有相当的参考价值，其理由如下。

首先，我国台湾地区目前将澎湖、金门、马祖列为"单独关税区"，也是世界贸易组织的成员。❶ 其"专利法"在 2003 年修法后，为配合《多哈宣言》和《总理事会决议》，目前正在进行大幅修"法"的过程，2009 年修改草案中药品专利强制许可也是其主要的重点。其次，我国台湾地区药品制造产业的产业层次，也是以仿制药为主，与我国内地制药产业结构近似。药品制造不论是供应国内或出口，两岸所面对的问题可共同参考。再次，我

❶ 世界贸易组织的 TRIPS 协定于 1993 年 12 月 15 日通过，世界贸易组织成立 1 年后，即 1996 年 1 月 1 日生效。与《成立世界知识产权公约》和《保护工业产权巴黎公约》不同，该协定的成员即可以是主权国家，也可以是单独关税区政府。我国在 2001 年 12 月 11 日加入世界贸易组织，随后我国台湾地区也以"单独关税区"身份加入。此前我国香港、澳门特别行政区以"单独行政区"身份并以"中国香港""中国澳门"的名义参加世界贸易组织从而成为该组织的创始成员。因此在 TRIPS 协定方面，我国存在"一国四席"的情况。吴汉东．知识产权法［M］．北京：中国政法大学出版社，2007：319.

国台湾地区在 2005 年禽流感 H5N1 疫情危机时也曾发动药品 Tamiflu 的专利强制许可，但其时疫情尚未发生，其后也未有发生疫情，对探讨所谓"公共健康危机"是否以疫情确实发生为必要，有其参考的价值。

一、"立法"沿革

我国台湾地区现行 2003 年"专利法"第 76 条、第 78 条第 (5) 项将"强制许可"称为"特许实施"。1993 年 12 月我国台湾地区为加入世界贸易组织，参考《TRIPS 协定》第 31 条有关规定，修订"专利法"，大幅变更专利特许实施的机制。1993 年 12 月修"法"前，我国台湾地区"专利法"的特许实施事由有：一定期间内未在我国台湾地区实施或未适当实施、物品专利权人拒绝制造方法专利权人的实施和政府因军事上的利用或国营事业的需要。所谓专利权人未适当实施，则系指：（1）专利权人以其发明全部或大部分在国外制造，输入我国台湾地区者；（2）利用他人发明为再发明的专利权人，非实施原发明人的发明，不能实施其再发明；而原发明的专利权人，在合理的条件下拒绝授与再发明人实施者；（3）在国外输入零件，仅在我国台湾地区施工装配者。

1993 年 12 月为加入世界贸易组织而应符合《TRIPS 协定》的最低保护标准，我国台湾地区修改"专利法"第 78 条第 1～2 款特许实施的规定，除删除"未实施"和"未适当实施"的特许实施事由外，另增列"紧急情况""增进公益的非营利使用""申请人曾以合理的商业条件在相当期间内仍不能协议授权时等"特许实施事由，并删除专利专责机关可撤销专利的权限。其后在 1997 年 4 月修改时，又增订半导体技术专利申请特许实施的规定，但要求应限于增进公益的非营利使用。

二、"专利法"强制许可规定

2003 年我国台湾地区修改"专利法"的版本即为现行法,有关特许实施的规定系以《TRIPS 协定》为蓝本,此时我国台湾地区"专利法"已大致符合《TRIPS 协定》的相关要求。有关特许实施的事由分别有:(1)因应我国台湾地区紧急情况(第 76 条第 1 款前段);(2)增进公益的非营利使用(第 76 条第 1 款中段);(3)曾以合理商业条件协商未获同意(第 76 条第 1 款后段);❶ (4)有限制竞争或不公平竞争的情事,经"法院"判决或公平会处分确定者(第 76 条第 2 款);❷ (5)再发明专利权人与原发明专利权人协议不成(第 78 条)。❸

特别说明的是,因为我国台湾地区"专利法"第 76 条第 1 款将"因应'国家'紧急情况""增进公益的非营利使用""申

---

❶ 2003 年我国台湾地区"专利法"第 76 条第 1 款规定:"为因应'国家'紧急情况或增进公益之非营利使用或申请人曾以合理之商业条件在相当期间内仍不能协议授权时,专利专责机关得依申请,特许该申请人实施专利权;其实施应以供应'国内'市场需要为主。但就半导体技术专利申请特许实施者,以增进公益之非营利使用为限。"

❷ 2003 年我国台湾地区"专利法"第 76 条第 1 款规定:"专利权人有限制竞争或不公平竞争之情事,经'法院'判决或'行政院'公平交易委员会处分确定者,虽无前项之情形,专利专责机关亦得依申请,特许该申请人实施专利权。"

❸ 2003 年我国台湾地区"专利法"第 78 条第 4 款规定:"前项协议不成时,再发明专利权人与原发明专利权人或制造方法专利权人与物品专利权人得依第七十六条规定申请特许实施。但再发明或制造方法发明所表现之技术,须较原发明或物品发明具相当经济意义之重要技术改良者,再发明或制造方法专利权人始得申请特许实施。"

请人曾以合理的商业条件在相当期间内仍不能协议授权"三者并列，所以有"事先协商未获同意"是否属强制许可的事由或条件的两种说法。但在 2009 修法的草案内容中，已将有关事先协商的第 76 条第 1 款规定另列，将"申请人曾以合理之商业条件在相当期间内仍不能协议授权"与"公益之非营利使用""再发明"等事由联结作为强制授权的依据，而非强制授权的事由，其修改理由为参考国际法《TRIPS 协定》第 31 条的内容和《日本特许法》第 92～93 条、《德国专利法》第 24 条等的规定，以免有弱化专利法所赋予专利权人排他专属权之嫌。

三、2009 年"专利法"修改草案重点

我国台湾地区"专利法"由 1944 年制定以来，到现行"专利法"在 2003 年 2 月 6 日公布，2004 年 7 月 1 日施行，经过 8 次修订。为了应对全球趋势，台湾"智慧财产局"自 2006 年起召开公听会，修正草案在 2009 年 10 月经"行政院院会"审查通过后，现已报请立法部门进行修法程序。此次修内容相当广泛，其中多有适应世界贸易组织规范的因素，举其和药品专利强制许相关的主要方面如下。

（一）修正有关医药品或农药品的专利权期间延长相关规定

放宽申请医药品或农药品的专利权期间延长的规定，删除现行"专利法"规定为取得许可证无法实施发明之期间须在公告后 2 年以上的限制；增订专利权届满前尚未核准延长者，其专利权的效力自原专利权期间届满之次日起视为已延长；核准延长发明专利权期间的范围，仅及于许可证所载的有效成分及用途所限定的范围（修改后草案条文第 53～54 条及第 56 条）。

（二）明确采用国际耗尽原则

《TRIPS 协定》要求成员可自行决定是否采纳专利权耗尽原则，而我国台湾地区现行"专利法"第 59 条第 1 款第（6）项规定采用国际耗尽原则，惟第 2 款又规定相关贩卖的区域，须由法院认定。实际上权利耗尽究竟采用何种原则，本属立法政策，无须由法院依事实认定，故修正稿明确采用国际耗尽原则（修改后草案条文第 59 条）。

（三）增订专利权效力不及的事项

增订非出于商业目的的未公开行为、专利权人依其第 72 条第（2）项规定回复专利权效力并经公告前，以善意实施或已完成必须的准备的、以取得我国台湾地区"药事法"所定药物查验登记许可或国外药物上市许可为目的，而从事研究、试验及其必要行为，均为专利权效力不及的事项（修改后草案条文第 60 条）。

（四）修正专利特许实施之规定

将"特许实施"名称修正为"强制授权"，并修正其相关规定，包括申请事由、要件，并须于下达强制授权处分时，同时核定补偿金（修改后草案条文第 89～91 条）。

（五）增订有关公共健康议题的规定

配合世界贸易组织为协助发展中国家及最不发达国家取得所需专利医药品，以解决其公共健康危机，强制授权生产所需的医药品，并明定适用本机制申请强制授权的范围（修正条文第 92～93 条）。其对依 2003 年《总理事会决议》出口专利药品，至发展中国家或最不发达国家的规定，是我国台湾地区本次"专利法"修订重点，主要内容为。

1. 可适用机制申请强制授权的范围

因《总理事会决议》对于药品的范围并无具体限制，仅强调活性成分与诊断试剂当然为"医药品"的范围。又依据《多哈宣言》的规定，艾滋病、肺结核、疟疾及其他传染病足以认定为国家紧急危难或其他紧急情况。换言之，可适用机制申请强制许可的"医药品"应限于治疗艾滋病、肺结核、疟疾及其他传染病所需的"医药品"。

由于《总理事会决议》对于强制许可医药品的范围也无明确规定，故草案第 92 条第 1 款对可申请强制许可的"医药品"限于"治疗艾滋病、肺结核、疟疾及其他传染病所需医药品"。至于其具体内容，经和卫生主管机关会商结论，将在申请强制许可个案时，检讨其是否符合"治疗艾滋病、肺结核、疟疾及其他传染病所需医药品"的要件。

2. 合格进口国的资格

依据《总理事会决议》决议第 1 条 b 款的规定，合格进口国系指最不发达国家，以及任何向 TRIPS 理事会通知有成为进口国意愿的国家。而依《总理事会决议》第 2 条 a 款规定，在合格进口方已向 TRIPS 理事会依据总理事会决议第 2 条 a 款通知时，出口国才可豁免基于《TRIPS 协定》第 31 条（f）项的义务。

《总理事会决议》就出口国的角度而言，只有在进口国符合该条文的全部要件时，其强制许可出口医药品始符合世界贸易组织成员的义务。由于草案系针对以我国台湾地区为出口方的情况设计，其对于申请强制授权出口医药品的要件，即综合《总理事会决议》第 1 条 b 款及第 2 条 a 款的各项要件，规定在草案第 92 条第 3 款第（2）～（3）项，其内容简述如后。

（1）草案第 92 条第 3 款第（1）项系依据《总理事会决议》第 2 条 a 款第（1）项，要求申请人提出进口方已向 TRIPS 理事会通知所需"医药品"名称及数量的证明文件。草案第 92 条第 3

款第（2）项系依据《总理事会决议》第1条第b款及第2条第a款第（2）项，要求申请人提出进口国已向TRIPS理事会通知其无制药能力或制药能力不足而有作为进口方的意愿证明文件。但进口方为最不发达国家时，因自动成为合格进口国，且被认定为无制药能力或制药能力不足，故申请人在进口方为低度发展中国家时，毋庸检附此证明文件。

（2）修改后草案第92条第3款第（3）项系依据《总理事会决议》第2条a款第（2）项，要求申请人提出所需"医药品"在进口国无专利权，或有专利权但已核准强制许可或即将核准强制许可的证明文件。

（3）修改后草案第92条第3款各项证明文件，均为进口方向TRIPS理事会的通知。

（4）对于非世界贸易组织成员的，即无法向TRIPS理事会通知，因此草案第92条第5款规定，该等进口方必须向我国台湾地区"外交部门"提出所需"医药品"的书面通知，并同意遵守防止强制许可"医药品"转出口的相关规定。

3. 事前合理商业条件的协议

关于《TRIPS协定》第31条（b）项的规定，要求申请人应就专利授权事项以合理商业条件与权利人极力协商，如无法在合理期间内取得许可，才可申请强制许可。虽然《总理事会决议》中并未特别提出此点，但一般认为专利权人的权益仍应予以合理保障，如专利权人并无拒绝申请人以合理商业条件实施的情况，仍不宜径以行政介入之方式准予强制许可。草案第92第2款参考了加拿大及挪威的专利法修法，将"申请人曾在合理期间以合理商业条件向专利权人协议授权，仍不能协议授权者"作为申请强制许可的要件。对进口方如已实施强制授权，则可推定为已依据

《TRIPS 协定》第 31 条规定与专利权人协商不成，或系基于国家出现紧急状态或者非常情况，而无待进行协商。为免重复协商或对应紧急状态，草案规定了免除此种情况下的协商义务。

4. 出口方强制授权应遵守的条件

依《总理事会决议》第 2 条 b 款规定出口国准许强制许可时应符合的 3 项条件分别为：（1）强制许可制造的"医药品"数量必须符合合格进口方所需的数量，并且全部出口至该进口方；（2）授权制造的"医药品"必须清楚标示其系依照本决议所设置的机制而制造，并与专利权人或其被授权人所制造的"医药品"在颜色或形状上有足以区别的显著不同；（3）被授权人应在运送该"医药品"前，应在该网站公开出口药品的数量、名称、目的地及可资区别的特征。

5. 补偿金标准

依《总理事会决议》第 3 条的规定，补偿金应衡量该专利权在进口方的经济价值来定。该专利权在进口方的经济价值，因该专利在该国或未申请专利、或未上市，有时甚难判断，故草案第 93 条第（3）项参考加拿大立法例，规定专利专责机关应参考进口方的联合国人力发展指标，作为客观的补偿金辅助计算标准。

6. 专利强制许可后的药品资料专属保护权豁免

对于制造、出口药品之品质管控（卫生主管机关的查验登记），我国台湾地区"药事法"第 39 条第（1）项规定："制造、输入药品，应向我国台湾地区卫生主管机关申请查验登记，经核准发给药品许可证后，始得制造或输入。"因依"专利法"强制授权的医药品其制造仍受我国台湾地区"药事法"的限制，且基于进口方通常不具适当的查验能力，故基于保护最终使用人的立场，仍有进行进行查验登记的必要。

然而对于仿制药，我国台湾地区"药事法"第40之2条第2款规定新成分新药许可证自核发之日起5年内，其他药商非经许可证所有人同意，不得引据其申请资料申请查验登记，此即所谓的"资料专属保护权"。在《总理事会决议》中对"资料专属保护权"并无规定，惟申请人如已依机制取得专利的强制许可，却受限于"资料专属保护权"的规定而无法申请查验登记，也无法制造时，显非此机制设计的目的。

参考加拿大与欧盟草案对于资料专属保护权均有特别的规定，加拿大系在包裹立法中（Bill C-9），授权修正《加拿大食品药物法》第30条及第37条。欧盟草案亦系以整体立法的方式，排除"资料专属保护权"的相关适用。

草案参考了加拿大及欧盟的修法方式，在第93条第5款规定，依此机制强制授权制造出口的"医药品"，不受我国台湾地区"药事法"第40.2条第2款规定的限制。

四、中国台湾地区罗氏药厂"克流感"专利强制许可案例

我国台湾地区"专利法"的特许实施制度虽经历数次修正，然案例不多。于1971年时，始有第一件经我国台湾地区"行政院"核准的强制许可案件，该案件系因外国专利权人在国外生产制造专利产品，在输入我国台湾地区时，经专利专责机关认定在台湾地区未适当实施专利而准予特许实施，并经我国台湾地区"行政法院"判决确定。❶ 1993年"专利法"修正后，1999年曾

---

❶ 中国台湾地区"行政法院"72判字第359号判决（1983年）。

发生一特许实施申请案但申请人不久即撤回申请。❶ 2001 年间我国台湾地区光碟片厂国硕公司针对飞利浦公司所有的 CD-R 专利，根据修正前我国台湾地区"专利法"第 78 条第（1）项（即现行"法"第 76 条第（1）项）"申请人曾以合理的商业条件在相当期间内仍不能协议授权"为理由，向我国台湾地区"智慧财产局"提出特许实施的申请，该案已于 2004 年 7 月 26 日准许特许实施在案，此为我国台湾地区为配合《TRIPS 协定》修订后的第一件强制许可案。❷ 2005 年全球禽流感疫情时，我国台湾地区虽尚未有实际感染案例，然为应对可能的防疫需求，台湾地区"卫生署"即以"因应紧急情况"为理由，向"智慧财产局"申请"克流感"（Tamiflu）药品的特许实施并获准在案，其间因疫情尚未实际发生，后来也未曾发生，特许实施是否有必要成为讨论的议题。因其属我国台湾地区启动药品专利强制许可的惟一案例，故特别分析如后。

（一）背景事实

1997 年香港家禽禽流感（avian flu）疫情爆发，首次发现 H5N1 甲型禽流感由鸟传播至人的病例。世界卫生组织在 2004 年 1 月 13 日公布第 1 例越南的 H5N1 甲型禽流感病毒感染病例，至 2006 年 8 月 23 日止，人类感染禽流感 H5N1 甲型禽流感的国家共有 10 个，包含：埃及、伊拉克、土耳其、泰国、越南、印尼、

---

❶ 王美花. 加入世界贸易组织对专利的影响［J］. 台北：律师杂志，1999（243）：38.

❷ 我国台湾地区国硕公司在 2002 年 7 月 30 日提出特许实施申请，台湾地区"智慧财产局"在 2004 年 7 月 26 日以智法字 第 093186005 号审定书准许特许实施。

柬埔寨和中国等，总计 241 人感染，其中 141 人死亡，平均死亡率超过 5 成。❶

依据世界卫生组织在 2005 年修订的"全球流感大流行准备计划"（WHO global influenza preparedness plan）❷，自 2004 年 1 月起，当时全球已符合大流行警示期（pandemic alert period）的第 3 期状况，该项计划并建议个别国家应评估未来大流行期间，抗病毒剂能否适当供应。另世界卫生组织在 2005 年所公布的"流感大流行准备计划检查表"，也建议应视需要预先储备抗病毒药物。当时 H5N1 病毒虽未在人与人间有效传播，但随着动物疫情范围不断扩大造成人类病例陆续产生，而新增 1 名人类病例，便增加 H5N1 病毒继续演变为可人传人的机会。因此，2005 年 10 月世界卫生组织发布应高度警戒禽流感流行的通告，要求各国应提早进行因禽流感大流行的准备工作，并应随时准备人口 10% 左右的库存药品。

我国台湾地区"卫生署"在 2004 年 12 月 29 日正式公告禽流感为法定传染病，❸ 运用美国疾病管制中心发展的流行病情预测软件进行规划对应措施，估算在疫情爆发时台湾地区可能有 300 万余人发病

❶ 我国台湾地区"卫生署疾病管制局"流感防治网，常见问题：目前全球人类感染禽流感的现况如何？［2009 - 10 - 20］http：//flu.cdc.gov.tw.

❷ WHO global influenza preparedness plan，2005.

❸ 我国台湾地区"行政院卫生署"2004 年 12 月 29 日署授疾字第 0930001246 号公告：新型流行感冒为指定传染病；2005 年 6 月 13 日署授疾字第 0940000436 号复公告修订新型流行性感冒拟似病例的定义修订为：经"行政院卫生署"疾病管制局流行性感冒病毒检验，确定为 A 型流行病感冒，但非属 H1、H3 亚型的；或虽为 H1、H3 亚型，但现行流行性感冒疫苗未能提供足够的保护力的。

就诊，6.4 万余人住院治疗，1.3 万余人死亡，势必对医疗、社会、经济体系带来严重的冲击。根据世界卫生组织建议各国政府储备的抗病毒药剂为神经氨酸酶抑制剂（Nis），以阻断病毒在感染者体内扩散为方式对抗流行性感冒。当时国际间已经研发成功且上市的 Nis 有两种主要成分，一为 Oseltamivir，另一为 Zanamivir。我国台湾地区为两项药品核准的保存有效期限不同，Oseltamivir 具有 5 年有效期，而 Zanamivir 仅具有 3 年有效期；另 Oseltamivir 又兼具治疗与预防效果，且其糖浆剂型可使用于 1 岁以上的儿童与成人，Zanamivir 只可使用于 13 岁以上的成人。所以我国台湾地区"卫生署"采取专家建议以含 Oseltamivir 的抗病毒药剂为主要储备对象。由于针对应储备世界卫生组织所建议的总人口 10% 的抗病毒药剂，当时仍严重不足，而我国台湾地区在当时市场上惟一可以提供具有 Oseltamivir 成分的克流感（Tamiflu）胶囊剂的专利权属于罗氏药厂，因其供应量严重不及防疫安全存量，我国台湾地区"卫生署"为对应全球日益严峻的禽流感疫情，期能有效防范与掌握疫情，拟自行生产在该地区具有专利的"克流感"❶，采取两面策略，除在 2005 年 10 月 17 日去函罗氏药厂积极争取自愿授权制造"克流感"外，并同时在 2005 年 10 月 31 日以我国台湾地区"专利法"第 76 条第（1）项"因应'国家'紧急情况"为由，向"智慧财产局"提出特许实施许可专利权人"吉理德"公司所拥有生产 Oseltamivir 有效成分的发明专利。

　　我国台湾地区"智慧财产局"2005 年 12 月 8 日以智法字第 09418601140 号审定书以附带条件方式准许特许实施，内容为：（1）特许实施期间至 2007 年 12 月 31 日止；（2）特许实施所制

---

❶　我国内地称 Tamiflu 为"达菲"，由美国"吉利德"公司拥有"达菲"的专利，罗氏公司则独家拥有"达菲"的制造权。

造的产品以供应我国台湾地区防疫需要为限；（3）我国台湾地区
"卫生署"必须优先使用原厂提供的药剂，仅在其不能及时充分
供应"克流感"胶囊或其原料药时，始得释出依特许实施所制造
的产品；（4）特许实施期间内，如我国台湾地区"卫生署"取得
自愿授权时，专利专责机关可废止本特许实施；（5）依据我国台
湾地区"专利法"第76条第（5）项规定，我国台湾地区"卫生
署"应给付补偿金。

　　其核准特许实施的主要理由有两个❶：（1）禽流感对我国台
湾地区的威胁在即。因世界卫生组织已多次发布信息，认为当时
十分接近爆发禽流感大流行时刻。虽然当时我国台湾地区尚未发
现禽流感疫情，然我国台湾地区地理环境位处候鸟迁徙必经路
径，加上我国台湾地区与我国内地和东南亚地区人民往来频繁，
我国内地至2005年11月28日已发生133人感染、68人死亡的
案例。因禽流感对我国台湾地区的威胁在即，我国台湾地区"卫
生署"认有必要进行完善的准备。（2）抗病毒药物的充分供给和
库存。我国台湾地区"卫生署"在2003年起曾多次向瑞士商罗
氏药厂采购储备克流感药剂，惟因当时各国均同时向同一药厂大
量采购，致无法足够提供各国所需，而当时该地区存量仅剩总人
口数0.7%的储备量，远低于世界卫生组织建议储备总人口数
10%（约230万人份）所需的数量，严重不符防疫所需。我国台
湾地区"卫生署"基于疫情的危急，申请特许实施使用该专利的
发明，虽然罗氏公司在2005年11月24日已经表达将在2006年6
月底前提供"克流感"胶囊和原料药230万人份。但我国台湾地
区"卫生署"认为一旦禽流感提早爆发流行或罗氏药厂无法及时

---

❶ 中国台湾地区"智慧财产局"2005年12月8日审定书。

提供应足够抗病毒药剂时，将严重威胁人民的生命健康。另因我国台湾地区不是世界卫生组织的成员，一旦爆发全球性或区域性禽流感大流行，犹恐无法获得世界卫生组织所供应的抗病毒药。综合考量防疫的需要，厂商供应量的不确定性等因素，我国台湾地区亟需自行设法备妥充足的抗禽流感病毒药品。

罗氏药厂对于此项强制授权案的核准，虽起始的态度是反对，表示"甚感不解和遗憾"，并怀疑台湾制药产业自制克流感的能力，认为其产品的原料和制造过程中将有"相当的风险"。不过在该案的诉讼法定期限 2005 年 1 月 9 日到期时，专利权人"吉李德"公司、合法被授权人罗氏药厂都未提起诉讼，全案终获得确定。❶ 在该药强制授权案核准后，我国台湾地区"卫生署"即开始展开"克流感"制造，以达到足量用药的预定目标，在 2006 年 6 月，我国台湾地区"卫生署"宣布储药量已达到预定目标，即已达到相当于人口 10% 的存量，已足够符合对抗禽流感疫情的需要。

（二）检讨

1. 专利权人的通知和答辩

我国台湾地区"卫生署"在 2006 年 10 月 31 日提出本案申请后，我国台湾地区"智慧财产局"给予专利权人 2 周时间准备答辩，其后"智慧财产局"同意延至同年 11 月 17 日，但专利权人"吉李德"公司主张"智慧财产局"给予答辩期间过短，与台湾地区"专利法"第 76 条第 3 款前段所定 3 个月答辩期间的规定不符。我国台湾地区"智慧财产局"则以"本局于作成处分前，既以请权利人和参加人两次到场陈述意见"为由，主张程序

---

❶　诉愿期届满，克流感强制授权确定［N］.台湾日报，2006 - 01 - 20. http：//news. yam. com.

瑕疵已消除。当时该案因涉及人民的生命安全，禽流感疫情在我国台湾地区的邻近国家已日益蔓延，随时有爆发大流行的可能，"吉李德"公司对此也表示谅解并不再争执。

《TRIPS协定》第31条第（b）项后段规定"因国家紧急危难或其他紧急情况而准特许实施时，须尽速通知专利权人"，至于专利权人的答辩期间，则因当时我国台湾地区"专利法"1993年12月修法时未作规定，存在给予答辩期间不足的争议。

发生争议的原因即在于我国台湾地区"专利法"在1993年12月参酌《TRIPS协定》第31条第（b）项修正时，未能分别不同特许实施事由应适用不同的程序的规定。因为《TRIPS协定》第31条第（b）项后段仅规定"因国家紧急危难或其他紧急情况而准特许实施时，须尽速通知专利权人"，而未按要求给予专利权人答辩的机会。我国台湾地区"专利法"1993年12月修法时未规定，存在给予答辩期间不足的争议。所以当时我国台湾地区"智慧财产局"审定书所载理由中，采用《TRIPS协定》第31条而非我国台湾地区"专利法"第76条第3款为依据，也有其不得已。

为补正上述专利法的疏漏，在2009年的修法草案中，已将须经答辩的强制授权类型如增进公益之非营利实施强制授权、交叉强制授权、反竞争救济强制授权的答辩规定，特别列于草案第90条。❶ 而对因应我国台湾地区紧急危难或其他重大情况者，则仅须由专利专责机关接获紧急命令或当地目的事业主管机关的通

---

❶ 2009年我国台湾地区"专利法"草案第90条第1款规定，专利专责机关在接到前条第2款（增进公益之非营利实施强制授权、交叉强制授权、反竞争救济强制授权）及第92条（出口药品强制授权）的强制授权申请后，应通知专利权人，并限期答辩；届期未答辩者，可给予审查。

知后核准强制授权并尽速通知专利权人，而无要求须先践行专利权人的答辩程序。❶

2. 公共健康危机应由卫生主管机关认定

该案申请人——我国台湾地区"卫生署"为防疫需求，采用"紧急情况"为理由申请特许实施，然公共健康问题需严重至何种程度才构成我国台湾地区紧急情况，我国台湾地区紧急情况是否限于已发生的事件，还是包括未来有可能发生公共健康问题者，有其讨论的空间。

申请人（我国台湾地区"卫生署"）以禽流感逐渐蔓延邻近国家、WHO 提出禽流感大流行随时可能爆发的警告信息、各地禽流感感染和死亡案例与日俱增，且申请人（我国台湾地区"卫生署"）已在 2004 年 12 月 29 日正式公告禽流感为法定传染病为由，主张"'国家'紧急情况"确属存在；相对人则以我国台湾地区尚无任何流感大流行的疫情发生，承诺提供我国台湾地区总人口 10% 的抗病毒药克流感以防疫所需等理由，抗辩本件申请不符合"'国家'紧急情况"。我国台湾地区"智慧财产局"当时以《杜哈宣言》第 5 段 c 款明定，各国基于本身客观情势而自行判断紧急情况的认定，我国台湾地区"卫生署"既为当地卫生主管机关，在此公共健康议题上，有权认定何种情况是否属于"'国家'紧急情况"，而据以作为核准强制授权的事由。另我国台湾地区"卫生署"2004 年 12 月 29 日正式公告禽流感为法定传染病，再参考世界卫生组织在 2006 年 5 月 31 日

---

❶ 2009 年我国台湾地区"专利法"草案第 89 条第 1 款规定，为因应"国家"紧急危难或其他重大紧急情况，专利专责机关应依紧急命令或规定，台湾当地目的事业主管机关的通知，强制授权所需专利权并尽速通知专利权人。

公布对抗流感流行准则，制定禽流感爆发应对计划，所以由我国台湾地区“卫生署”认定有无“‘国家’紧急情况”并由其申请所需药品的专利强制授权，是适宜的做法。

须注意的是，我国台湾地区“卫生署”既然以“‘国家’紧急情况”为由向“智慧财产局”申请特许实施，应无须践行“进行协商取得授权”的程序，当时台湾地区“卫生署”或为尊重专利权人而与其先行协商，但其做法却与前述《TRIPS 协定》对“国家紧急情况”作为特许实施事由时，不需先行协商的规定不符。

3. 国家紧急情况是否以疫情实际发生为必要

我国台湾地区“智慧财产局”在核准强制授权时，实际上并没有任何禽流感案例发生，其后也没有任何禽流感案例发生，因此在客观上并未存在的公共健康危机作为“‘国家’紧急情况”的决定，而可以不须践行和专利权人的事先协商程序，在保障人民健康的公共利益和专利权人权益间，有其讨论的必要。

依《多哈宣言》第 5 段第（b）项承认成员可自由决定核发各强制授权的规定为理由，且第 5 段第（c）项也承认“各成员有其权利决定构成国家紧急情况或其他紧急状况的其他情形，可代表的情形如艾滋病、肺结核、疟疾和其他流行病”。另《TRIPS 协定》第 31 条第（b）项规定，会员可规定在国家出现紧急状态或者非常情况时，可不受和专利权人事先协商的限制而准予强制许可，然须尽快通知专利权人。所以对疫情的发生可认为属国家紧急情况，也可免于事先和专利权人协商而进行强制许可。

然《多哈宣言》第 5 段第（c）项是否可解释为各成员有权自行认定国家紧急情况或其他紧急状况，有其不同见解。有人认为《多哈宣言》第 5 段第（c）项并不排除争端解决机构审查成员作出涉及公共健康强制许可的合法性的可能，而是将举证责任移转到在争端发生时的控诉方成员，使得控诉方成员在主张被控诉方成员所发动的强制许可违反条约义务时，不仅须主张被控诉成员方违反《TRIPS 协定》第 31 条第（b）项的先行协商义务，更须证明个案中不存在国家紧急情况或其他紧急状况。❶ 所以各成员仍非可自由决定是否存在国家紧急情况或其他紧急状况，而免于受事后审查。而世界贸易组织争端解决机构在审查此种涉及公共健康的强制许可的合法性时，仍应采取客观合理审查标准，并非完全放任被控诉成员方自由裁量。❷

---

❶　Carlos Correa. Trade Relaed Aspects of Intellectual Property Rights：A Commentary of the TRIPS Agreement［J］. Oxford University Press，2007.

❷　类似存在公共卫生和专利权人权益冲突的议题，有学者引食品卫生检验及动植物检疫措施协定（Agreement on the Application of Sanitary and Phytosanitary Measures，以下简称《SPS 协定》），争端解决小组及上诉机构经常面临公共卫生与贸易的利益权衡问题的案例，提出见解认为应将"国家紧急情况或其他紧急状况"是否存在，分为风险评估层面及风险管理层面分别论述，在风险评估层面引入"预防原则"，采取客观合理审查标准；在风险管理层面则依《多哈宣言》第 5 段（c）项规定，由会员国自主裁量。所以一方面可以保留一定的争端解决机构审查空间，避免会员恣意认定而行保护贸易之实；一方面却又可以使《多哈宣言》第 5 段（c）项的规定得获落实，进而符合和谐解释、有效解释的条约解释原则；同时也可符合过往世界贸易组织争端解决实务在贸易与卫生冲突案例如欧盟荷兰蒙案［EC - Measures Concerning Meat and Meat Products（Hormones），Appellate Body Report，WT/DS26/AB/R（Jan 16，1998）］，澳洲鲑鱼案 Australia-Measures Affecting Important of Salmon，Appellate Body Report，WT/DS18/AB/R，para. 125（Oct 20，1998）。杨岳平. 论世界贸易组织下涉及公共卫生之强制授权先行协商豁免规范——评台湾"智慧财产局" 2005 克流感强制授权案，纪念台湾加入 WTO 五周年论文集［C］. 台北."中华经济研究院"（台湾 WTO 中心）：2009.［2010 - 01 - 20］. http：//taiwan5years. wtocenter. org. tw/article. asp.

第六节　专利强制许可的补偿

对专利权人的补偿应是药品专利强制许可的制度核心问题，在各类型强制许可中皆须了解，其理由有。

（1）在普通强制许可和依赖性专利强制许可时，有其商业利益的考量，仅强制许可的被许可人因已实践行协商程序未获同意，而经国家公权力可以利用专利的相关发明，此时为平衡专利权人的权益，应给予合理的补偿。

（2）在为因应国家紧急情况或公共利益之目的的强制许可时，因国民健康、国家危难和公共利益的紧急需求，而未经专利权人的同意下许可第三人实施专利，在实施后也应给予专利权人合理的补偿作为平衡。

（3）对反垄断救济的强制许可，是否给予补偿则因专利权人有无被依法认定的垄断行为来定，依《TRIPS 协定》的规定，补偿额度得考量纠正反竞争行为的需要。于此情形，也要有平衡的考量。

有关补偿的额度，又涉及计算的基础、使用费率的设定。如补偿的决定能够迅速、透明、公正，使专利权人得到合理的补偿，是专利强制许可制度不可或缺的设计。在药品专利的强制许可中，又应因药品的种类（成分科技创新程度、成分利用比率、市场的需求）、需求国家（本国或出口国）的发展程度（所得、人口、卫生水准）有所不同，是个相当复杂的问题，国际间也有许多人建议应依有关的范例建立制度。

在此先介绍我国和国际法的有关规定分析，再就补偿考虑因素和建置补偿政策原则和架构分析。

一、补偿的规定

（一）我国规定

依 2008 年《专利法》第 57 条的规定，取得实施强制许可的单位或者个人应当付给专利权人合理的使用费，或者依照中华人民共和国参加的有关国际条约的规定处理使用费问题。付给使用费的，其数额由双方协商；双方不能达成协议的，由国务院专利行政部门裁决。另依 2010 年《专利法实施细则》第 75 条的规定，依照《专利法》第 57 条的规定，请求国务院专利行政部门裁决使用费数额的，当事人应当提出裁决请求书，并附具双方不能达成协定的证明。国务院专利行政部门应当自收到请求书之日起 3 个月内作出裁决，并通知当事人。另依 2005 年《健康办法》第 7 条的规定，国家知识产权局授予该办法第 5 条为解决公共健康问题的强制许可时，被许可人应当向专利权人支付合理的报酬。但该药品的生产者已经向该专利权人支付报酬的，被许可人可以不向专利权人支付报酬。

有关使用费决定的过程，依 2003 年《专利强制许可实施办法》第 22 条的规定，对符合专利法、专利法实施细则及该办法规定的强制许可使用费裁决请求，国家知识产权局应当将请求书副本送交对方当事人，对方当事人应当在指定期限内陈述意见。期满未答复的，不影响国家知识产权局作出决定。强制许可使用费裁决过程中，当事人双方可以提交书面意见。国家知识产权局可以根据案情需要听取当事人双方的口头意见。

而有关补偿额的决定，我国 2008 年专利法仅述明应当付给

专利权人合理的使用费，或者依照我国参加的有关国际条约的规定处理使用费问题。❶

（二）《TRIPS 协定》规定

依《TRIPS 协定》第 31 条第（b）项的规定，除在国家出现紧急状态或者非常情况的例外下，强制许可的发动皆须先和专利权人就合理的商业条款和条件极力协商后，如仍无法在合理期间内取得授权者，方可申请强制许可。其中对专利权人应如何支付合理的专利使用费（reasonable royalty）和充分补偿（adequate remuneration）的标准，在《TRIPS 协定》中并未详实规定，仅在第 31 条（h）款规定专利权人有权得到"充分的补偿"且补偿额应考虑许可的经济价值。所以强制许可操作时有关补偿的事项，交由成员自行依其法律和实务来决定。

2001 年的《多哈宣言》赋予成员充分利用《TRIPS 协定》弹性规范的权利，以落实其知识产权法，并提升药品的可及性。而强制许可是属于对药品专利权的限制，也是提升药品可及性的主要弹性规范。《多哈宣言》也要求《TRIPS 协定》的解释和执行，应符合世界贸易组织全体会员的保护公共健康和提升药品可及性的权利。

对依 2003 年《总理事会决议》以强制许可出口药品至需求国家时，2005 年《修改 TRIPS 协定议定书》的附件第 31 条之 2

---

❶ 依我国台湾地区现行"专利法"第 76 条第 5 款的规定，特许实施权人应给与专利权人适当的补偿金，有争执时，由专利专责机关核定。而 2009 年《我国台湾地区"专利法"修订草案》第 93 条第 3 款，强制授权被授权人应给与专利权人适当的补偿金；补偿金的数额，由专利专责机关就与所需医药品相关的医药品专利权在进口国的经济价值，并参考联合国所发布的人力发展指标来核定。

的规定中，当出口成员根据该规定授予强制许可时，应参考出口成员授权使用（专利）对进口成员的经济价值，在出口成员方依第 31 条第（h）项给予"充分的补偿"。在有资格进口的成员对同一产品授予强制许可时，如产品的补偿已由出口成员方支付的，可免再次支付补偿金的义务。

（三）欧盟规定

依 2006 年欧洲议会和欧盟理事会《关于强制许可专利以制造药品供出口到面临公共健康问题之国家的条例》第 10 条第 9 款的规定，被许可人有义务向权利人支付主管机构按照以下规定确定的"补偿"：（1）在国家紧急状态或其他极端紧急的情况下，或在公共非商业性使用的情况下的强制许可，报酬数额应当不超过进口国支付的总价款的 4%；（2）在其他情形下，报酬数额的确定应当考虑强制许可的使用对有关的一个进口国或多个国家的经济价值，包括许可相关的人道主义和非商业因素。❶

二、补偿考虑因素与决定

依《TRIPS 协定》第 31 条第（b）款的规定，除在国家紧急情况或其他极紧急情况的例外下，强制许可的发动皆须先和专利权人就合理的商业条款和条件极力（best efforts）协商后，如仍无法在合理期间内取得授权者，方可申请强制许可。其中对专利权人应如何支付合理的专利使用费（reasonable royalty）和充分补偿（adequate remuneration）的标准，在《TRIPS 协定》中并未详实规定，仅在第 31 条第（h）款规定专利权人有权得到充分的补

---

❶ 欧洲议会和欧盟理事会. 关于强制许可专利以制造药品供出口到面临公共健康问题的国家的条例（EC）[J]. 2006，(816/2006).

偿，且补偿额应考虑许可的经济价值。因此强制许可的操作交由会员自行依其法律和实务来决定。

《TRIPS 协定》第 31 条第（h）项规定："考虑到许可的经济价值，应当根据个案的情况（in the circumstances of each case）给予专利权人充分的补偿（adequate remuneration）。"❶ 对"许可的经济价值"和"个案的情况"《TRIPS 协定》没有明确规定。过去各国法院多有个别案例可供参考，有就（1）许可的经济价值；（2）发明的性质；（3）个案的情况分别进行说明的，值得参考。❷ 另药品是特殊的商品，在市场上私人的许可合同也能提供强制许可时权利金和补偿费率的参考。不同产业的适用费率或许有其差异，但是制药产业似乎都集中于 4%～5% 之间，也是自愿许可合同中使用费率最高的产业。

要能建立合理的补偿制度，以符合药品专利强制许可制度的需求，才是当务之急。学者 James Love 指出下列事项应予注意。❸

首先，合理权利金和充分补偿的计算不应过地复杂而导致难以执行。如能够建立权利金指导原则，将可增加透明度和可预测性。而涉及多数不同的专利时，也要能划分权利金的处理。

其次，权利金的数额不能造成药品可及性的障碍。有建议对

---

❶ TRIPS 第 31 条第（h）项英文原文为 the right holder shall be paid adequate remuneration in the circumstances of each case, taking into account the economic value of the authorization.

❷ 林秀芹. TRIPS 体制下的专利强制许可研究制度 [M]. 厦门：厦门大学出版社，2006：342－349.

❸ James Love. Remuneration Guidelines for Non-Voluntary Use of A Patent on Medical Technologies, WHO/TCM/2005.1 [R]. Gevena：WHO, 2005 [2009－10－06]. http://lists. essential. org/.

具有能力且有意愿将权利金采较复杂方式计算的国家，可以参考下列因素：

（1）药品的治疗价值和其与其他产品的比较。

（2）民众购买药品的能力。

（3）开发药品的实际支出。

（4）该项发明由公共研究的获益程度。

（5）因应公共健康危机的需求程度。

（6）专利对最终产品的重要性。

（7）市场的收益性。

（8）反垄断的必要性。

最后，如果中高收入的国家所能给付的补偿金额过低，相信已投入相当研究发展资金的药厂和国家将起而反对强制许可。所以在考虑设置专利池来解决基本药品的可及性问题时，也可依据核准强制许可的国家所处的经济情况，在合理的范围内来设定不同补偿额的计算方法，较可适用于全球性和地区性的专利池对专利权人的补偿。

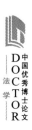

三、建置补偿政策原则和架构

（一）补偿制度的原则——交易成本的最低化

补偿是强制许可制度的核心问题，也是最后的争议点。对许可的价值判断，不仅涉及无形资产（专利权）的评价，也涉及了当事人的意愿（许可人和被许可人）、经济情况等，是结合经济、财务和法律专业领域的挑战。

有关无形资产的价值判断，在经济和财务学科，就是复杂的问题。传统的有形资产的评价模式（如成本法、市价法、净现值法等），在金融商品（股票、债券、衍生性金融商品）的财务评价模式中，已得到了更大程度的改良。许多财务经济学家在金融商品评价的突破，如 William Sharp 的资本财评价模式（Capital Asset Pricing Model，CAPM），Black and Scholes 的选择评价模式（Option Pricing Model），也都在金融界得到了认可，更也拿下了诺贝尔经济学奖的桂冠。● 现今的趋势是将这类工具应用于金融资产外的无形资产的评价，而有所谓实质选择权模式（Real Option Model）的发展。国际级的大药厂如 Merck，即以利用实质选择权以评估其药品研发成果而见长。❷ 这些先进的财务模式在计算上，借着现代电脑和数学工具的发达，不会构成障碍；然而实际执行上，仍不是万能的，决策者的引用数据和判断才是最重要的元素。

所有的财务模式，都面临同样的问题：

（1）参数可以复杂化，以显示其精确，但这都是已发生值（ex post），因为环境的瞬息万变，很难有把握应用于未来（ex ante）的预测。

（2）不同的决策者，有不同的获利和风险偏好，模式所提供的计算值，也只能作为参考。

所以在金融界的投资管理应用这些模式的重点，仍然不是何

● William Sharpe. A Simplified Model for Portfolis Analysis, Managemnet Science ［R］. USA：INFORMS：institute for operations search, 1963：277 － 293；F. Black and M. Scholes. The Pricing Options and Corporate Liabilities ［J］. Journal of Political Ecnonomy，1973：637 － 654.

❷ Keith J. Leslie，Max P. Michaels. The Real Power of Real Options ［J］. The McKinsey Quarterly，1997，（3）［2009 － 10 － 01］. http：// faculty. darden. virginia. edu/liw/emf/McK97_ 3. pdf.

者模式较佳，而是应用的合理化、一致性和透明化。● 而专利的许可，比金融商品的交易可能更为困难，其原因如下：

（1）金融商品多已规格化，且交易多有公开且集中的市场，且可连续的交易，作为价值判断的市价信息相当容易取得。专利权很难规格化，要置于集中市场交易有其困难，其价格信息是个障碍。

（2）金融商品在前述交易市场中，对买卖双方的订约成本很低，不需践行太复杂、冗长的程序。专利权则因其专业技术性、个别性，没有特定领域的专家参与鉴价和订约，很难达成交易。

（3）金融商品在交易完成后，买方并无处置的问题，不论是库存或再行卖出，都简而易行。而购买专利权的重点在发明的利用；如再行卖出，也不易寻找购买的对象。

过去各国的案例，不论是司法或行政机关对补偿的决定，曾经利用的计算模式有可比价格法、市场价格法、共享利润法、成本加利润法、固定比例法，甚至还有综合法等，都有其参考价值。但如前述分析，这些曾用于金融商品的传统模式，都不能提供完整的解决方案，即使引入最先进的财务模式，还是免不了当事人双方对价格的争议。

以 Coase 的经济法学对交易成本观点，解决问题的重点仍在于"定分而止争"，建立可信赖的制度，让个案有依据计算许可

● 以会计的财务报表为例，资产究竟以成本还是市价来表达其价值才是妥适，并无定论。但会计的公报和准则会要求前后期所采评价模式的一致性，不能就报表制作人的偏好，变换原先已采用的评价模式。各国上市公司的公开讯息要求中，对更改会计评价方法者，皆认属重大讯息，应予特别处理。George Foster. Financial Statement Analysis ［M］. 2nd ed. USA：New Jersey Prentice Hall，1986：136 – 153. 这也是财务报表分析的经典著作。

的经济价值是个原则，也就是说有了清楚、可执行、透明化的补偿制度，才可以使交易成本最低化，这才是制度的重点。

（二）国际药品强制许可补偿制度的参考

有关权利金的标准，由于市场上私人的许可合同也能提供强制许可时权利金和补偿费率的参考。但不同产业的适用费率或许有其差异，其中制药产业似乎都集中于 4% ～ 5%，也是自愿许可合同中使用最高费率的产业。在国际上可参考的有：日本特许厅（JPO）于 1998 年制定的和联合国发展计划处（UNDP）于 2001 年将权利金设定仿制药厂应支付价格的 0 ～ 6% 的规定。加拿大 2005 年也对出口药品至欠缺生产能力的国家的强制许可，依进口国家的发展状况列出 0 ～ 4% 的权利金费率。以下就学者 James Love 比较国际上主要强制许可的补偿制度说明如下。❶

1. 2001 年联合发展计划署建议

2001 年联合国发展处的人类发展报告（Human Development Report）中提出了较为简要的权利金计算原则，其计算基础是仿制药价格的 4%，但可就药品的创新性和政府的投入研究发展资金程度，增减 2%。这种计算原则的优点是简易、可预测，也易于执行，同时也可依个别因素来调整。

2. 1998 年日本特许厅指导原则

1998 年日本特许厅制定了政府所有专利权的权利金计算指导原则，一般权利金额定为仿制药价格的 2% ～ 4%，也可以依个别情况增减 2%，所以范围可以是 0 ～ 6%。

---

❶ James Love. Remuneration Guidelines for Non-Voluntary Use of A Patent on Medical Technologies, WHO/TCM/2005. 1 ［R］. Gevena: WHO, 2005: 26 - 27 ［2009 - 10 - 23］. http: //lists. essential. org/.

此项指导原则的特色是将不同发明合并于同一产品的"利用比率"设定，范围由 0 ~ 100%。对于固定剂量复方药品（如三合一的抗艾滋病用药），因为产品涉及不同的专利的组合，有其必要计算权利金的不同比率。

比起上述联合国发展处的指导原则，日本特许厅的原则较为精细，但也较难执行。

3. 2005 年加拿大出口药品指导原则

2005 年加拿大政府为对应以强制许可制造并出口仿制药至欠缺制造能力的国家，制定了权利金标准。其范围设在仿制药价格的 0.02% ~ 4%，再依据联合国的人力发展指标的排名调整。多数的发展中国家的费率在 3% 以下，大多数的非洲国家则在 1% 以下。

加拿大的计算方法适用于严重欠缺药品资源的国家，且对这些国家所设定费率不高。对中等或高收入国家而言，会有压力要求其也能分担药品的研究发展成本。

4. 阶梯式权利金计算法

阶梯式权利金计算法（Tiered Royalty Method，TRM）和上述三种计算方法的最根本差异，在于计算基础是高收入国家的品牌药价格，而不是仿制药的价格。权利金的基础费率是高收入国家价格的 4%，再依据药品需求国家的国民平均所得调整。阶梯式权利金计算法的权利金不以制造成本为基础，而是以高收入国家的价格代表治疗价值和需求者负担能力为主要考虑因素。对认为中等和高收入国家也应共同分担研究发展成本的药厂而言，阶梯式权利金计算法也较能为其所接受。同时对低收入国家而言，阶梯式权利金计算法的权利金费率也低许多。在建立全球性或地区性的专利池时，可适应不同国家的国情，阶梯式权利金计算法有

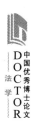

其优点。

（三）药品强制许可补偿计算的范例

1. 联合国人类发展处指导原则

2001 年联合国发展处的人类发展报告（Human Development Report）提出了较为简要的专利使用费计算原则，其计算基础是仿制药价格的 4%，但可就药品的创新性和政府的投入研究发展资金程度，增减 2%。即专利使用费的范围是仿制药价格的 2%～6%。

这种计算原则的优点是简易、可预测，也易于执行，同时也可依个别因素来调整。以三种主要的抗艾滋病用药为例，zidovudine，lamivudine and nevirapine 的专利使用费的计算参见表 5.3。

表 5.3　抗艾滋病用药专利使用费计算（%）

计算因素 药品名	标准专利使用费费率（仿制药价格）	治疗价值评估	研究获有政府补助（自力开发程度）	拟定专利使用费费率
zidovudine	4	加 2	减 2	4
lamivudine	4	加 2	减 1	5
nevirapine	4	加 2	减 1	5

三项药品皆有其相当的治疗价值，但 nevirapine 的专利权人于开发时，并未依赖政府补助，故在强制许可专利使用费的拟定时，依 UNDP 的原则，可适用较高的费率。

2. 日本特许厅指导原则

制定了政府所有专利权的权利金计算指导原则，一般权利金额定为仿制药价格的 2%～4%，也可以依个别情况增减 2%，所以范围可以是 0～6%。此项指导原则的特色是将不同发明合并于同一产品的"利用比率"设定，范围由 0～100%。对固定剂量复方药品（如三合一的抗艾滋病用药），因为产品涉及不同的专利的组合，有其必要计算权利金的不同比率。

比起上述联合国发展处的指导原则，日本特许厅的原则较为精细，但也较难执行。日本专利使用费的指导原则已有50年以上的历史，有了相当广泛的经验，这和其成为当今的科技大国也不无相当的关系。

1998年6月29日日本特许厅又制定了政府所有专利的授权使用费率准则，成为实务执行的参考标准，也为私人企业所接受。这项原则是将过去50年未有变更的2%～4%的使用费准，再依个别情况增减2%，所以范围可以是0～6%。计算方式为：

专利使用费费率＝产品价值×专利利用比率×调整比率×开发比率

计算的方式是先依药品的预期获利率，设定三种标准比率，见表5.4。

表5.4　三种标准比率（%）

标准比率等级	预期获利率	标准比率
高	30	4
中等	20	3
低	10	2

（1）专利利用比率。

依发明对产品的贡献程度，给予利用比率。如发明即为产品本身，利用比率为100%，但如发明仅为产品的一部分，则比率会小于100%。举例来说，zidovudine在三合一的抗艾滋药品中，其利用比率可能只有1/3。

（2）调整比率。

有关调整比率可依下列因素，设定为范围为 50% ~ 150%：是否专利的实施对公共利益有特定的必要性；是否专利使用费过高或过低；是否专利确定具有新颖性且存在其他类似发明；其他特别情况。

（3）开发比率。

另再就实施比率可为 50% ~ 100%，在下列情形中适用较低比率：如仍需大量金额投入于研究才能够将发明应用于产业者；如仍需大量金额投入广告营销产品的。

四、检讨与方向

如我国现行《专利法》第 54 条规定，依照第 48 条第（1）项（未实施或未充分实施专利强制许可）或第 51 条（交叉强制许可）的规定，申请人应提供证据，证明其以合理的条件请求专利权人许可其实施专利，但未能在合理的时间内获得许可。此时合理条件的认定，即已关系到强制许可的核准和补偿额的决定。而如《专利法》第 49 条国家出现紧急状态或者非常情况时，即在未经事先协商程序颁布强制许可时，如何让专利权人得到合理的补偿，是政策设计的重心。

综上分析，专利权在自愿许可的情形下，显然有相当大的交易成本。强制许可的重点在于以公权力介入交易的本身，为其设定交易价格，其重点如下。

（1）可预测性：补偿因为有制度，有关使用费费率的计算、适用药品的范围和支付的方式，对专利权人、被授权人都得有可信赖的依据。对交易的双方，均可降低风险。

（2）透明度：补偿制度必须是公开的，且有关补偿额的决定，不仅交易当事人可以参与，对于交易的结果也应公布，当为未来补偿案件的参考。

（3）执行和监督：强制许可因有公权力的运作，补偿的决定应能执行无碍，让交易双方皆遵守约定，履行应尽的义务。

（4）效率：特别是公益性质或公共健康问题有关的药品专利强强制许可，更应注意其不能有损时效性。

参考国际上已有的范例，建立因不同药品、使用情形、不同国情的补偿制度，也是完善药品专利强制许可制度的必要工作。

第七节 小 结

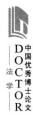

《TRIPS 协定》允许成员运用其弹性规范来解决公共健康的问题。以本文第一章所述厄瓜多尔共和国为例，其在 2009 年已有启动药品专利强制许可的案例，但我国仍未有启动相关机制的经验。两者相较，应有许多不同之处，厄瓜多尔虽也是发展中国家，但人口、经济实力、国际外交、产业条件、卫生状况和政府制度都和我国不可并论。

由本章前文分析，大体而言，2008 年我国专利法修改后，不论就药品供应的对象（本国或其他国家）、目的（基于商业性目的或公共利益）、时期（处于平时或紧急状态）、缘由（反垄断或依赖性）都有可运用的类型，也符合国际法规的要求。以我国现有专利法的规定为骨干，我们也要由我国制药产业能力和药品主机关配合能力两个层面来了解药品专利强制许可在我国是否确能运作无碍。前者决定了我国是否在强制许可启动后可自行生产药品供应自身需求和出口至其他国家，后者则决定药品生产后是否能有能力配合查验核准，以及时解决国内或国际的公共健康问题。另对于我国可能因缺乏制造能力需要采用强制许可进口药品时，其机制如何运作也一并讨论。

一、我国制药产业能力的问题

配合专利法的强制许可制度，现我国制药产业的优势、限制、契机和展望分析如下。

（一）优势

（1）药政管理：2007 年我国制药产业约有 3 000 家药厂，均符合 GMP 要求。由国家药品监督管理局负责药政的统合管理。

（2）国内市场：我国是世界最快速成长的市场，自 1998 年起，增长率在 15%～20%。2006 年全国药品产值和市场值约 350 亿美元，以仿制药品为主，其中 97% 为国内药厂所生产。

（3）国际市场：我国是世界上最大原药品出口国，供应全球 30% 的市场。

（4）制造能力：我国合成抗逆转录病毒的原料药和中间体的能力很强，有 4 个经政府批准的主要生产抗逆转录病毒的公司，总共生产原料药能力可达年产量 500 多吨。2005 年底我国艾滋病患约有 65 万人，相对我国制药生产抗逆转录病毒药品的产量，将来仍应以国际市场为方向。（目前最大原料药市场在南美洲、印度和泰国）

（二）限制

（1）我国虽为原料药的关键供应商，但并非成品（仅能生产无专利保护的成品，如齐多夫定和去羟基苷）。

（2）抗逆转录病毒药品只有一家制剂成品（奈韦拉平片剂）

获得世界卫生组织预认证（pre-qualification）资格，❶ 而该项认证是国际采购组织通常要求的项目。

（三）契机

（1）我国有相当大的潜力成为世界上供应仿制药品原料的大国，而此类药品的制剂成品应争取世界卫生组织预认证，为我国的药品出口开辟更大的获利市场。

（2）对有专利保护的第二线药品，我国的合成、制造能力也应具备，而未来在因应公共健康问题上，如何利用《TRIPS 协定》的弹性规范供应本国或出口至其他国家，也是一个潜力市场。

（四）展望

由上分析，对原料的研发和制剂的开发，在政府政策指导下，国内企业间应加强合作，必要时和国外已有专利药品的厂商共同开发，更是提升我国制药产业层级的战略。

二、卫生机关配合能力的问题

参考本书第一章美国参议员亨利·瓦克斯曼对布什总统公开信内容，我们可知即使是发达国家如美国，如制度无法配合，徒有制药能力也不能生产供应所需。该信函建议"美国 FDA 的审查人员和查验人员应立即加入世界卫生组织的审核程序，让美国官方也可取得相关资料，并能和国际协同一致。对外的说词，也要兼顾风险和效益。最后对复合剂型的不必要审核程序，应予更

---

❶　国家知识产权局条法司．专利法研究［M］．Chee Yoke Ling，陈惜平．知识产权与不太昂贵药品的可及性——一些亚洲国家的经验．北京：知识产权出版社，2007：209－226.

正，避免造成发展中国家使用首要选择药品的机会"，这也是我国当前和未来也会面对的问题。

（一）世界卫生组织活动和参与

如该函内容所述，世界卫生组织在联合国长期以来扮演提升发展中国家医疗的角色，世界卫生组织已建立了一套严格的审核机制，这套机制包含资料审核、药厂查核、完成品试验，由成员国的药品主管所提供，以确保药品的安全性和有效性。世界卫生组织在 2003 年宣布了数项复方制剂能符合其高标准的规定。美国因为拒绝参与该项活动，也不能影响或获得其中相关的资讯。

另如许多国际药品采购机构药品，如联合国儿童 UNICEF、UNITAID 在采购时，也依赖世界卫生组织的试验和先期认证。

（二）卫生主管机关的审核作业

参议员亨利·瓦克斯曼也指出卫生主管机关的作业标准的重要性。如果药品生产为了解决公共健康危机，卫生主管不能适时有效地办理查验登记，也可能造成强制许可执行上的障碍。另如卫生主管机关也要注意许可的药品是否与其所主管的行政保护措施或资料专属权相关，如应及早地因应并建立解决相关问题的制度。❶

三、我国缺乏制造药品能力的因应措施

对我国不具有制造"取得专利权的药品"的能力，或经审查

---

❶ 欧洲议会和欧盟理事会关于强制许可专利以制造药品供出口到面临公共健康问题的国家的条例 EC 第 816/2006 号 第 18 条规定，强制许可申请涉及医疗产品时，申请人应当执行以下程序：（1）欧共体条例第 726/2004 号第 58 条规定的科学评估程序；（2）国内法规订的类似程序，例如科学评估、面向共同体以外市场排他销售的出口证书等。所以欧盟的药品出口强制许可规定中，已考虑了应符合药品查验规定问题。

这种能力后发现，在排除了专利权人所拥有或控制的生产能力后，我国制药生产能力不足以满足自身需要时，就有可能需要由其他具有制造能力的成员经由其强制许机制制造并出口药品至我国。

依据《总理事会决议》通过时主席所作的声明，一些已开发国家依据《总理事会决议》第1条第（b）项，自愿放弃成为合格进口成员的资格（包括加拿大、挪威及全部欧盟成员等）。另外包括有11个成员，依据《总理事会决议》第1条第（b）项通知秘书处，仅在国家出现紧急状态或者非常情况时，才动用此机制。❶

因加拿大、挪威及欧盟均已放弃作为合格进口方的资格，故其修法均未涉及依据此机制进口的规定。印度未就进口作任何声明，也未于其专利法作进口的相关修正。

依据《总理事会决议》，作为进口方的义务有：（1）依据第1条第（b）项向TRIPS理事会通知；（2）依据第2条第（a）项向TRIPS理事会通知；（3）如该"医药品"在进口方有专利权，应依《TRIPS协定》第31条强制许可；（4）依据《总理事会决议》第4条，进口方应采取合理的措施，以防止依此机制强制许可生产进口的药品被转行出口。

因依据前述（1）和（2）义务时，相关行政单位应实行的通知程序与世界贸易组织其他的通知义务相同，并无在各成员国内再进行修法的必要。义务（3）的强制许可与依我国现行专利法

---

❶ 成员同意只在处于紧急状态或者其他特别紧急情况下作为本体制下的进口方：中国香港、以色列、韩国、科威特、中国澳门、墨西哥、卡塔尔、新加坡、中国台湾地区单独关税区、土耳其、阿拉伯联合酋长国。

的规定即可；义务（4）防止转出口机制，可在依专利法强制许可时，以行政处分要求不得再行出口，例如如要求生产者和进口商/经销商签订合同，保证产品能进口后不再出口。此外也可以通过非正式途径或 TRIPS 协议理事会分享交流防止贸易转移的经验和做法。

《〈TRIPS 协定〉附件》的附录中对医药行业生产能力的评估的说明："最不发达成员被认为没有或缺乏医药生产能力。对于其他有资格进口的成员，可以根据以下任意一种方式确定其是否没有或缺乏有关医药产品的生产能力：（1）该成员已证明其没有医药生产能力；或者（2）在该成员在医药行业拥有一定生产能力的情况下，该成员审查了这种能力并发现，在排除了专利权人所拥有或控制的生产能力之后，其生产能力不足以满足自身需要。当证明该成员生产能力已能够满足自身需要时，本体制将不得再适用于该成员。"

对我国不具有制造已取得专利权的药品的能力，或经审查这种能力后发现，在排除了专利权人所拥有或控制的生产能力后，我国制药生产能力即不足以满足自身需要时，专利行政部门可以根据《专利法》第 49 条的规定给予强制许可，允许被许可人从世界贸易组织成员进口依据该成员专为中国需要颁发的强制许可而制造的该药品。惟依规定请求专利行政部门给予强制许可的，应当在请求书中写明中国所需药品的名称和数量，并且提供中国不具有制造该药品的能力或者能力不足的证明。此时国务院有关主管部门应当采取合理措施，防止进口的药品再出口到其他国家。如果出口方已经向该药品的专利权人支付报酬时，取得中国强制许可的单位或者个人可以不再支付。而有关通报的事项，主管部门应当将中国所需药品的名称和数量、确认中国不具有制造该药品的能力或者能力不足等信息通报世界贸易组织。

　　至于如我国香港特区或我国台湾地区等，因已声明仅在出现紧急状态或者非常情况时才动用《总理事会决议》的进口机制，也须履行前文所述的《总理事会决议》中有关进口方的义务。在符合此两项要件的情况下，申请人可依我国台湾地区"专利法"强制许可的规定申请进口药品。

第六章

国际趋势——走向兼顾药品可及性与创新的新渠道

2006年世界卫生组织在"知识产权、创新和公共健康委员会"的报告❶指出："在富有国家的人民因为健康保险负担高价药品时，会有人发声要求改革，但对贫困国家的人民来说，这是求之已久而完全不可得的事。当发展中国家因为全球化而要承受高昂的药价时，我们要有一个全球性的解决方案，让所有的人来承担药品研究发展的成本和效益。我们认为药品的创新要能结合真正的医疗需求。"由本书前述分析《多哈宣言》给予的弹性措施，或有舒缓许多发展中国家基本药品取得的问题，但论及充分实施和发挥其功能，现实和理想间仍有相当大的差距。除了专利强制许可以外，我们还要寻找其他更好的方案。

药品专利制度的目的在于鼓励创新，但更重要的是能结合真正的医疗需求。国际上有几项兼顾药品可及性与创新的新渠道，值得我们参考。首先是世界卫生组织已渐能就公共健康的需求，介入全球药品知识产权的议题，并提出了全球的战略和行动方案；其次是非营利性专利复方药品的发展，让我们了解不需要专利保护也可以完成药品创新并解决人类健康的问题；再次，在专利制度外寻求其他鼓励药品创新的模式，以切断市场获利和研发资金的连结性，如政府奖金制度者，也多有倡议者；第四，许多国际性组织近年已多次议及设立基本药品的专利池，将药品专利集合管理，从根本上解决专利可能造成创新障碍和药品可及性的问题。在我们落入专利强制许可制度的矛盾和争议时，期许这些新的思维可以给予我们启发，作为完善我国相关制度的参考。

---

❶ 世界卫生组织. 公共卫生——创新和知识产权，知识产权、创新和公共卫生委员会报告［R］. Gevena，世界卫生组织，2006［2009 - 11 - 10］. http：//whqlibdoc. who. int/publications/2006/a88438_ chi. pdf.

第一节　世界卫生组织的《全球战略》

药品可及性的争议核心在于必须以高昂的药价来支付研究发展的支出。愈有能力垄断市场的厂商，就愈有能力以高药价获得利润。但是社会就会因此付出成本，而发展中国家也很难有能力负担这种成本。

过去几年来，许多知识产权和创新的研究即指出这种以市场获利来支持药品研究发展的体系。2006 年世界卫生组织的"知识产权、创新和公共健康委员会"的报告也明白指出，研究发展项目的优先顺序和财源应有所调整和改变。❶"知识产权、创新和公共健康委员会"的报告提出了增加药品可及性和健康需求为导向的药品创新的多项建议案。建议的重点在于重新对药品创新下定义，期望将药品的发现、发展和运送作整合性的考量。因应"知识产权、创新和公共健康委员会"的报告，世界卫生组织成立了公共健康、创新和知识产权政府间工作小组（Intergovernmental Working Group on Public Health, Innovation and Intellectual Property, IGWG），并在 2006 年着手对基本药品的研究发展的优先顺序和财源进行全新的规划。

"知识产权、创新和公共健康委员会"指出，如以市场的前景来引导研究发展的方向，许多重要的卫生需求就会被忽略。而如果医药产品的研究发展要依赖专利的垄断来获得财源，价格就

---

❶ 前引世界卫生组织报告。

会是产品可及性的障碍。可及性的障碍和研究发展的欠缺是一个铜板的两面，而一次性的解决方案就是要改变研究发展的财源，即将药品的研究发展诱因和市场的诱因分离开来。

将研究发展的财源和药品专利权垄断的切割，是个解决当前专利造成药品可及性障碍的共同想法，而世界卫生大会在 2008 年 5 月采纳公共健康、创新和知识产权政府间工作小组（IGWG）的《公共健康、创新和知识产权的全球战略和行动方案》（Global strategy and plan of action on public health，innovation and intellectual property，以下简称《全球战略》）。《全球战略》是一个最有力的说明，❶ 其主要内容有：

（1）设立上游和下游科技的专利池，以增进创新的可行性；

（2）倡导专利强制许可制度，鼓励学名药厂商加入市场竞争；

（3）签订贸易协定时，拒绝实施超《TRIPS 协定》措施；

（4）鼓励建立新的研究发展奖励系统，例如以政府介入研究发展优先顺序的认定和设立奖金制度。

《全球战略》有 3 项重大意义：第一，应就卫生需求引导研究发展提出方案，且应去除研究发展成本和药品价格的连结性，避免需采用高药价来因应研究发展的支出。以市场利润导向的研究发展，如不能改变，就只能就个案在个别国家进行无效率的协商，降低药价的工作也很难持续；第二，促请各国政府就必要性的卫生和生物医学相关研究的发展进行协商，期望能改变医药研

---

❶ Global strategy and plan of action on public health，innovation and intellectual property［R］．Gevena：WHA，2008，WHA61.21［2009 – 11 – 10］．http：//apps. who. int/gb/ebwha/pdf_ files/A61/A61_ R21-en. pdf.

究发展的现况。《TRIPS协定》是目前最具规模的全球性研究发展协议，但其创新的诱因只是给予专利权的垄断利益，对促成技术移转的功能相当有限；第三，公共健康、创新和知识产权政府间工作小组和其《全球战略》可以说是继2001年《多哈宣言》后，改变知识产权以配合卫生需求的第二个重要多边协定。这一次是由卫生主管机关来主导，程序的进行是在世界卫生组织，而不是在世界贸易组织。世界卫生组织有其权利和义务来进行这次改革。

第二节　非营利性药品的发展

近年来在世界卫生组织的"被忽略疾病用药计划"（Drugs for Neglected Diseases Initiative，DNDi），对以非营利性观点来发展药品也持有同样的看法："被忽略疾病用药的发展是项公共财，并应引领人类走向健康发展之途。"该计划首次成功推出的药品为抗疟疾药 artesunate 和 amodiaquine 的混合配方，制造者为两家药厂 Sanofi 和 Aventis，各持有其原专利。然而该药品属混合配方，并无专利保护，上市日起就是学名药。该药品的推出，获得了多方政治领袖的好评。

欧洲国会副总理 Luisa Morgantini 即表示："我们应特别感谢 DNDi 和 Sanofi 与 Aventis 两家药厂的共同合作，因为这项 ASAQ 抗疟疾药品的成功推出，证实了一件事情：药品专利保护是可以在公共健康的利益前提下被搁置，对无购买能力的穷苦国家和人民更是应该如此。我们知道这是近年来所有世界上人道组织和公民社会团体所倡议的，必要性的医药卫生的可及性是一项基本的人权。未来我们还要奋斗，我们可以将这项'被忽略疾病用药计划'和 Sanofi/Aventis 的合作，用于作为 Novartis 药厂于印度有关'Gleevec'药品专利争议的示范。"因为有了 ASAQ 的案例，国际大药厂所谓"无专利即无创新"的说词，将愈来愈难令人接受。

"被忽略疾病用药计划"进行被忽略疾病用药的研究发展，给我们的启示是：

（1）许多其他药品的开发，尤其是用于抗艾滋病、肺结核的固定剂量复方剂型，可以采用这种新的营运模式。做法上可给予研究发展单位先期的资金，而其将成果不具排他性的分享给学名药厂商；

（2）未来许多政府和学校研究发展的成果也可以开放授权，不仅要市场竞争，也可防止专利造成后续研究的障碍。不具排他性的授权，适合于不以销售为绩效的非营利性研究机构。

第三节　药品研发奖金制度的倡议

经济学家约瑟夫·史蒂格利兹教授近年倡议应建立以政府为财源的奖励基金，以解决当前药品可及性的问题，其理由如下。❶

---

❶　Joseph E Stiglitz. Scrooge and Intellectual Property Rights ［R］. USA：BMJ，2006，333：1279 – 1280［2009 – 08 – 19］. http：//www. bmj. com/cgi/content/full/333/7582/1279. Stiglitz 现为哥伦比亚大学教授，曾任世界银行（World Bank）首席经济学家（1997～2000），也曾是克林顿总统经济顾问会议的主席（1993～1997），在 2001 年获诺贝尔经济学奖。

一、药品知识产权制度的缺陷

（1）知识产权和其他产权的经济特征不同，因他人使用已有的知识产权，原则上不会有边际成本（zero marginal costs）的发生，使用后也不会有所耗损（non-rivalrous consumption）。对其限制使用是一种没有效率的做法。但知识产权却给予特定人垄断知识的权利，也扭曲了知识的经济本质。而对医药知识的垄断，不仅影响经济的效率，更影响到了人民的生命健康和人权。

（2）制药业将营销获利用于广告行销远大于研究发展，而对所谓生活层面改善的药品（lifestyle drugs）的投入又远大于救命的药品（life saving drugs）。就营利事业的本质而言，这一点是必然的。药厂知道穷人付不起昂贵的药品，要符合富人的需求才是营销获利以支持长期永续运作之道。

（3）就整体社会的成本而言，药品的研究发展需要财源，但现有的系统将有限的资源导向了错误的方向。举例来说，公益性质的人体基因计划可以于原计划期限内将人体基因图序定位完成，但少数的科学家就希望提前完成，击败政府计划的诱因就是能对乳癌的相关基因图序取得专利。对整个社会而言，乳癌的基因图序可以提前取得或有其有限的效益，但未来的成本可能巨大到难以平衡。我们因相关专利的存在，测试是否有乳癌基因是一件高价格的试验。在社会卫生福利条件较差的地区和国家里，人民也无能力负担试验成本。

二、非营利性医疗基金奖励医药科技的优点

首先，医疗基金的设立将以奖金取代垄断的诱因，且成立非营利的医疗基金来奖励医药科技是个良好的选择，对预防如疟疾

的疫苗应给予重大的奖励额度，而对于现有药品的类似改良产品也可以给予较少的奖励额度。通过这个基金的运作，仿制药厂也可利用药品的知识产权，而多家仿制药厂参与市场竞争，将保证药品的供应在量和价的合理性。如果给予单一药厂垄断的权利，将造成药品价格的提高和使用的限制。

其次，通过政府的财务支助，拟议的医疗奖励基金可由发达国家的政府提供财源。对存在于发达国家的疾病而言，发达国家的政府早已通过医疗系统支付给予其国民，对存在于最不发达国家的疾病，基金的财源即是对其发展的援助。因基金的运作，金钱可以对最不发达国家的人民发挥提升福祉和生产力的功能。

再次，也是相当重要的，医疗奖励基金和其他奖励制度的协同与分工。因为医疗奖励基金可以经由各种途径来提升针对重大疾病的研究创新。医疗上基础科学的重大观念突破都是没有获得专利的，未来也应朝这个方向思考。学术工作的诱因主要是求知和对人类的贡献，而政府应通过预算对官方实验单位和大学研究单位进行资助。对未获得奖励的研究成果，仍可申请专利保护。医疗奖励基金可促使有限资源用于重大疾病的研究，而不是广告和营销。医疗奖励基金的更重要的意义是让所获取的知识作最适当的运用，而不是存为己用或对无能力支付交易对价的人限制其使用。

其他如由 Barbados 和 Bolivia 向世界卫生组织"公共健康、创新和知识产权政府间工作小组"所提出的建议案也是对创新的奖金模式。Barbados 和 Bolivia 的提案是属于多重奖励制度，其对象如肺结核的诊断、查加斯氏病（Chagas disease）❶ 的治疗方法、新的发展中国家癌症治疗方法、优先药品和疫苗奖金、捐赠人产品授权奖金。其用意都在于被市场利润机制所忽略的研究发展。这项模式早在 1892 年美国国会已应用于对潜发性肺结核诊断技术（Diagnosticating Latent Tuberculosis）的开发，并在 1989 年授奖给予 sputum smear microscopy 技术的发明人 Koch 博士。该项技术目前仍为发展中国家所应用，但因用于肺部期肺结核的准确度不及一半，新的改良技术仍亟待开发。Stiglitz 教授肯定这种奖励研究发展的模式，而实务的例子是一家科技媒合的网络平台公司 InnoCentive，该公司在 2008 年 12 月即分别授予奖金给中国籍和印度籍的两位科学家，以奖励其"肺结核用药的安全且经济合成方法"的发明。奖金的赞助人是洛克菲勒基金会，主要的赞助对象是非营利组织"全球肺结核用药发展联盟"（Global Alliance for TB Drug Development）。

第四节　基本药品专利池的设置

前述世界卫生组织的全球战略所议及的设立上游和下游科技

---

❶　中南美的一种寄生虫病，引起心脏、肠胃及神经组织的败坏。生物学家达尔文于 1846 年至中南美的旅程中也感染此病，造成一生的病痛。有关此类疾病用药奖励模式的探讨，Sara E. Crager. Matt Price, Prizes and Parasites: Incentive Models for Addressing Chagas Disease [J]. Journal of Law and Medical Ethics, 2009, 37: 292-304.

的专利池的方案，目前有多个国际组织正在着手进行，也得到了许多正向的回响。在解决未来的药品可及性的问题上，药品专利池可能是项最有效的方案，现叙述如下。

一、国际药品采购组织的抗艾滋药品专利池设置计划

经过多年的规划和研究，在 2009 年 12 月国际药品采购组织（以下简称 UNITAID）的理事会通过了设置抗艾滋药品专利池的决议，对专利池的绩效设立下列标准，并在 2010 年 12 月进行评估其是否达成目标（以不会影响各国运用《TRIPS 协定》的弹性规范为原则）：第一，在 2010 年 10 月前至少有三个专利权人承诺授权专利给予专利池；第二，在 2010 年 12 月前授权同意书含至少 5 项产品；第三，在 2010 年 12 月前完成产品授权的经济可行性分析。专利池的原提案人国际知识生态组织（Knowledge Ecology International）的负责人拉夫表示，专利池应采用系统性的措施，让仿制药厂可以产生竞争和降价的功能，同时也可以将不同的制造厂的药品组合成一种固定剂量复方剂型，让仿制药厂在支付专利使用费后即可发展低价的药品。❶

国际药品采购组织理事会决定可列入专利池的抗艾滋药品计有 19 项，分别有第一线药品和第二线药品。参见表 6.1 抗艾滋药品和专利权药厂所示，专利池将采用系统性的作业，让仿制药厂可以产生竞争和降价的功能，同时也可以将不同的制造者的药品组合成一种固定剂量复方剂型，让仿制药厂在支付专利合理使用费后即可发展低价的药品。

---

❶　James Love. AIDS patent pool gets green-light, but some countries could be left out ［R］. Gevena：WHO, 2009, http：//www. lists. essential. org/.

表6.1 抗艾滋病药品和专利权药厂

药品名	专利权人（药厂）
Lopinavir	Abbott
Ritonavir	Abbott
Nevirapine	Boehringer- Ingelheim
Atazanavir	Bristol Myers Squibb
GS-9350	Gilead
Elvitegravir	Gilead
Tenofovir	Gilead
Emtricitabine	Gilead
Efavirenz	Merck & Co
Raltegravir	Merck & Co
Vicriviroc	Merck& Co（Schering-Plough）
Saquinavir	Roche
Etravirine	Tibotec（Johnson & Johnson）
Darunavir	Tibotec（Johnson & Johnson）
Rilpivirine	Tibote（Johnson & Johnson）
Lamivudine	Viiv（GSK）
Abacavir	Viiv（GSK）
Fosamprenavir	Viiv（GSK）
Maraviroc	Viiv（Pfizer）

资料来源：UNITAID 网页。

对国际药品采购组织的这项计划，国际金融巨亨也是慈善家和金融炼金术（Alchemy of Finance）的作者乔治·索罗斯（George Soros）即已致函 UNITAID❶ 表示支持其主导的抗艾滋病专利池设置计划，认为这是解决药品可及性问题的突破性创新。❷自 2007 年以来，索罗斯所参予的非营利组织"公开社会机构"（Open Society Institute），即致力于研究知识产权和药品可及性的问题，索罗斯也曾以个人名义支持抗艾滋病、肺结核和疟疾全球基金（Global Fund to Fight AIDS，TB and Malaria）。索罗斯表示，赞成仿制药的加入竞争，才会有今日许多抗艾滋病药品的降价。但是索罗斯也忧心《TRIPS 协定》过度保护药品知识产权，让许多第二线抗艾滋病药品的价格仍居高不下，也让特定族群的用药产生了障碍，固定剂量复方剂型的儿童用药即是个例子。索罗斯也表示，解决公共健康有重大需求药品的可及性，如 UNITAID 的抗艾滋病药品专利池方案，对低收入和中等收入国家的人民有其必要性。UNITAID 的推动抗艾滋病药品专利池计划的方向是正确的，也可应用于其他基本药品的发展，"公开社会机构"将予以

---

❶　共有 44 个国家的代表在 2004 年同意应解决卫生发展创新的财务机制，巴西、法国特别指出应注意贫困国家的人民对抗艾滋病、疟疾和肺结核 3 项主要流行病的药品可及性问题。并于 2006 年由巴西、智利、法国、挪威、英国决定设立国际药品采购单位，并以稳定而可预期的财务来源运作。该项机构定名为 UNITAID，而来自飞机票税收是其维持性财源。UNITAID 于 2006 年 9 月 19 日的联合国大会开幕时设立。今日 UNITAID 已由 29 个国家和比尔和美林达盖茨基金会所资助。UNITAID 的任务是解决全球健康所需财务支援的问题，除提供持续性和策略性的计划，以降低优先性疾病所需药品的价格，也增加相关药品和诊断试剂的供应。参 http：//www. unitaid. eu/en/How-UNITAID-came-about. html 网页。

❷　Subject：［Ip-health］Letter from George Soros calling on UNITAID to adopt Patent Pool，http：//lists. essential. org/mailman/listinfo/ip-health.

大力支持。

UNITAID 专利池计划的负责人 Ellen 't Hoen 表示，和专利权人接触和谈判的过程是个挑战。欧洲制药联盟（European Pharmaceutical Federation，EFPIA）对专利池的设置初期仍持观望的态度，并通过医药媒体 Scrip 表示，UNITAID 专利池有商业目的性的争议，应由其个别药厂成员来解决。国际制药联盟（International Pharmaceutical Federation，IFPMA）则更表示，UNITAID 专利池计划不符合过去和现在的专利池结构。Glaxo Smith Kline 和 Pfizer 为抗艾滋病药品所合资设立的 Viiv Healthcare 药厂，告知 Scrip 媒体将和 UNITAID 保持联系，以了解其目标，并期望利用这个机制来发展固定剂量复方剂型和儿童用药剂型的发展。

国际知识生态组织（KEI）和无国界医师组织（MSF）是最初 UNITAID 专利池的共同提案人，然而拉夫表示，是否将中等收入国家纳入专利池是个关键，他认为 UNITAID 应将所有发展中国家的专利一起纳入协商，但是有些国家如印度、巴西和我国等国家，因其属新兴市场的考量，有可能被排除在 UNITAID 专利池的适用对象之外。拉夫表示，如果 UNITAID 试图将发展中国家区分，是一种不具效益的做法。拉夫任职的国际知识生态组织（KEI）和无国界医师组织均提出建议，如果发展中国家不能利用专利池时，就应该利用药品专利强制许可的其他近药措施。

更值得注意的是，在美国的两位重量级参议员亨利·瓦克斯曼和 Barbara Lee，也在 2009 年 12 月 11 日去函美国全球抗艾滋病的协调负责人埃里克·辜斯比（Eric Goosby）博士和国务卿希拉里·克林顿（Hillary Clinton），说明："我们相信这是个有可行性的例子，不仅可促进药品的可及性，同时也兼顾了知识产权的保护和药品的创新。"美国虽然不是 UNITAID 的正式成员，但我们的相关计划和合作国家也将因专利池的拓展而受益。Henry Waxman 就是当年在美国 1984 年主导《药物价格竞争与专利期间回溯法》（The Drug Price Competition and Patent Term Restoration Act of 1984）的法案提案人，在该法通过 27 年后的现在，他对药品的知识产权的认识，国内和国际争议的了解，应已不是一般的政治人物所可比拟。

二、世界卫生组织的论点

2006 年世界卫生组织"知识产权、创新和公共健康委员会"的《公共健康——创新和知识产权》报告中已指出，为了解决药品专利对药品可及性的障碍，有关研究发展工作方向中专利池的集中管理是个要项，现列出其要点如下。❶

（1）应召集学术机构、大小药厂和生物技术公司、以捐助者或医学研究委员会的名义出面的政府、基金会、公私合作伙伴关系、病人和民间社会团体，举行定期论坛，以便在各参与者之间进行更有组织地信息交流和更多的协调。"

（2）在开发与公共健康有关（特别是与流行于发展中国家的疾病有关）的产品过程中，各国应力图通过专利和许可政策使创造发明（包括研究工具和平台技术）得到更多的利用。公共资助机构应当对所资助的技术创造制订合理的专利和许可政策，以促进健康产品的下游创新。

（3）上游技术的专利池在某些情况下可能对推动针对发展中

---

❶　世界卫生组织. 公共卫生——创新和知识产权，知识产权、创新和公共卫生委员会报告［R］. Gevena：世界卫生组织，2006［2009 - 11 - 10］. http：//whqlibdoc. who. int/publications/2006/a88438_ chi. pdf.

国家的创新有利。世界卫生组织和世界知识产权组织应该考虑在促进专利集中管理方面（特别是为了解决严重影响发展中国家的疾病）发挥更大的作用。

但该报告也指出，消费电子产业，特别在制订产业标准方面，已建立了专利池。但生物技术产业与电子产业大不相同，要注意是制药业不是重视制定标准的产业，也不是轻视技术（特别在治疗药物的开发方面）之间可比性的产业。公司的财富与其知识产权休戚相关，抱有"设防心理（Bunker mentality）"。对于专利池不同专利的价值，合作者之间可能会产生分歧，而主要的参与者也许并不十分热衷于参加专利池的经营。如能"确定有限的申请领域"和"核心专利"，专利池的模式值得在生物技术领域借鉴……对于专利池是否适用于生物技术专利当然有待进一步研究，对于政府在推动专利联营中的作用也有待探讨。

三、基本药品专利池的特色

专利池是因应危机取得亟需科技和产品的最有效方式，美国参加第一次世界大战时，需要大量飞机，但碍于当时 Wright Brothers 和 Curtiss 两家主要飞机制造商拥有关键技术专利且要求高额使用费。美国政府即在 1917 年出面主导成立航空器技术专利池，专利池的管理授权给飞行制造业协会（Manufactures Aircraft Association），其成员几乎包括所有的飞机制造商（共有 60 家，包括现今的 Boeing 公司），皆可不受限制地制造军用和民用飞机。美国政府当时主导成立专利池的方式，即是通过强制许可的手段完成的。该飞行器科技专利池除可解决所有专利侵权的问题外，并将已有及其后所能控制的全部美国专利以非独家授权方式，授权其协会的成员实施，成员制造每一架飞机的专利使用费为 200 美元。后来又因为战争的庞大花费，美国政府去函飞行制造业协会，要求付给 Wright Brothers 和 Curtiss 两家公司的专利使用费，降价为每架飞机 100 美元，且总额上限为每家 200 万美元，超过的金额即不再支付。❶

　　在医药卫生领域应用专利池来解决公共健康危机也有其实例，如世界卫生组织在 2005 年全球 SARS 非典疫情时，曾设置 SARS 知识产权工作群（多为主要相关科技的专利权人），用以发展疫苗。该工作群即证明了如不采专利池的集中管理，创新将因专利的问题受到阻延。世界卫生组织也建议建立抗艾滋病药的专利池，来解决固定剂量复方制剂的专利权协商的问题。其构想为制造固定剂量复方制剂（如含有 tenofovir［第二线药品］、lamivudine［第一线药品］和 nevirapine［第一线药品］或 efavirenz［第一线药品］二者择一的三项药品），将不同被专利保护的药品混合于同一制剂时，因个别药品成分属于不同的专利权人，仿制药厂要和不同的专利权人协商并取得同意才能制造，有相当的阻碍。但如相关专利皆集中于专利池时，不仅仿制药厂只需要和专利池协商，权利金的收取和支付也都可由专利池来处理。参见表 6.2 所示，国际现有抗艾滋病药品专利池的内容。

------

❶　James Love. Remuneration Guidelines for Non-Voluntary Use of A Patent on Medical Technologies［R］. Geneva：WHO，2005：WHO/TCM/2005. 1：26 – 27.

表 6.2　国际现有抗艾滋病药品专利池第一线药品的内容

仿制药	厂牌药	专利权人
Zidovudine	Retrovir（AZT）	Burroughs Wellcome
Lamivudine	Epivir（3TC）	IAF BioChem International, Inc.; Glaxo Wellcome; BioChem Pharma
Stavudine	Zerit（d4T）	Yale University
Efavirenz	Sustiva	Merck; DuPont; Bristol-Myers Squibb
Nevirapine	Viramune	Boehringer-Ingelheim

第二线药品（较新专利）

仿制药	厂牌药	专利权人
Delavirdine	Rescriptor	Upjohn; Pharmacia & Upjohn
Abacavir	Ziagen	Burroughs Wellcome; Glaxo Wellcome
Tenofovir	Viread	Ceskoslovenska akademic ved; Gilead; Rega Stichting, v. z. w.（BE）
Emtricitabine	Emtriva（FTC）	Emory University
Indinavir	Crixivan	Merck
Nelfinavir	Viracept	Agouron Pharmaceuticals
Ritonavir	Norvir	Abbott
Saquinavir	Invirase	Hoffman La-Roche
Amprenavir	Agenerase	Vertex Pharmaceuticals
Lopinavir/Rit.	Kaletra	Abbott
Atazanavir	Reyataz	Novartis; Bristol-Myers Squibb
Fosamprenavir	Lexiva	Vertex Pharmaceuticals; Smith Kline Beecham
Fuzeon	Enfuvirtide	Duke University; Trimeris

资料来源：UNITAID。

目前有数种建立基本药品科技专利池的模式，如基本药品发明授权机构（Essential Medical Inventions Licensing Agency，EMILA）在 2005 年提给世界卫生组织、联合国艾滋病防治中心

（UNAIDS）和全球基金（Global Fund）的建议案，其他如上述
UNITAID 的抗艾滋病药品专利池版本，所有的版本的内容，皆源
自美国飞机制造协会因应参加第一次世界大战的专利池经验。而
现在要因应发展中国家的基本药品的可及性危机，设置专利池成
了最被重视的方案。

第五节　小　结

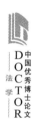

　　跳出药品专利造成可及性的障碍，在专利法中容许并促成强
制许可的运用是个方式，但仍有许多新的方案在国际上被倡议
着。综上分析，我们可以归纳出国际上兼顾药品可及性和创新的
趋势，其要点如下。

　　（1）药品相关专利的集合管理。以固定剂量复方药品为例，
药品的发展常涉及不同的专利和专利权人，由仿制药厂进行个别
地协商，有相当的障碍。在解决公共健康危机时，更恐缓不济
急。如可依计划将特定药品的相关专利先行协商置入专利池，予
以集合管理，将可兼顾药品创新和可及性；

　　（2）研究发展和市场利润诱因的分离。专利制度让发明人实
施其专利时享有垄断市场的利润，以作为其投资研究发展的回
馈。但药品的专利是否确实可以有效促进产品的发展，是个疑
问。为兼顾药品的可及性和创新，国际上对应的方案除倡导专利
强制许可并拒绝实施超《TRIPS 协定》和设置药品专利池外，思
考新的药品创新诱因体系，由政府介入研究发展优先顺序的认定
和设立奖金制度，也值得参考。

第七章

结论与建议

药品专利强制许可是专利制度的一环，现阶段讨论的目的就是要解决药品可及性的问题，而药品可及性又是综合卫生、知识产权、经济甚至政治的问题。我国是全球最大的发展中国家，在面临药品可及性的挑战时，和其他发展中国家有其异同点。考查国际局势和国家现况，综合学者和专家意见，为求完善我国药品专利强制许可制度的设计，笔者在就完善的原则分析后，并提出三项建议：建立完善的药品可及性计划、设置基本药品专利池和设立药品被害救济制度。三项建议的落实皆是我国当务之急，在对应未来随时可能发生的公共健康危机时，必能发挥最大效用。

第一节　我国药品专利强制许可制度完善的原则

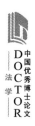

考察国际局势和国家现况，综合学者和专家意见，我国药品专利强制许可制度的设计，要能符合下列三项原则。

（1）完善的药品专利强制许可制度要能提升药品可及性，并以促进国人乃至全人类公共健康为宗旨。专利权和健康权都有其自身的背景和价值的，都是国际社会所承认的基本人权。但是遵循人权优先性的尺度，在特定的情况下，某些人权可以优先于其他人权。也就是说，与人类健康有关的产品的价值，在产生之时，便应视为全人类世界的财产，对创造者也因其贡献而有权获得补偿。在这种例外情形中，健康权的重要性应被视为高于包括专利权在内的知识产权。❶ 国际法在这个观点的实践上，2001 年的《多哈宣言》是个里程碑，也是发展中国家在世界贸易组织极力争取的成果。总之，《多哈宣言》是以公共利益为原则，并以人权优先的尺度，协调药品专利权与健康权的冲突。而其后 2003 年的《总理事会决议》更为发展中国家和最不发达国家进一步解决其制药能力不足时，采取强制许可手段作为进口药品的渠道。今日的我国如同其他发展中国家，应珍惜这项增进药品可及性的利器，不仅要能解决自身基本药品可及性的问题，未来更要掌握国际趋势，发挥自身实力，也能成为其他国家的基本药品供应者，着实扮演和发挥世界大国的角色和功能。

（2）完善的药品专利强制许可制度的设计要能接轨国际规范，并符合我国战略目标为原则。知识产权制度是近代商品经济和科学技术发展的产物，我国知识产权制度的历史，是一个从"逼我所用"到"为我所用"的制度变迁史。我国在"入世"前，专利法已经两次修订（1992 年、2000 年），至 2008 年第三次修订后，保护的标准和水平可谓达到了《TRIPS 协定》的要求。我们应认识到未来在知识产权国际化的背景下，我国不可能通过不保护外国人的知识产权来发展本国的经济、科技与文化；同时，在国际贸易知识化的体制中，我国也不可能孤立于世界之外，从而摆脱由发达国家主导的知识产权国际保护的格局。❷ 另一方面，知识产权制度的改善也要符合我国"创新型国家的战略

❶ 吴汉东. 知识产权多维度解读［M］//北京：北京大学出版社，2008：45－52.

❷ 吴汉东. 中国知识产权制度的政策科学分析［J］. 法学. 2008，3（2）［2010－01－10］. http：//www. civillaw. com. cn/article/default. asp？id＝46797.

目标"，即要"加强知识产权制度建设，提高知识产权创造、运用、保护与管理能力，是增强自主创新能力、建设新型国家的迫切需要"。如何站在战略全局的高度，有效利用知识产权制度，以此作为缩小与发达国家的差距，实现跨越式发展的政策抉择，也是我们制订药品知识产权的指导原则。❶ 所以在药品知识产权的保护上，我国也应对外和国际接轨，对内和药品卫生管理互为补充。接轨国际制度不仅是项作为国际组织成员的义务，也是向外学习成长的机会，其中当然要能符合国家情况和发展的需要。而因药品产业的特殊性，讨论和建立药品知识产权保护的制度，要能和医药卫生政策配合，融入医药卫生的专业意见，也是必要的考量。

（3）完善的药品专利强制许可制度要能保障消费者全面的权益，并以提升产业创新发展为方向。药品是攸关人民健康的产品，每一个用药的国民就是药品的消费者，而药品消费者的基本权利在于能够兼顾产品本身的安全有效、可提供的选择、适当的说明信息和受害者的求偿可能。❷ 药品知识产权制度的设计，是和医药行政管理制度互补的体系，而经过两者共同的作用，完善和充实了药品消费者权利。在消费者要求药品安全有效的权利上，医药行政管理体系担负药品上市前审核到上市后监视的任务，而知识产权制度提供了新药创新的诱因。在消费者要求药品

---

❶ 吴汉东. 中国知识产权制度的政策科学分析［J］. 法学. 2008，3（2）［2010 - 01 - 10］. http：//www. civillaw. com. cn/article default. asp? id = 46797.

❷ 朱怀祖. 药物责任与消费者保护［M］. 台北：五南图书出版公司，1997.

可供选择的权利上，医药行政管理体系的简化仿制药申请上市政策，让消费者能及早取得低价的药品，而知识产权制度也应提供各项配套措施如仿制药试验的侵权豁免规定。在消费者要求药品适当说明的权利上，医药行政管理体系要求标示和仿单说明的详实。在消费者要求受害求偿的权利上，消费者应有有效迅速的求偿渠道，以求损害的补偿。

药品专利强制许可制度的设计，也可视为消费者对其选择权利的补充，在专利权人可能未实施或未充分实施专利、基于公共利益或为解决公共健康危机时，强制许可制度让人民有较低廉的仿制药品可供选择。同时在提供药品给人民时，也应注意药品的安全有效和说明的详实，更重要的是使用药品仍有不免发生的事故，多属身体健康的受害，也应给予合理和迅速的补偿，这也是强制许可制度下完善健康权保障的必要考量。另一方面，我们也应认识到药品专利强制许可是专利制度的例外，对专利权人应给予合理的使用费，以落实保障其创新的成果和未来创新的诱因。

第二节　我国药品专利强制许可制度完善的建议

一、建立完善的药品可及性计划

世界卫生组织公共健康、创新和知识产权政府间工作小组（Intergovernmental Working Group on Public Health, Innovation and Intellectual Property, IGWG）所提出的"全球化整合公共健康和

药品知识产权的战略计划"❶ 所提出指导原则是我国在药品可及性的促进上应有的认识:

(1)要能决定研究发展需求的优先顺序;

(2)要能提升自身研究发展的能力;

(3)落实科技移转的政策;

(4)完善知识产权管理;

(5)改进物流进药系统;

(6)确保稳定财务机制;

(7)建立监督通报系统。

所以认知药品专利强制许可的目的在于解决药品的可及性问题,然而以艾滋病为例,完善的计划不仅在于选择和取得抗逆转病毒药品而已,各种配合的事项应考量的如后。

(一)药品的选择

专利强制许可制度只是项便利取得药品渠道,然而选择适当的药品来解决特定的公共健康危机是首要的前提。以抗艾滋病药品为例,参见表7.1所示,世界卫生组织公布的第一线抗逆转病毒药品,有下列选择,然各种药品皆有其不良反应、是否适用于儿童和孕妇、可否和抗肺结核药并用、是否有取得固定剂量复方剂型、是否需要配合试验监测设备等的不同因素。在解决公共健康问题时,则须依各国国情和特定族群的不同需要,作最适合的

❶ Intergovernmental Working Group on Public Health, Innovation and Intellectual Property, Global Strategy and Plan of Action on Public Health, Innovation and Intellectual Property, 2nd session, A/PHI/IGWG/2/2 Add. 1, 2 [R]. Gevena: WHA, 2007 [2009 – 08 – 15]. http//www. apps. who. int/gb/phi/pdf/igwg2/PHI_ IGWG2_ 2Add1-en. pdf, accessed 2009/8/15.

选择。如有价格的问题，则可先和药厂进行协商和议价，如涉及专利而又不能取得授权时，就有发动强制许可或采用平行输入的必要。至于采用强制许可时，也可考虑于本地制造仿制药品供本地需求，或由他国输入强制许可的仿制药品。

表 7.1　第一线抗逆转病毒药品的比较表

抗逆转病毒药品（合并服用）	不良反应	孕妇或儿童使用	和抗肺结核药并用	固定剂量复方剂型	试验监测设备	2003 年 6 月止至最不发达国家价格（美金/每年）
d4T/3TC/NVP	d4T 有神经毒性；NVP 有肝毒性	可	可，但和 rifampicin 药品并用时应注意	有	不需	281～358
ZDV/3TC/NVP	ZDV 可能致肠胃不适，贫血；NVP 有肝毒性	可	可，但和 rifampicin 药品并用时应注意	有，但未经世界卫生组织认证，须先能确认其生体相等性和品质再使用	需要	383～418
d4T/3TC/EFV	d4T 有神经毒性；EFV 有中枢神经毒性和致畸胎性	不可	可，但 EFV 不应给孕妇服用	无，因 EFV 未能放入复方剂型，但有 d4T/3TC 的复方剂型可获得	不需	350～1 086
ZDV/3TC/EFV	ZDV 致肠胃不适，贫血；EFV 有中枢神经毒性和致畸胎性	不可	可，但 EFV 不应给孕妇服用	无，因 EFV 未能放入复方剂型，ZDV/3TC 的复方剂型可获得	需要	611～986

　　资料来源：Yolanda Tayler. Battlling HIV/AIDS, A Decision Maker's Guide to the Procurement of Medicinesvand Related Supplies[R]. USA：The World Bank, 2005：40 – 41[2009 – 10 – 04]. http：//siteresources. worldbank. org/INTPROCUREMENT/Resources/Technical-Guide-Procure-HIV-AIDS-Meds. pdf.

（二）全体配合事项

　　完善的药品强制许可措施，是以符合当时状况，针对特定疾病，由相关人员全面参与的协调与决策机制。强制许可启动时，除知识产权主管机关外，其他相关措施的主管，也应即时参予决定，才能确保作业有效性。

以治疗艾滋病为例，各种配合的药品、设备和管理事项应注意的是：

（1）抗逆转病毒药品；

（2）止痛药品；

（3）治疗其他并发症药品（如肺结核）；

（4）检验设备或试剂（艾滋病、肺结核等）；

（5）预防用品（避孕剂、保险套、手套等）；

（6）家庭计划。

在整体措施上为配合药品的供应和使用，应注意的事项有：

（1）药品品质验证；❶

（2）供应链管理；

（3）试验设备；

（4）服务提供和供应商、消费者和社区教育。

（三）国家近药计划有关专利强制许可的注意事项

最不发达国家和发展中国家的近药计划不同，所需药品类

---

❶　对药品出口如何取得国际药品品质验证的机制，也是重要事项。在2001年世界卫生组织即发动品质先行验证计划（Prequalification Programme）以确保艾滋病、肺结核和疟疾药品的品质。世界卫生组织的先行核可计划是由世界卫生组织的一项服务，用以确保所提供有关治疗艾滋病、疟疾和肺结核药品的品质和安全性、有效性。程序上是应厂商提出申请，再进行评估，评估报告为采购单位或国家主管机关所参考，用以加速向符合国际品质标准的药厂取得基本药品。世界卫生组织网页 http：//www. who. int/mediacentre/ factsheets/fs278/en/.

别、药品制造能力、本国专利法规和国际知识产权法规均有所不同，现将个别分析其近药计划应注意的要项如下。

1. 对最不发达国家近药计划有关专利强制许可的注意事项

我国为发展中国家，然依《总理事会决议》我国未来也有可能采取强制许可以输出药品至其他国家。如药品的需求方是最不发达国家时，其执行流程上可先向原开发药厂争取降价的机会，并决定是否采用仿制药较符合经济效益。如考虑用仿制药时，应依下列事项采取行动。

应先确认药品需求国的专利法是否容许药品专利，并选择下列方案：

（1）如药品需求国的专利法无药品的专利保护，则不论采进口或当地制造途径，药品需求国不会有购买仿制药的国内专利权障碍。

（2）如药品需求国的专利法有药品的专利保护，则应了解特定需求药品是否已被专利保护。如特定需求药品并未受专利保护，则药品需求国无购买特定需求药品仿制药的国内专利权障碍。反之，如特定需求药品在药品需求国有受专利保护，则应就下列方案选择：①依《TRIPS 协定》规定，对最不发达国家可延长配合修法期限，在 2016 年 1 月 1 日前不必执行专利有关规定，且药品登记也无需考虑资料专属权保护的问题。②如采购药品主管单位决定购买仿制药，最不发达国家官方应以强制许可不执行专利法有关规定，以免专利权人有所争议。

2. 对发展中国家近药计划有关专利强制许可的注意事项

以我国为发展中国家成员为例，在有药品需求时，可先向原开发药厂争取降价的机会，并决定是否采用仿制药较具有经济和成本效益。如考虑用仿制药时，首先应确认其是否药品需求国的专利法容许药品产品专利。

（1）如药品在需求药品国不能取得药品的产品专利，则无取得药品的专利障碍。但应注意的是，自 2005 年 1 月 1 日起因《TRIPS 协定》的规定，所有发展中国家均应给予药品产品专利，在此日以前的药品未获得产品专利的，可利用"邮箱条款（mail-box rule）"的规定取得专利。❶

（2）如药品在需求药品国可取得药品的产品专利，应了解所需求特定药品（如某项抗逆转病毒药品）是否有专利。如药品在需求国不受专利保护，则在需求药品国无取得特定药品的专利障碍，但仍应注意上述自 2005 年 1 月 1 日起因《TRIPS 协定》的规定，所有发展中国家皆应给予药品产品专利，于此日以前的药品未获有产品专利者可利用"邮箱条款"的规定取得专利。反之，如药品在需求国有专利保护，则采购药品主管单位应依其国家法律，选择下列方案进行采购。如所列选择方案在其国家法律中没有规定，则应依《TRIPS 协定》的规定购买最优惠价格的药品：①寻求专利权人同意降价或同意得向仿制药厂购买药品。②由全球其他供应最低价药品的市场平行输入药品，但应注意其国家立法是否采用专利的"国际权利耗尽"原则，以免专利权人阻止输入药品。③依药品需求国家的法律，以对应国家出现紧急状态或者非常情况，或者为了公共非商业的目的，采取强制许可或政府使用。许可的发给对象可为采购药品主管单位（或其代表人），以进口或制造仿制药品。如该仿制药尚未取得卫生主管机关的登记，许可也应包含此事项。此种情况下的许可，政府不需和专利权人协商，但应就许可的经济价值，给予专利权人充分的补偿。

---

❶ 参见本书第四章的说明。

由政府决定补偿的金额，但应考虑国家公共健康的预算和人民健康的需求。

此时代表政府方的药品采购主管单位应向申请强制许可的私人取得药品。然如在由药品采购主管单位自行发动程序而不需专利权人同意的情况下取得药品的，一般称为"政府使用"的许可，也是一种强制性的许可。另外，仿制药厂也可经由政府的强制许可而制造或进口药品。如系由私人因应国家出现紧急状态或者非常情况时所提出的强制许可申请时，也可避免和专利权人协商。如系向依强制许可规定制造药品的出口方进口药品，而其生产药品的目的非属主要供其本土市场时，应适用2003年8月30日《总理事会决议》的相关规定。

（四）公共健康危机时药品专利强制许可的作业流程

《TRIPS协定》第31条对国家出现紧急状态或者非常情况时，或者为了公共利益的目的，可强制许可所需的专利药品。然而《TRIPS协定》第31条第（f）项限制强制许可所生产的医药品主要应以供应国内市场所需，故多数发展中国家及最不发达国家纵依该规定强制许可，或该专利医药品在该国无专利权，仍因无制药能力或制药能力不足，无法取得所需医药品。为解决前述问题，2001年11月14日《多哈宣言》强调公共健康问题与《TRIPS协定》间的关连性，并责成TRIPS理事会应提出解决方案。2003年8月30日，世界贸易组织总理事会依据《多哈宣言》达成《总理事会决议》，对《TRIPS协定》第31条第（f）项强制许可以供应国内市场为主的条件，在特定条件下予以豁免，并对《TRIPS协定》第31条第（h）项补偿金设定防止双重补偿的机制。

以发展中国家执行《总理事会决议》进出口药品为例，参见

表7.2所示，说明强制许可作业相关作业流程。❶

表7.2　进出口药品作业流程

进口方为世界贸易组织成员时		申请要件	出口方知识产权主管机关核可时应注意事项	申请人取得强制许可后执行时应遵守事项
资格/要件	认定标准			
无制药能力或制药能力不足为合格进口方	(1) 最不发达国家或向TRIPS理事会通知有成为进口方意愿的成员； (2) 向TRIPS理事会通知其无制药能力或制药能力不足（最不发达国家视为无制药能力或制药能力不足）	(1) 以合理的商业条件在相当期间与权利人协议，不能获得许可；或所需药品在进口方已强制许可； (2) 检附进口方前揭符合本机制各项要件的证明	(1) 许可制造的数量不得超过进口方通知TRIPS理事会所需药品的数量； (2) 指定许可制造的药品外包装应标示许可的依据； (3) 依所需药品相关专利于进口方的经济价值，并参考联合国所发布的人力发展指标核定给予专利权人的补偿额	(1) 依强制许可制造的药品应全部输往进口方； (2) 依强制许可制造的药品其包装及颜色或形状应与专利权人或其被许可人所制造的药品足以区别； (3) 被许可人在出口该医药品前，应在互联网公开该药品的数量、名称、目的地及可资区别的特征
进口方需要治疗艾滋病、肺结核、疟疾及其他传染病的药品	(1) 向TRIPS理事会通知所需药品名称及数量； (2) 药品是否为治疗前款疾病所需，依个案认定			
所需药品在进口方无专利，或有专利但已核准强制许可或即将核准强制许可	是否符合此项要件，于个案依事实认定			

❶ 我国台湾地区"智慧财产权局"网页资讯改编，应注意的是，我国台湾地区于新拟的"专利法"修订草案中，已增加依强制许可制造出口的药品，其查验登记不受我国台湾地区"药事法"有关资料专属权限制的相关规定。

（五）其他相关知识产权的考量

1. 卫生主管机关的产品登记和资料专属权

就原开发药厂而言，利用专利保护和产品登记障碍是其阻止仿制药竞争的主要手段。在双方均属私人部门时，其中所涉相当复杂。但如为了公共健康危机所发生的国家紧急情况，则较无争议。其理由为：第一，世界贸易组织同意最不发达国家对专利和资料专属权的保护可延至 2016 年 1 月 1 日。对最不发达国家而言，也应将此原则扩张适用至产品的登记程序。第二，世界贸易组织也同意对所有不同发展程度的成员，其仿制药向卫生主管机关的产品登记无需专利权人的同意，而各成员方有运用此弹性规范的权力。发展中国家可在专利法中将产品登记列为例外，以免发生争议。另一方面，资料专属权的保护也应限于特定信息的"不公正商业使用"，而政府在发生公共健康危机时核准特定药品的产品登记，不应视为对原始试验资料的"不公正商业使用"。

2. 平行输入

不论是发达、发展中或最不发达国家，均可利用国际规范核准药品平行输入。药品采购主管单位可在世界的市场中搜寻并比较出最低价格的药品，再进口供本国使用。此时不需要本国专利权人的同意，其理由为专利权人已在国外第一次合法营销时赚取利润，而不需于进口时重复补偿。这是所谓专利的"权利耗尽"，然应注意各国内立法是否采取"国际权利耗尽"原则，而不是"国内权利耗尽"原则，方可进口已在国外营销的药品。

平行输入的购买对象不是专利权人，而其可节省的成本程度，仍须依交易的性质而定。药品如是依近药计划向原开发药厂购买时，在合同上均会要求不得再行出口，所以对其供应和运送应能控管以履行合同的规定。

3. 商标权和著作权

一般而言，仿制药厂不会采用厂牌药的商标，以免被诉。对药品采购主管单位而言，也较无必要考虑有关商标侵权的问题。然而在药品专利强制授权时，有些问题较为特殊，须要注意如下事项。❶

第一，厂牌药厂有时会认为药品剂型的形状和色彩属于商标的范围。这是属于商标权保护的争议问题，因为色彩可以是商标的一部分，但是色彩有其他功能的，不能认为属于商标而应认作是一种式样和使用的方法。在处方、给药、治疗的过程中，不论医师、药师和病患都常依赖药品的形状和色彩来分辨不同的药品，所以在发展中国家如果遇到药品的形状或色彩有可能侵犯商标权时，应声明药品的形状或色彩系药品功能的必要部分，而非属商标权的保护范围。另外，依《TRIPS 协定》第 17 条的规定，也容许商标权的有限制地合理使用，而由卫生主管所购买和发放给人民的仿制药的色彩，应属为了公共利益的合理使用。

第二，在平行输入时，对于其他国家有药品商标权的，可能以进口国有不同注册商标为理由，阻止药品进口。此时进口国在核准平行输入时，也应将商标权和著作权一并考量。即使是向出口国的商标权人或合法营销单位所购买的药品，也应得到同意以免进口时受到阻挠。虽然在诉讼时法院可能认定这是购买药品的默示条件，但原则上仍应避免不必要的困扰。提供医师或病人用药信息的仿单，原开发药厂也有可能认为其所提供的仿单信息有著作权不得侵犯。此时的对策是依《TRIPS 协定》第 13 条的规定，由卫生主管

---

❶ Yolanda Tayler. Editor, Battling HIV/AIDS, A Decision Maker's Guide to the Procurement of Medicines and Related Supplies [R]. USA: The World Bank, 2004: 128 - 129.

单位所购买的药品以解决公共健康问题的，其必要的仿单信息是属合理使用的范围，而不应认定属著作权的作品。❶

二、设置基本药品专利池

专利制度的有其功能和限制，而如前文分析，解决基本药品可及性问题的国际趋势是设立选择性的基本药品专利池。以下将对在我国的设立药品专利池的可行性，由各种药品研究发展奖励制度的分工、充分利用现有符合国际法规范的专利制度和设立专责机构进行基本药品的策略性发展、协同国际基本药品专利池的规划、反竞争法的考量等 5 个层面分析，并提出建议。

（一）我国设置基本药品专利池的考量

1. 各种药品研究发展奖励制度的分工

奖励药品科技的发展可以采用多种不同的制度，各种制度均有其特色和限制，因此协同运作不同的制度，解决不同层面的药品科技问题有其必要性。现有的专利制度有其限制，然如可设立专利池以解决基本药品的发展和供应的问题，除可消极地避免专利可能造成问题外，也有积极层面的作用。经济学者经济学者史蒂列兹（Joseph Estiglitz）教授将药品研究发展的奖励制度分为知识产权、政府财务预算和奖金制度，认为个别制度皆有其优点和

---

❶ 药品仿单是否有著作权的另一项争议在于药品的仿单多经卫生主管机关的审核始得公布、印制，而有所谓官方文件适用著作权除外规定的说法。仿制药依原开发药厂的仿单内容制作仿单，一般认无侵犯著作权，然在台湾地区有"药事法"规别规定时，更有其依据。美国 Smith Kline Beecham Consumer Health care, L. P. v. Watson Pharmaceuticals, Inc. 2000, 211 F. 3d 21；我国台湾地区案例：台湾台北地方法院 93 年度智字第 81 号民事判决。

缺点，但是在不同的研究发展领域内可以产生互补的作用。❶ 参
见表 7.3 所示，知识产权、政府财务预算和奖金制度栏位系史蒂
列兹教授所列个别制度的特色。

（1）知识产权：在科技选择上较为分散，重视自主选择，也
欠缺协调性，而适用于平时较无问题，但是在紧急情况发生时须
有强制许可制度的配合。对研究发展者而言，因为申请专利的核
准有其不确定性，故其法律风险高。另因知识产权制度强调的市
场机制下的垄断，又可能造成财务来源的分散和市场的扭曲和不
平衡，同时也是交易成本最高的奖励制度。

（2）政府财务预算：在科技选择上因属官僚体制的集中运
作，较能协调，适用于在需进行长期研发才能享有科技成果的基
础性研究（basic research）。在财务来源由政府支付和支配下，负
责研究发展者所面临的风险最低，相关的交易成本也是最低的。

（3）奖金制度：在科技选择上也是较具分散性，重自主选
择，较不具协调性，适用于长期性研究，但主要在应用研究（ap-
plied research）。财务来源可能部分来自政府出资，所以研究发展
者的风险也相对较低，交易成本也是较低的类型。

因为知识产权制度的缺陷而主张以医疗奖励基金来提升重大
疾病的研究创新。因为医疗上基础科学的重大观念突破都是没有
获得专利的，未来也应朝这个方向思考。学术工作的诱因主要是
求知和对人类的贡献，而政府应通过预算对官方实验单位和大学
研究单位进行资助。对未获得奖励的研究成果，仍可申请知识产
权如专利的保护。医疗奖励基金可促使有限资源用于重大疾病的

---

❶ Joseph E Stiglitz. Economic Foundations of Intellectual Property Rights
[J]. Duke Law Journal, 2008（57）：1693－1724.

研究，而不是广告和营销。史蒂列兹认为医疗奖励基金的更重要的意义是让所获取的知识作最适当的运用，而不是存为己用或对无能力支付交易对价的人限制其使用。

综上分析，因为各种奖励制度均有其特色，如何让所有可行的奖励制度协同与分工，发掘并有效地利用医药科技知识，促进全体人类健康，则是我们的在讨论药品知识产权制度时要掌握的方向。在我国在现有专利制度的基础上，针对基本药品设置专利池，是一个可行且有效解决药品可及性的方案。

2. 充分利用现有符合国际法规范的专利制度

现有的专利制度是符合国际法的必要规范的，有其存在的价值。且知识产权的国际规范，经发展中国家多年的努力，已渐能重视人权和健康，主要是在于各国是否有其能力实践，以提升药品的可及性。我国近年专利法的修订，也都有长足的进步，强制许可虽未有实施的经验，但不能说完全是因为制度的不周。如何在现行符合国际法的专利规范中制定完善操作的细节和辅佐必要的相关配套措施，才是最具体的做法。

3. 设立专责机构进行基本药品的策略性发展

在我国特定的环境下，对药品的需求、供应都有不同于其他发展中国家之处，在专利法的架构下不易全面而巨细无遗地裁制定作。解决我国基本药品可及性的问题，在专利制度下设置基本药品专利的集合管理专责机构，是最佳的方案。其特色如下。

（1）在药品发展的科技选择上：由专利池管理机构有负责协调，以策略性的观点，决定基本药品的发展方向。以抗艾滋病药品为例，何者固定剂量复方剂型才能符合我国的需求，且我国的科技程度足以因应，可以经由专利池管理机构和其专家的决议，选择基本药品的发展方向。

（2）在药品发展的科技适用时期上：专利池的集合管理，可以走向药品的长期策略性研发，偏向于应用研究的路线。但重要的是在发生公共健康问题时，专利池对紧急情况的应对，不论是原有专利组合的利用或强制许可的建议，均有其专业和经济上的优势。

（3）在药品发展的财务来源上：初期可由政府出资，以支付经常性的营运费用，但在长期的目标上，则期望经由被授权生产药品者，可自行获得长期而稳定的收益，而成为永续性的自营性组织，不必再依赖政府的补助。

（4）在药品发展所需的资源运用上：仍以针对基本药品的需求为主要方向，对非属攸关国民健康的药品，不应列入专利池的发展重点，以和其他营利性药厂有所区别。

（5）在药品发展的技术发散诱因上：专利池可以经过和专利权人协商，授权各地区的仿制药厂竞争，不仅可以增加竞争的可能，也可以产生规模的效应。

（6）在从事药品研发者所需承担的风险上：从事基本药品研发者，可因专利池的运作，了解其发展的主轴，在有成果时也能及早将专利转让给专利池，并由专利池依协议给予合理的使用费，故其所承担的风险相对较低。

（7）在药品发展的诱因上：因针对基本药品的专利，专利池可以设置透明化和制度化的补偿机制，给予合理的使用费，且因专利池的规模效应，可增加投入基本药品发展的诱因。

（8）在药品专利管理和交易的成本上：专利池是通过医药和知识产权专业对基本药品专利作集合的管理和交易，不论在搜集信息、订立交易合同和监督运作，皆有交易成本较低的优点。

（9）在药品专利池管理机制的设计上：可由知识产权和卫生主管机关共同指导，并由医药和知识产权专家共同参与，是个具有专业、权威、公平、公正和合理的管理机制。

（10）在各种其他制度的配合上：应建立制度化的流程，在采用专利自愿许可时，可采用制度性个案协商；在采用专利强制许可时，可采用制度性个案补偿。另专利池管理机构应负责与政府机关联系和协调（卫生和知识产权单位），以解决基本药品取得的问题。且有关药品的国内外卫生机关认证，也应由专利池管理机构负责。在有国际法通报义务的事项时，也应由专利池管理机构负责（如《总理事会决议》的强制许可通报规范）。而为了加强国际合作，掌握国际信息，专利池管理机构负责和国际药品可及性有关的非政府组织进行经常性的联系。

4. 协同国际基本药品专利池的规划

如前所述，2009 年 12 月，UNITAID 的理事会通过设置抗艾滋药品专利池决议，并针对可能列入专利池的抗艾滋 19 项药品，将和专利权人分别协商，计划在 2010 年 12 月底完成第一阶段任务。我国建立基本药品专利池，除可向国际借鉴外，也可选择符合我国现有需求的药品进行规划，针对其他疾病或复方剂型的发展，和国际专利池计划进行协同和分工。❶

---

❶ 有学者论及医药生物技术领域难以形成专利池，其原因分为：（1）生物技术领域的下游市场结构偏于垄断；（2）生物技术领域技术标准化程度较低。詹映. 专利池的形成：理论与实证研究 [D]. 华中科技大学，2007：82 - 84。诚然，这是现今医药品专利形成的障碍，但如果基本药品专利池的建置，符合本书所拟的原则：（1）在鼓励全球或地区仿制药厂参与竞标制造下，并和政府、捐赠者配合，应可在特定药品领域的下游市场打破垄断。（2）基本药品专利池应选择符合我国需求而可行药品剂型发展，如某类第二线抗艾滋病复方固定剂量药品，且可分别一般成人、儿童和妇女所使用者，于此也解决了技术标准化的问题。

表 7.3　各种药品科技奖励制度比较表

考量因素	知识产权（无专利池）	政府财务预算	奖金制度	专利制度 + 基本药品专利池
科技选择	分散、自主选择、欠缺协调	官僚体制，较能协调	分散、自主选择、欠缺协调	（1）策略性解决基本药品的发展；（2）专利池管理机构负责协调
适用时期	在紧急情况发生时须有强制许可配合	长期（尤指基础性研究）	长期（主要指应用研究）	（1）长期策略性研发（应用研究）；（2）紧急情况的应对
财务来源	分散	政府负责收支	政府出资，可能有营运收益，归入国库	初期政府出资，未来经授权可产生收益，而成为自营性组织
资源运用	高度扭曲、不平衡	较有效率	较不会扭曲、较平衡	针对基本药品需求适度解决
技术发散诱因	限制性、垄断性	强	强、竞争性市场	经过专利权人协商同意，可授权各地区的仿制药厂竞争
研发者风险	法律风险	风险最低	较少风险	较低风险
研发诱因	强、扭曲	强，但非金钱诱因	强，较不扭曲	强（须和透明化补偿机制配合）
交易成本	高	较低	较低	较低
专责组织	个别发展	政府药品科技负责单位	可透过民营组织协助筛选重点科技	药品专利池管理机构（由知识产权和卫生主管机关共同指导）

续表

考量因素	知识产权（无专利池）	政府财务预算	奖金制度	专利制度＋基本药品专利池
其他制度配合	（1）专利自愿许可，采用个案协商；（2）强制许可，行政或司法体系个案决定补偿	政府财务预算编列基本药品研发	立法奖励基本药品研发*	（1）在专利自愿许可，可采用制度性个案协商；在专利强制许可，可采用制度性个案补偿；（2）由专利池管理机构负责与政府机关联系和协调（卫生和知识产权单位）；（3）由专利池管理机构负责国内外的卫生机关认证；（4）由专利池管理机构负责国际法通报义务（如《总理事会决议》的强制许可可通报规范）；（5）由专利池管理机构负责和药品可及性有关的国际非政府组织联系，加强国际合作，掌握国际信息

　　*美国的 2005 年药品创新法，其系由国会议员 Bernie Sanders 所提，再于 2007 年修正。其主旨在于建立一个 800 亿美元的基金来给予药品研发者报酬，并将药品的研究发展和市场利润的连结性切割。其中特别拨出 64 亿美元用于被忽略疾病、全球性传染病和防治生物恐怖攻击。该法案不拟以控制药品价格来达到降价效果，方法上还是要消除专利所造成的市场垄断。基金的运作借着给创新研究的财源，再将所持有的专利开放给学名药厂商利用。B. Sanders. S. 2210，Bill to Provide Incentives for Investment in R&D for New Medicines ［C］. U. S. Congress，2007.

5. 反竞争法的考量

　　药品专利池的设置因为涉及多数药品专利的联营协议，有论及可能有利于竞争，也可能有限制竞争的效果。以美国的反托拉斯法为例，其主管机关在 2007 年所公布的报告《反托拉斯执法与知识产权：促进创新和竞争》的前言第三章指出："在许多行业，将产品投入商业化生产通常需要众多专利权而为不同权利人所分别拥有，这种分散状态导致的多重许可谈判的交易成本和许可费用增加，也让产品进入市场的成本上升。通过专利交叉许可和专利池可以消除就个别专利分别谈判的必要性，降低了被许可方的交易成本。另一方面，通过交叉许可和专利池也可以保护对发明人将其现有创新投入商业化和进行新的而有潜力的可专利的创新。然而如果该等协议的安排，导致了竞争者间的价格固定、联合限制产出、阻碍创新等后果时，则也可能产生反竞争的效果。"所以该报告指出，有关判断专利池的专利联营协议的适法性，要基于下列原则：❶

（1）依据合理原则就其可辨别的利益和潜在的反竞争效果，分析交叉许可和专利池对竞争的影响；

（2）由互补的专利所组成的专利池是有利于竞争的；

（3）将可替代的专利并入专利池并不当然违反竞争，应以个案具体情形分析；

（4）专利池许可专利条款对竞争的影响，应以个案为基础，综合有利和不利竞争的因素和效果来分析；

（5）执法机关不对专利池的许可费用标准评估其合理性。

设置基本药品专利池时，如能符合上述原则，应无违反竞争法的情形。现以抗艾滋病的复方固定剂量的药品发展为例来说明：第一，专利池的设立所含的药品应为互补性的（三合一的成分，可有效治疗且防止抗药性的发生）；第二，许可也不是独占性的（将授权给各地区合格的仿制药厂制造，并鼓励其竞争）；第三，专利池的专利是必需的（经专家评定有必要且不具替代性者才放入专利组合）；第四，被授权人是平等对待的（以同样的

---

❶ 王先林. 知识产权与反垄断法：知识产权滥用的反垄断问题研究 [M]. 北京：法律出版社，2008：288 - 291.

条件，平等对待所有的仿制药厂）；第五，鼓励仿制药厂以其能力创新（研发替代技术）；第六，药品专利池可以减少研发和试验个别产品的时程，且能一次解决复方固定剂型的研发和制造的问题，具有显著的效率性。总之，药品专利池的经营如依其设置来鼓励创新、促进竞争和降低价格等功能，是提升药品可及性的合法且有效率的渠道。❶

（二）建议

可逐阶段地就我国的基本药品的需求，将药品的相关专利予以集合管理，以解决特定药品可及性的问题。其方法是设置基本药品专利池，处理药品专利可采用个案基础，并借由强制许可或自愿许可达成。

1. 宗旨

药品专利池是一个"一次购足型的商场"，其宗旨应为：（1）如同金融界的证券交易所的集中交易市场，在药品科技资讯的搜集、专利的授权和执行的监督上，均可降低交易成本；（2）促进后续药品科技的发展；（3）权利金的累积与运用；（4）促进药品相关科技（含非属专利的营业秘密）的共同运用；（5）促成下游科技的发展；（6）有利于将科技移转至不同的发展中国家，并可产生规模效应；（7）对药品专利权人而言，专利池

---

❶ 美国司法部对 MPEG-2 专利池不采取强制行动的结论中 6 项考虑因素。王先林．知识产权与反垄断法：知识产权滥用的反垄断问题研究［M］．北京：法律出版社，2008：289．另《中华人民共和国反垄断法》第15 条规定，对不适用第 13 条、第 14 条的情形如为改进技术、研究开发新产品的，为提高产品质量、降低成本、增进效率的，为救灾救助等社会公益等情形，此时经营者应当证明所达成的协议不会严重限制相关市场的竞争，并且能够使消费者分享由此产生的利益。

的存在也可避免可能多次被要求强制许可的困扰，在公共关系上也因不需诉讼即可改进药品的可及性，也可以有助于树立良好社会形象。

2. 运作原则

建立基本药品所需科技专利池的基本理念是：经提供较有效率和效能的机制，来负责对仿制药制造商授权的自愿性许可或强制许可相关的措施。下列为其运作原则。

（1）创新。基本药品的专利可能限制药品在各种新剂型、新配方、新组合的创新，而这些也是病人所需求的。在应付不同的病毒株、抗药性突变时，这些创新和调整也有其必要性。专利池的不同专利组合，加上各类专家的参与研究和建议，就是创新的来源。

（2）价格。专利药品因其市场垄断性造成高昂的价格，是药品可及性的障碍。容许仿制药进入市场，可大幅降低药品价格。

（3）处理效率。各种专利种类、各类侵权态样、各国法律差异、国际法复杂程度，加上强制授权规定基本药品出口的繁杂规定，造成了仿制药推广使用上的障碍。专利池负责机构可以其专业和能力来就政府、捐赠者、卫生组织、专利所有人和仿制药制造商的综合立场，有效地处理运作。

（4）规模经济。专利池可将其专利授权至不同国家，仿制药制造商也可以享有较符合规模经济的运作。

（5）全球运作标准。经由集中管理的方式，也可将有关授权作业的标准（含药品品质、补偿、开放竞争）建立一套模范。

（6）非政府的专责组织。因有专利池的组织专门负责，国家或政府单位也较不会面临直接授权给仿制药制造商的外在压力。

3. 受益对象

知识管理的目的是让所获取的知识作最适当的运用，而不是存为己用或对无能力支付交易对价的人限制其使用。专利池的设计，即是以授权使用，通过知识产权所有人授权他人以特定方式对其知识产品进行使用，知识交易成本的降低是其特色。❶ 如上分析，专利池对科技知识的集合管理和交易，在许多领域中是可行的方案。而为了解决基本药品可及性的问题，设置针对基本药品的专利池，其优点可分就对消费者、国家、专利权人和捐赠单位来说明。

（1）对消费者：可因市场竞争而降低药品价格，进而促成进一步的药品发展（如固定剂量的混合配方 ASAQ 抗疟疾用药）。授权的标准可以考虑符合产品品质的标准，授权行动也有其标准化的行动规则可循；

（2）对国家：专利池可提供发动强制许可所需的技术的可信和可行信息。专利池的管理将委托知识产权和医药科技的专家群，且因为是常设的机构，经过时间和经验的累积，对药品可及性相关的专业问题必然有其可信赖性。而发展中国家政府应掌握有关专利申请的全面而可靠的信息，药品专利池通过国际合作，可协助建立专利信息数据库的工作，以避免国人由于不了解特定药品在特定国家的专利情况而可能产生的障碍；

（3）对专利权人：专利池是一个公正的机构，给予专利权人可预期而公正的报酬，其间能考虑到国家专利法和国际协议，也可安排后续发明的专利交叉授权；

（4）对捐赠者：因为专利池的合法、开放、透明、效率和永续性，捐赠药品者也可以无疑虑地让专利池处理专利和药品供应

---

❶　吴汉东．关于知识产权基本制度的经济学思考［J］．法学，2000（4）［2009 - 10 - 07］．http：//www.gsrtvu.cn/library/% B7% A8% C2% C9% B7% A8% B9% E6/LWJC/MSF/1168. htm.

的相关问题。

4. 发展策略

以阶段性的方式，由少而多，由简而繁，配合国家卫生政策，选择符合我国健康需求的基本药品专利池，并以能利用和发挥现当今我国制药产业科技为初步做法。

三、设立药品受害救济制度

在公共健康危机发生时的药品专利强制许可，仿制药厂虽然经过许可制度已可合法生产专利药品，但制造和品质管理程序仍需有查验的程序，以确保消费者的安全。此时因危机的发生有其时间的急迫性，且所有的药品均有其不可避免的危险性，如何保障因药品不良反应所致事故的受害者，虽是卫生主管机关的职责，然就强制许可的启动以解决公共健康危机的目的而言，仍有讨论的必要。我国目前尚未有启动药品专利强制许可的案例，为求完善强制许可制度，对强制许可所制造、输入药品可能产生的不良反应，知识产权主管机关仍应和卫生主管机关建立沟通渠道和制定相应的机制。其理由如下。

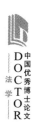

（一）药品不良反应的不可避免性

任何药品皆有不可避免的不良反应，有些是可以预期的且可以事先防范的（如 penicilline 的过敏反应），有些则是不能预期的（如 1960 年代的 thalidomide 致畸形胎儿）。公共健康危机时所使用的药品，不论是化学药品、疫苗都可能发生一定比率、轻重不同的受害事件。以抗艾滋病药品为例，其第一线复方药品（d4T/3TC/NVP）是很好的药品，在必要时也可和抗肺结核药品并用，价格也合理（每人每年 300 元左右），但其中 d4T 有神经毒性且 NVP 有肝毒性。如果采取强制许可措施而大量制造此类药品交付病人使用时，即使经过详细地评估和谨慎地使用，仍然会有药品不良事故的发生。

（二）公共健康危机的时间紧迫性

以近年大流行的疫情（SARS、H5N1、AH1N1）为例，皆是新的病毒株所致，不仅事先难以预防，发生时也难确定治疗和诊断方式，而对药品的选择、制造和使用都必须在相当短促的时间内完成。综上分析，在不良反应事故发生时，必须有让人民有信心且安心地使用药品的机制，相关受害救济制度的配合运作有其必要。

（三）公共健康危机的药品使用强制性

再以疫情的防治为例，疫苗的使用常须达一定比率才可达到防治的效果，为避免有所谓"搭便车"而不愿接种疫苗者的发生时，有时需要公权力的介入，要求强制性的接种。如国家先以其公权力的启动强制许可来核准、制造和生产药品时，已负有保证药品安全性的义务，如再要求人民使用药品而发生不良反应事故时，对受害者应有迅速而有效的救济制度，以求完善强制许可制度，达到解决公共健康危机的目的。❶

（四）提升民众信心与受害信息通报的必要性

最后也是有长远意义的考量，发达国家如美国和日本等，皆有药品受害救济制度的设置，让药品不良反应的受害人得以迅速有效地

---

❶ 朱怀祖. 食品药物与消费者保护［M］//台北：五南图书出版公司，1999：123－164.

获得救济或补偿，也让其他的消费者得以安心的使用药品。❶ 而以我国台湾地区近年应对 AH1N1 新流感疫情经验为例，疫苗的使用有其必要性，但对受害事故的判断和及时救济，更是完善药品可及性的相关药害救济的必要工作。❷ 进而言之，如果我国能够配合基本药品专利池的设置，将药害的信息经由通报、整理，未来更将药品研发信息上下游整合，提升药品研发层次的长期战略绩效。

---

❶ 2010 年 1 月的媒体报导，我国台湾地区"疾病管制局"近日公布民调，有四成民众不愿意接种新流感疫苗，是因为媒体报导疫苗副作用。对于疫苗救济审议小组的判定结果，也只有两成的民众可以接受，显示民众对于新流感疫苗的安全严重缺乏信心。依我国台湾地区"疾管局"统计 889 件新流感疫苗疑似不良反应通报，其中严重不良反应有 231 件，包括 23 起死亡通报。经过预防接种受害救济审议小组判定，6 名个案死亡和疫苗无关，其他 17 例还在调查当中。虽然目前我国台湾地区接种新流感疫苗总共 500 万余剂，疑似打完疫苗不良反应有 800 多件，平均每 10 万剂有 16 例不良反应，症状以头晕、发烧、皮肤麻痹为主。对于 H1N1 疫苗产生许多不良反应与死亡个案，而造成"缓打潮"，我国台湾地区当局则表示，关于施打疫苗标准，如因施打后而死亡，"政府"将会予以补偿，将接纳"预防接种受害救济审议小组（VICP）"提议，把药害救济致死金额从 200 万新台币提高至 600 万新台币。疫苗接种的比率理想是要达到 30%，于报道时却只有 20% 左右，我国台湾地区"卫生署"仍须要有因应计划，否则因为缓打潮而造成安全防疫漏洞，因而没有抵抗力而造成感染，为免造成更大的风险，如何有效地鼓励民众继续施打疫苗，是工作的重点。民众忧，H1N1 疫苗副作用 [J]. 台北："疾管局"检讨，[2010 – 01 – 14]. http://www. tw. epochtimes. com/index/itarticles/cat＿ id/262/aid/336668; http://www. epochtimes. com. tw/315516. html.

❷ 于第五章所述美国的医药产品紧急使用许可中，依《美国食品药品化妆品法》第 564 节第 b 款第（1）项的规定，食品药品管理局的主任委员得于公众或军方有受攻击的升高风险，或国家安全有明显可能受影响时，授权使用未经核准的医药产品，或授权以非经核准的方式使用核准的医药产品，如民众有因服用或注射紧急使用许可所采用的药品或疫苗，而造成严重身体损害或死亡时，可依公共紧急防备法（Public Readiness and Emergency Preparedness Act，PREP）获得赔偿。

附表

全球药业大事记——药品知识产权v.药事行政

附表　全球药业大事记——药品知识产权 v. 药事行政

年代	药品知识产权	药事行政
—	1873 年维也纳大会：对强制许可的认可。 1883 年《巴黎公约》第 5 条：专利撤销转向强制许可［A 款（1）项：禁止对"进口专利产品"实行撤销］	—
1955	—	美国的约翰·沙克（John Salk）博士（1914~1995）发明了小儿麻痹疫苗（polio vaccine），但宣称不申请疫苗专利
1957~1962	美国参议院由参议员 Estes Kefauver 召开反托拉斯和垄断次级委员会，对处方药市场进行调查，并建议应立法削减制药业的垄断力量	20 世纪 50~60 年代全球的莎儿事故，药品于全球普遍销售，最后竟被发现有致畸胎的不良反应时，已造成巨祸。因应莎儿事故的结果，各国的药品管理立法走向了更为严格管理和审查。也促成了药品食品化妆品法的 1962 年"Kefauver-Harris 修正案"通过，新药申请上市要求反复的动物和人体试验，以证明上市药品的安全性和有效性。其结果是药品上市所投入的成本和所耗费的时程，已非一般产品所可比拟
1969~1992	加拿大于其医疗成本控制计划中核准 613 项进口和当地生产药品的强制许可	—
1984	美国 Hatch-Waxman 法案通过（又称药物价格竞争与专利期回溯法案，Drug Price Competition and Patent Term Restoration Act of 1984），其过程要旨为促成仿制药厂对专利即将过期药进行试验与申请上市，并同时准许具专利药厂可延长因向主管申请核准所耗期间为交换条件。其中有兼顾消费者利益——鼓励新药创新与维持合理药价之宗旨。相关法规如 Bolar exception（又称仿制药试验的安全港）、专利连结、专利期延长	Hatch-Waxman 法案中准许仿制药简化新药申请（ANDA），仿制药只要证明其生体相等性，而不需重复人体试验，即可向卫生主管机关上市。但操作上要和 Bolar exception、专利连结、专利期延长等制度配合

335

续表

年代	药品知识产权	药事行政
1984	美国国会修正通过 1974 年贸易法的 301 款，授权美国贸易署（USTR）对不能保护知识产权的国家采取因应行动。借着单边报复以保护知识产权，其成为美国推动为其利益的多边谈判议程的强力武器	—
1985	中国颁布专利法	—
1986	GATT（WTO 前身）乌拉圭回合谈判	—
1990	—	高活性逆转录病毒治疗（HAART）于欧洲和北美地区成功，艾滋病由致死疾病改为慢性病
1992	中国专利法第一次修改（容许产品专利）	中国实施《药品行政保护条例》
1994	乌拉圭回合谈判结果，马拉喀什协议设立 WTO（Marrakesh Agreement Establishing the WTO, Annex 1C, art 44.2） 美国特别 301 法修正案	—
1995	成立世界贸易组织并订立《TRIPS 协定》	—
1996	—	世界卫生大会（WHA）通过药品策略修正案，强化世界卫生组织对于知识产权的任务，要求世界卫生组织应就世界贸易组织对国家药品政策和基本药品的影响进行报告，并作出世界贸易组织和世界卫生组织进行适当合作的建议
1998	南非药品制造业公会和 39 家主要国际制造厂商对南非政府提出诉讼，声称其"1997 年第 90 号药品和相关物质控制修正案"违反《TRIPS 协定》和南非宪法	—
1999	世界贸易组织西雅图部长级会议失败，与会代表第一次正式将世界贸易组织《TRIPS 协定》对药品可及性的影响进行讨论	—

年代	药品知识产权	药事行政
2000	（1）在日本硫球举行 3 日 G8 感染性疾病高峰会，议题专注于全球行动的需求和卫生的财源； （2）中国专利法第二次修改	—
2001	（1）第四届世界贸易组织部长级会议通过《多哈宣言》； （2）印度仿制药厂 Cipla 宣布三合一抗艾滋病药每年每人只需成本 350 美元。因国际谴责，39 家国际制药厂放弃对南非政府的诉讼； （3）由泰国艾滋病近药基金会和二位病患在泰国中央知识产权和国际贸易法庭向 Bristol-Myers Squibb 药厂提起诉讼； （4）炭疽病毒经美国邮务系统散发，美国和加拿大立即表示如 ciprofloxacin 药品缺乏或价格过高时，将不理会药品的专利权人德国药厂 Bayer	—
2001	—	世界卫生组织发动品质先行验证计划以确保艾滋病、肺结核和疟疾药品的品质
2002	—	世界卫生组织将抗艾滋病药品第一次列入基本药品名单。 成立抗艾滋病、肺结核和疟疾全球基金
2003	（1）世界贸易组织 2003 年《总理事会决议》放宽《TRIPS 协定》§31（f）专利药品出口限制，§31（h）进口成员国充分补偿义务的豁免； （2）中国公布《专利实施强制许可办法》	（1）美国"总统艾滋病解救紧急计划"启动； （2）属非营利性药品发展组织"被忽视疾病用药方案"成立，世界卫生组织决议设立新机构，以检测知识产权保护对药品研发产生的影响； （3）世界卫生组织启动"3by5"计划，预定于 2005 年前让 300 万艾滋病患者可获得用药
2004	加拿大通过了实施《总理事会决议》的 C9 法案	—

续表

年代	药品知识产权	药事行政
2005	(1) 印度依《TRIPS 协定》修正其1970 年专利法引入药品产品专利； (2) 世界贸易组织第 6 次部长级会议通过《TRIPS 协定》加列 TRIPS §31 bis 条款； (3) 中国公布《涉及公共健康问题的专利强制许可办法》	—
2006	欧盟通过依据《总理事会决议》药品出口的第 816 号条例	世界卫生组织"知识产权、创新和公共健康委员会"公布报告，指示世界卫生大会设立"公共健康、创新和知识产权政府间工作小组"
2007	(1) 加拿大首次采用"8 月 30 日"方案，核准制造并出口三合一抗艾滋用药，提供给非洲的卢安达； (2) 中国正式通知 WTO，已批准《修改 TRIPS 协定议定书》	—
2008	中国专利法第三次修改	2008 年 5 月第 61 次世界卫生大会通过第 61.21 号决议"公共健康、创新与知识产权的全球战略和行动方案"（Global strategy and plan of action on public health, innovation and intellectual property）
2009	UNITAID 理事会决议设立抗艾滋病药品专利池	—

参考文献

1. 图书

［1］国家知识产权局条法司．专利法研究［M］．北京：知识产权出版社，2008.

［2］陈逸南．化学品、医药品及生物技术之法律保护［M］．台北：自行出版，1992.

［3］古津贤．中医药知识产权保护［M］．天津：天津人民出版社，2007.

［4］林秀芹．TRIPS 体制下的专利强制许可研究制度［M］．厦门：厦门大学出版社，2006.

［5］潘维大．英美法字词解析［M］．台北：学林出版社，2010.

［6］王旻．生物制药技术［M］．台北：五南图书出版公司，2004.

［7］王先林．知识产权与反垄断法：知识产权滥用的反垄断问题研究［M］．北京：法律出版社，2008.

［8］吴汉东．知识产权多维度解读［M］．北京：北京大学出版社，2008.

［9］吴汉东．知识产权基本问题研究［M］．北京：中国人民大学出版社，2005.

[10] 吴汉东. 知识产权国际保护制度研究 [M]. 北京：知识产权出版社，2007.

[11] 杨代华. 生物科技与医药发明专利 [M]. 台北：元照出版社，2008.

[12] 尹新天. 专利权的保护 [M]. 北京：知识产权出版社，2005.

[13] 张清奎. 医物及生物技术领域知识产权战略实务 [M]. 北京：知识产权出版社，2008.

[14] 朱怀祖，梁启铭，孔繁璐，等. 药物科技发展与智财权保护 [M]. 台北："中华景康药学基金会"，2007.

[15] 朱怀祖. 药物责任与消费者保护 [M]. 台北：五南图书出版公司，1997.

[16] 朱怀祖. 食品药物与消费者保护 [M]. 台北：五南图书出版公司，1997.

[17] 朱雪忠. 知识产权协调保护战略 [M]. 北京：知识产权出版社，2005.

[18] Jay Dratler, Jr. 知识产权许可 [M]. 王春燕，译. 北京：清华大学出版社，2003.

[19] William M. Evan. 法律社会学 [M]. 郑哲民，译. 台北：巨流出版社，1993.

[20] 波斯纳. 法律的经济学分析 [M]. 蒋兆康，译. 北京：中国大百科全书出版社，1997.

[21] 王刚. AIDS 治疗中的药品专利问题：专利法研究 [M]. 北京：知识产权出版社，2007.

[22] Victoria Sherrow, Jonas Salk. Makers of Modern Sceienc [M]. USA（New York）：Facts on File，1993.

[23] Louis Putterman, Randall S. Kroszner. The Economic Nature of The Firm [M]. 2nd ed. UK: Cambridge University Press, 1996.

[24] Sherman Folland, Allen C. Goodman, Miron Stano. The Economics of Health Care [M]. USA: Prentice Hall, 1993.

[25] Ellen F. M. 't Hoen. The Global Politics Of Pharmaceutical Monopoly Power, Drug patents, Access, Innovation and the Application of the WTO Doha Declaration on TRIPS and Public Health [M]. Netherlands: AMB, 2009: 79 - 84. [2009 - 09 - 06]. http://www.msfaccess.org.

[26] Sean Flynn. Thai Law on Government Use Licenses [M]. USA: American University, Washington College of Law, 2006 [2009 - 10 - 09]. http://www.wcl.american.edu/pijip _ static/documents/ThailandCLLaw. 2. doc? rd = 1.

[27] Kefauver, E. In A Few Hands, Monopoly Power in America, London: Penguin Books [M]. Harmondsworth, middlesex: Penguin in book, 1965.

2. 科技报告

[28] 世界卫生组织. 公共健康——创新和知识产权：知识产权、创新和公共健康委员会报告 [R]. Geneva: WHO, 2006 [2009 - 11 - 10]. http://whqlibdoc. who. int/publications/2006/a88438_ chi. pdf.

［29］ 世界卫生组织．药品标准专家委员会第 39 次技术报告：固定剂量复方制剂注册指导原则［R］. Geneva: WHO, 2005［2009 – 12 – 15］. http：//www. who. int/medicines/areas/quality ＿ safety/regulation ＿ legislation/39thExpertreport Annex5. pdf.

［30］ Yolanda Tayler. Battling HIV/AIDS, A Decision Maker's Guide to the Procurement of Medicines and Related Supplies［R］. USA：The World Bank, 2004.

［31］ Global Strategy and Plan of Action on Public Health, Innovation and Intellectual Property［R］. Gevena：WHA, 2008：WHA61. 21［2009 – 11 – 10］. http：//apps. who. int/gb/ebwha/pdf＿ files/A61/ A61＿ R21-en. pdf.

［32］ Jean O, Lanjouw, Margaret MacLeod, et al, Statistical Trends in Pharmaceutical Research for Poor Countries［R］. Gevena：CIPIH, WHO, 2005［2009 – 07 – 11］. http：//www. who. int/intellectualproperty/studies/Lanjouw＿ Statistical% 20Trends. pdf.

［33］ Müge Olcay, Richard Laing. Pharmaceutical Tariffs：What Is Their Effect on Prices, Protection of Local Industry and Revenue Generation?［R］. Gevena：CIPIH, WHO, 2005［2009 – 07 – 30］. http：//www. who. int/ intellectualproperty/studies/TariffsOnEssentialMedicines. pdf.

［34］ Frank R. Lichtenberg. Pharmaceutical Innovation and the Burden of Disease in Developing and Developed Countries. Columbia University and National Bureau of Economic Researach［R］. CIPIH, WHO, 2005［2010 – 01 –

30]. http：//www. who. int/intellectualproperty/ studies/ Lichtenberg% 20CIPIH% 20report% 202005 – 04 – 04. pdf.

[35] Reiko Aoki, Tomoko Saiki. Implications of Product Patents Lessons from Japan [R]. Gevena：CIPIH, WHO, 2005 [2009 – 07 – 11]. http：//www. who. int/intellectual-property/studies/R. Aoki. pdf.

[36] Anthony D. So, Arti K. Rai, Robert M. Cook-Deegan, et al. Intellectual Property Rights and Technology Transfer: Enabling Access For Developing Countries [R]. Gevena：CIPIH, WHO, 2005 [2009 – 07 – 31]. http://www. who. int/intellectualproperty/studies/ip _ technology _ transfer/en/index. html.

[37] Jon Merz. Intellectual Property Issues: Public-Private Part-nerships (PPPs) [R]. Gevena：CIPIH, WHO, 2006 [2010 – 01 – 30]. http：//www. who. int/intellectual-property/studies/Merz% 20WHO% 20report. pdf.

[38] Rachelle Harris. Case Studies: Developing Innovative Ca-pacity in Developing Countries to Meet Their Health Needs, CIPIH, The Centre for the Management of Intellectual Property in Health Research and Development [R]. Gevena：CIPIH, WHO, 2005 [2010 – 01 – 30]. ht-tp：//www. who. int/ intellectualproperty/studies/develo-ping_ innovative_ capacity/en/index. html.

[39] Padmashree Gehl Sampath. Economic Aspects of Access to Medicines after 2005：Product Patent Protection and Emerging Firm Strategies in the Indian Pharmaceutical Industry [R].

Gevena：CIPIH，WHO，2005［2010 – 01 – 30］. http：//
www. who. int/intellectualproperty/studies/PadmashreeSam-
pathFinal. pdf，United Nations University-Institute for New
Technologies（UNU-INTECH）.

［40］ John Mugabe. Health Innovation Systems in Developing
Countries：Towards a Global Strategy for Capacity Building
［R］. Gevena：WHO CIPIH，2005［2010 – 01 – 30］. ht-
tp：//www. who. int/ intellectualproperty/studies/Health _
Innovation_ Systems. pdf，2010/1/30 visited.

［41］ James Love. Compulsory Licensing：Models For State Practice
In Developing Countries，Access to Medicine and Compliance
with the WTO TRIPS Accord，Prepared for the United Nations
Development Programme［R］. Gevena：WTO，2001［2009 –
10 – 22］. http：//www. cptech. org/ip/health/cl/recommend-
edstatepractice. html.

［42］ James Love. Measures to Enhance Accesss to Medical Techn-
ologis，and New Methods as Stimulating Medical R&D［R］.
Univ. of California，Davis：2007，40：679 – 715.

［43］ Carlos Correa. Integrating Public Health Concerns Into Pa-
tent Legislation In Developing Countries［R］. Gevena：
South Center，2002.

［44］ Federal Trade Commission. To Promote Innovation：The
Proper Balance Of Competition And Patent Law And Policy
［R］. pursuant to Section 6（f）of the Federal Trade
Commission Act，15 U. S. C. § 46（f），2003. http：//
www. ftc. gov/os/2003/10/innovationrptsummary. pdf.

［45］ James Love. Remuneration Guidelines for Non-Voluntary Use of A Patent on Medical Technologies［R］. Gevena: WTO, WHO/ TCM/2005. 1: 26 – 27. http://www. lists. essential. org/.

［46］ Joseph E Stiglitz. Scrooge and Intellectual Property Rights ［R］. USA：BMJ, 2006, 333：1279 – 1280 ［2009 – 08 – 19］. http：//www. bmj. com/cgi/ content/full/333/ 7582/1279.

3. 期刊中析出的文献

［47］ 冯洁菡. 药品专利强制许可:《多哈健康宣言》之后的发展 ［J］. 武汉大学学报: 哲学社会科学版, 2008, 61 (5).

［48］ 吴汉东. 企业核心竞争力与知识产权 ［J］. 中华商标, 2007, (5) ［2010 – 01 – 10］.

［49］ 吴汉东. 知识产权制度运作: 他国经验分析与中国路径探索 ［J］. 中国版权, 2007, (2) .

［50］ 吴汉东. 中国知识产权制度的政策科学分析 ［J］. 法学, 2008, 3 (2) ［2010 – 01 – 10］.

［51］ 熊琦. 知识产权国际保护立法中私人集团的作用 ［J］. 法学, 2008, (3).

［52］ Mark D. Penner, Peter G. Armstrong, Fasken Martineau Du-Moulin, et al. Removing Barrier? An Overview of the Canadian Access to Medicines Regimes ［J］. Intellectual Property Jouranl, 2009, 21 (3)：357 – 378.

［53］ Ronald H, Coase. The Nature of the Firm ［J］. Economica, 1937, 4：386 – 405.

中
国
优
秀
博
士
论
文

D
O
C
T
O
R

法
学

[54] Sam Peltzman. An Evaluation of Consumer Protection Legislation: The 1962 Drug Amendments [J]. The Journal of Political Economy, 1973, 81 (5): 1051.

[55] Carl Nathan. Aligning pharmaceutical innovation with medical need [J]. Nature Medicine, 2007, 13 (3): 304 –308.

[56] William Sharpe. A Simplified Model for Portfolis Analysis [J]. Managemnet Science, 1963, 9 (2): 277 –293.

[57] F. Black and M. Scholes. The Pricing Options and Corporate Liabilities [J]. Journal of Political Ecnonomy, 1973, 81: 637 –654.

[58] Keith J, Leslie, Max P, et al. The Real Power of Real Options [J]. The McKinsey Quarterly, 1997, (3).

4. 报纸中析出的文献

[59] 吴汉东. 实施知识产权战略与建设创新型国家 [NOL]. 大众科技报, 2008 – 05 – 06 [2010 – 01 – 10]. http://www. civillaw. com. cn/ article/default. asp? id =45779.

5. 电子文献

[60] Daniel Scroop. A Faded Passion? Estes Kefauver and the Senate Subcommittee on Antitrust and Monopoly [J/OL]. Business and Economic History on-line 5. 2009 [2009 – 07 – 30]. http://www. thebhc. org/publications/BEHonline/ 2007/scroop. pdf.

[61] Henning Grosse Ruse-Khan. Pilicy Space for Domestic Public Interest Measures under TRIPS [R/OL], Gevena:

South Center, 2009. http：//www. southcentre. org/.

[62] David K. Levine, Mechele Boldrin. Against Intellectual Monopoly ［M/OL］. Posted at 07/11/2008. http：// www. dklevine. com.

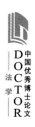

跋

生长、受教和工作大半生在中国台湾地区，又已是近天命之年的人，我对中国武汉的认知是：这是个内陆大城，是中国的芝加哥。芝加哥在密西根湖畔，武汉居千湖之省，整个城市就是湖滨，但武汉较芝加哥更多了一条源远流长的长江，是中国人所有的思念和文化的寄托。但更让我惊异和永难忘怀的是，中国知识产权的研究基地就在南湖边的中南。

四年前随东吴大学的恩师潘维大教授至中南的南湖校区时，原本是一场学术的研讨和参访，但校长吴汉东教授和副校长陈小君教授的演讲，给了我太大的感动，那是一场以中国为格局走进世界舞台的战略思维。对当时在台湾地区曾参与药害救济立法和出版过消费者保护书籍的我，中南给我的第一印象是：这里的视野完全不同。我向潘维大老师说了一句感叹的话：这里是中国知识产权界的芝加哥大学，如果知识产权有诺贝尔奖的话，那得主可能就在我周边。就是这样，我又拾起了书包，三十年前由台北到芝加哥，这次是由台北到了武汉。

在台湾地区，支持我来中南的东吴大学的王煦祺教授、余启明老师给我很多的启示，他们对中南的了解，给了我更大的信心。而恩师王泽鉴教授和陈计南教授给我的推荐，也让我有了再次入"知识的宝山"决不空手而回的决心。

　　曹新民教授、朱雪忠教授和胡开忠教授给我的感觉是著作等身，但又有着学者的谦逊和自持，永远是我学习的榜样。

　　在中南一起求学的卢海君、马波学长，同窗周俊强兄、张爱国兄、牛强兄和燕妮等，能和大家一起求学，这是一种深厚的缘分。

　　来自中国台湾地区的余鸿斌和吴琦两位学长、陈淑贞和张丽端两位同学，相信和我一样，也都觉得不虚此行，虽然他们事业的成就早已都在我之上。

　　在中南和熊琦博士的对谈，让我又敬又喜，敬的是我未见有如此博学且又不断虚心向上的青年，他的学习精神完全是自发的、天生的、快乐的，而喜的是，我有幸在中南识得了这样俊才，感谢他提供给我许多论文的写作参考。李瑞登兄于中南完成学业后，目前在中国人民大学进修博士，他如同许多我未提到的中南同窗一样，都是未来的不可限量的栋梁。

　　这次论文的写作多亏中国台湾地区的台北医学大学郑慧文教授，他是我在台湾大学药学系的同学，给我提供了许多有关药物经济学和流行病学的资料。而林志忠律师也是会计师，他热心助人，学养兼具，在许多方面也不断给我鼓励。彭琼芳博士是过去和我们一起推动药害救济法的热心无私的好伙伴，现在她是台北市生物技术商业同业公会的理事长，未来是两岸医药生技界的桥梁。感谢他们多年来的支持。

　　在中南每年举办的南湖论坛，是全球知识产权的盛事。每次参加都让我这个知识产权的后辈能有机会在武汉见到了全国的知识产权菁英，其中有许多都是吴老师门下的学兄学姐。他们在政府、学界和业界都是最杰出者。吴老师于 2009 年在国际上曾入选全世界知识产权的 50 名领导人物，我心想这也是知识产权界

中国优秀博士论文
DOCTOR
法学

的"诺贝尔奖"了，而且未来在中南还将有更多的得主！

我由衷地祝福所有的恩师、学兄、学姐，以及我的家人，愿他们永远幸福、平安！

朱怀祖

2011 年 3 月于台北

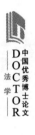